D1932161

ELKELES/SCHWANDNER/SOCHA/TUNN
Der ältere Patient

Der ältere Patient

Prävention und Therapie häufiger Komplikationen

Herausgegeben von
B. Elkeles, O. Schwandner, U. Socha und R. Tunn

Unter Mitarbeit zahlreicher Autoren

Marseille Verlag

Priv.-Doz. Dr. Barbara Elkeles
Klinik für Geriatrische Rehabilitation
Am Krankenhaus 1
48291 Telgte

Barbara.Elkeles@geriatrie-telgte.de

Prof. Dr. O. Schwandner
Abteilung für Proktologie
Klinik für Allgemein- und Viszeralchirurgie
Krankenhaus Barmherzige Brüder
Prüfeninger Straße 86
93049 Regensburg

oliver.schwandner@barmherzige-regensburg.de

Dr. U. Socha
Klinik für Unfallchirurgie und Orthopädie
Zentrum für Chirurgie
Ev. Diakonissenkrankenhaus
Georg-Schwarz-Straße 49
04177 Leipzig

ulrich.socha@diako-leipzig.de

Prof. Dr. R. Tunn
Klinik für Urogynäkologie
Deutsches Beckenbodenzentrum
St.-Hedwig-Krankenhaus
Große Hamburger Straße 5–11
10115 Berlin

r.tunn@alexius.de

154 Abbildungen, davon 80 farbig, und 36 Tabellen

Inhaberin: Christine Marseille, Verlegerin, München
Herstellungsbüro Wien: Karl Binder, Robert Cipps, Elisabeth Janetschek, Johannes Krumpel, Michael Miedler, Norbert Ryba, Christian Sagmeister, Dr. Günther Samitz
Druck und Bindung: Holzmann Druck, 86825 Bad Wörishofen

ISBN 978-3-88616-140-9

www.marseille-verlag.com

Inhaltsverzeichnis

Vorworte 7
B. Elkeles, O. Schwandner,
U. Socha, R. Tunn

Kapitel 1
Sehen und Hören

Sehstörungen 13
M. Stur

Hörstörungen 23
M. Kompis

Kapitel 2
Infektionen

Infektionskrankheiten 37
J. Heins und M. Pfisterer

Kapitel 3
Unfallprävention und -management

Sturzprävention in Krankenhäusern und Seniorenheimen 47
B. Elkeles

Proximale Humerusfraktur 55
U. Socha

Distale Radiusfraktur 65
P. Chomej und U. Socha

Thoraxchirurgie 77
A. Schramm, T. Ranneberg
und G. Leschber

Kapitel 4
Haut- und Wundmanagement

Pruritus beim geriatrischen Patienten. Differenzialdiagnose und Therapie 85
S. A. Grundmann und S. Ständer

Wundmanagement 99
A.-K. Meyer

Dekubitusprophylaxe. Palliativmedizin 117
H.-D. Klimm, S. Klimm,
F. Peters-Klimm und P. Engeser

Dekubitusbehandlung. Chirurgische Konzepte 131
J. C. Bruck

Kapitel 5
Palliativmedizin

Palliativmedizin 143
M. Kojer und M. Schmidl

Fortgeschrittene Demenz. Palliativmedizinische Aspekte 151
S. Schwarz, D. Kopf und L. Frölich

Kapitel 6
Harn- und Stuhlinkontinenz

Harninkontinenz 169
J. Pannek

Stuhlinkontinenz 179
C. Pehl

Kapitel 7
Geschlechtsspezifische Aspekte

Urogynäkologische Probleme. Medikamentöse Therapie 195
B. Wildt und R. Tunn

Beckenbodensenkungssyndrom. Genese, Diagnostik und Behandlungsoptionen aus proktologischer Sicht 201
O. Schwandner

Beckenbodenchirurgie. Aktuelle Entwicklung 217
J. Dietl

Männergesundheit 227
W. Krause

Altershypogonadismus beim Mann. Definition und Therapie 241
A. Kaminsky und H. Sperling

Autorenverzeichnis 250

Sachverzeichnis 253

Vorworte

Barbara Elkeles · Oliver Schwandner · Ulrich Socha · Ralf Tunn

Barbara Elkeles, Telgte

Patienten im höheren Lebensalter bilden in den meisten medizinischen Fachgebieten eine rasch und stetig wachsende, große Gruppe. Sie stellen oft besonders spezielle Anforderungen an die Medizin. Die Vorgehensweise in Prävention, Diagnostik und Therapie muss die Besonderheiten des alternden Organismus berücksichtigen. Dazu gehören Probleme, wie Multimorbidität, Instabilität, verminderte Organreserven und verzögerte Adaptationsleistungen, die oft zu einer erhöhten Krankheitsanfälligkeit, zu einer gesteigerten Komplikationsrate und zu verzögerten Krankheitsverläufen führen. Es ist die hohe Kunst der Altersmedizin, hier Konzepte zu entwickeln, die der individuellen Situation eines jeden Patienten gerecht werden.

Dabei unterscheiden sich ältere Menschen, auch bei gleichem kalendarischen Alter, erheblich hinsichtlich ihrer Funktionalität, ihrer Morbidität und in ihren Anforderungen an die medizinischen Disziplinen. Neben den sog. »jungen« Alten, die ein unabhängiges, aktives Leben führen, stehen die gebrechlicheren, zum Teil pflegeabhängigen Senioren. Besonderer Aufmerksamkeit bedarf die zunehmend große Gruppe kognitiv eingeschränkter alter Menschen.

Das vorliegende Buch versucht, sich den Problemen der heterogenen Gruppe älterer Patienten aus der Sicht verschiedener Disziplinen zu nähern. Es enthält Arbeiten zu wichtigen geriatrischen Syndromen und deren Folgen: Störungen von Hören und Sehen, Stürze und Sturzfolgen, Pruritus, Dekubitus und chronische Wunden sowie Inkontinenz. Die Themen werden zum Teil aus der Sicht unterschiedlicher Fachdisziplinen beleuchtet. Vor allem das anspruchsvolle und immer aktueller werdende Thema der Dekubitusprophylaxe und -therapie ist mit mehreren Beiträgen aus unterschiedlichen Fachgebieten vertreten, die die großen Fortschritte in der Prävention und Behandlung dieses noch vor gar nicht zu langer Zeit als schicksalhaft angesehenen Leidens darstellen.

In vielen medizinischen Fachgebieten wurden in den letzten Jahren sehr differenzierte konservative und operative Verfahren entwickelt, die gerade älteren Patienten oft mit erstaunlichen Ergebnissen bei vertretbarem Risiko ein Leben in Wohlbefinden, Aktivität, Unabhängigkeit und Selbstbestimmtheit ermöglichen. Das gilt z. B. für die Unfallchirurgie, die Urologie, die Andrologie und die Gynäkologie sowie die Thoraxchirurgie. Diese Disziplinen sind beispielhaft mit Beiträgen vertreten.

Palliativmedizinische Behandlungsmethoden und -möglichkeiten wurden in den vergangenen Jahren erheblich weiter entwickelt und ausgebaut. Auch hier wurden inzwischen viele Erkenntnisse und Erfahrungen gewonnen, die die Besonderheiten betagter Patienten berücksichtigen. Erfreulicherweise konnten wir zu diesem wichtigen Thema 2 herausragende Beiträge gewinnen, die die Besonderheiten der Palliativmedizin im hohen Lebensalter sowie bei Demenzerkrankten beleuchten.

Die Auswahl der Beiträge erhebt keinen Anspruch auf Repräsentativität oder Vollständigkeit. Dennoch hoffen Verlag und Herausgeber, mit diesem Buch einige wichtige aktuelle Themen der Altersmedizin vorzulegen, die insgesamt beispielhaft spannende Einblicke in aktuelle und wichtige Problembereiche ermöglichen. Wir hoffen, den Lesern damit wichtige Informationen, Anregungen und Denkanstöße für den Alltag zu geben. Vielleicht kann dieses Buchsupplement einen Beitrag dazu leisten, interdisziplinär die Möglichkeiten moderner Altersmedizin auszuloten, die oft auch eine Medizin des kontrollierten und konsentierten Verzichts sein muss.

O. Schwandner, Regensburg

Funktionelle Erkrankungen des Beckenbodens, verschiedene Prolapsformen sowie die Harn- und Stuhlinkontinenz sind mit zunehmendem Alter eine relevante Beeinträchtigung und haben für die Betroffenen schwerwiegende psychosoziale Auswirkungen, die mit einer deutlichen Einbuße der Lebensqualität einhergehen. Hierbei sind vor allem Frauen im höheren Lebensalter betroffen, da bei der Beckenbodensenkung häufig geschlechtsspezifische Ursachen (z. B. Schwangerschaft und Entbindung, postmenopausaler Östrogenmangel, übermäßiges Pressen bei der Defäkation) vorliegen.

Aber auch Männer im höheren Lebensalter können von funktionellen Kontinenzstörungen (z. B. nach Prostatakarzinom) betroffen sein. Vor dem Hintergrund der demografischen Entwicklung und der notwendigen Enttabuisierung von funktionellen Kontinenzbeschwerden ist die Verbesserung der Lebensqualität in den Mittelpunkt bei Erkrankungen des Beckenbodens gerückt.

Darüber hinaus stehen nicht-invasive diagnostische Möglichkeiten, die im interdisziplinären Ansatz (Proktologie – Urologie – Gynäkologie) durchgeführt werden können, zur Verfügung. Auch auf dem Gebiet der Behandlung wurden sowohl konservative als auch operative Therapieoptionen (innovative minimal-invasive Behandlungsoptionen) entwickelt, die bei der Mehrzahl der älteren Patienten zu einer zufriedenstellenden Symptombeseitigung und deutlichen Verbesserung der Lebensqualität führen.

U. Socha, Leipzig

Das zunehmend höhere Lebensalter der Patienten bedingt auch eine Zunahme der Verletzungen des Skelettsystems. Zahlreiche Nebenerkrankungen und soziale Aspekte erschweren häufig die adäquate unfallchirurgische Behandlung. Die Ansprüche an die zu erreichende Funktion sind unterschiedlich und hängen maßgeblich von der Leistungsfähigkeit des alten Menschen sowie der Knochenqualität ab.

Besonders häufig sind die hand- und hüftgelenknahen Brüche sowie die Frakturen des Oberarmkopfes. Die Frage nach konservativ-funktioneller oder operativer Therapie ist für jeden Patienten individuell erst nach optimaler bildgebender Diagnostik (konventionelles Röntgen und gegebenenfalls Computertomographie) und Abwägung aller Risikofaktoren zu beantworten. Zur Behandlung der Gelenkfrakturen stehen heute eine Vielzahl operativer Verfahren, in Form der winkelstabilen Platten- und Marknagelosteosynthesen sowie der primären Prothesenimplantation zur Verfügung. Entscheidend für ein gutes funktionelles Ergebnis ist eine optimale korrekte Frakturversorgung kombiniert mit einer frühfunktionellen Nachbehandlung. Die Prognose ist jedoch abhängig vom Frakturausmaß, der Durchblutung der Fragmente, der Knochenqualität und der erreichten Primärstabilität durch das Operationsverfahren.

Die Behandlungsergebnisse der 3 häufigsten Frakturen des alten Menschen sind unterschiedlich gut. Im vorliegenden Buchsupplement werden die Frakturen des proximalen Humeruskopfes und der handgelenknahen Region und deren Outcome dargestellt.

Unfallchirurgen sowie Orthopäden und Anästhesisten haben und werden sich zukünftig auf die steigende Anzahl operativ zu versorgender Patienten im höheren Lebensalter einstellen müssen. In den Kliniken sind wegen der erhöhten Anforderungen entsprechende Operationstechniken und Anästhesieverfahren etabliert, sollten in Zukunft jedoch weiterentwickelt werden. Ein Augenmerk muss daher auch in der Forschung auf die Sturzprävention gelegt werden.

R. Tunn, Berlin

Urogynäkologische Probleme sind altersbedingt zunehmend und spezifisch. So treten einerseits Deszensus, Belastungsharninkontinenz und Reizblasenprobleme im Alter signifikant häufiger auf, andererseits sind therapeutische Konzepte erschwert zu erstellen, da sich altersspezifisch die Komplexität der Erkrankungen ändert. Harninkontinenzbeschwerden haben seltener eine einzige Ursache, sondern sie treten gehäuft als Mischharninkontinenz auf; z. B. kann eine Belastungsharninkontinenz von einer Harnblasenentleerungsstörung begleitet sein, was eine Indikation zum operativen Vorgehen zusätzlich erschwert. Dadurch bekommen konservative, hier vor allem medikamentöse, Therapieoptionen im Alter einen höheren Stellenwert.

Die Verordnung von Medikamenten zur Therapie urogynäkologischer Erkrankungen im Alter wird wiederum von verschiedenen Überlegungen (Interaktionen mit anderen Medikamenten, Verträglichkeit, altersadaptierte Dosierung) begleitet, die zu Verunsicherung im Verschreibungsverhalten führen.

Die medikamentöse Therapie urogynäkologischer Probleme bedarf in der Primärsituation keiner vorausgehenden speziellen urogynäkologischen Diagnostik und sollte daher gleichermaßen von Hausärzten, Urologen und Frauenärzten verordnet werden, nur so kann der hohe Bedarf gedeckt werden. Zur Therapieinitiierung reichen eine entsprechende Anamneseerhebung, die Restharnbeurteilung und der Ausschluss eines Harnweginfekts aus. Um so mehr ist auf eine breite Leserschaft zu hoffen.

Kapitel 1

Sehen und Hören

Sehstörungen

Michael Stur

Jedes Lebensalter hat seine typischen Sehstörungen:

Im Kleinkindesalter ist es vor allem die Schwachsichtigkeit (Amblyopie) als Folge des Schielens oder eines Dioptrienunterschieds (Anisometropie) zwischen den beiden Augen, in der Pubertät die Kurzsichtigkeit (Myopie).

Im mittleren Lebensalter ist es die durch den kontinuierlichen Elastizitätsverlust der Linse verursachte Alterssichtigkeit (Presbyopie).

Im höheren Lebensalter nimmt aber die Zahl der möglichen Ursachen für eine Sehstörung deutlich zu, nicht selten findet sich eine progrediente Sehstörung als Summe verschiedener, simultan aufgetretener Alterskrankheiten.

Diagnose der Ursache von Sehstörungen

Eine exakte Diagnose erfordert normalerweise eine ausführliche fachärztliche Untersuchung einschließlich diverser Zusatzuntersuchungen, wie computergestützte Perimetrie, optische Kohärenztomographie, Fluoreszenzangiographie und/oder Ultraschall.

Durch eine gezielte Anamnese und eine rasche grobklinische Untersuchung kann aber die Zahl der möglichen Ursachen deutlich eingeschränkt werden. So kann man erheben, ob die Sehstörung langsam schleichend und zunächst unbemerkt auftrat, ob gleichzeitig Schmerzen auftraten und ob auch äußere Veränderungen des Auges, wie Schwellung, Rötung oder ein wässriges bzw. eitriges Sekret vorhanden sind. Zudem kann die Art der Sehstörung durch Befragung genauer klassifiziert werden, indem beispielsweise gefragt wird, ob ein Gesichtsfeldausfall, eine Verzerrtsehen, ein Nebelsehen oder Doppelbilder bemerkt werden.

In der Folge einige Beispiele für die differenzialdiagnostische Beurteilung mithilfe von Anamnese und grobklinischer Beurteilung:

Langsam auftretendes Verschwommensehen ohne Schmerzen bei reizfreiem Auge, vor allem die Ferne betreffend: am häufigsten beginnende Katarakt, viel seltener Trübung der Hornhaut durch ein Ödem bei FUCHS-Endotheldystrophie.

Langsam auftretende zentrale Gesichtsfeldausfälle, verbunden mit Verzerrtsehen: meist atrophe altersbedingte Makuladegeneration, oder aber epiretinale Gliose mit Fältelung der Limitans interna und Makulaödem oder hereditäre Makuladystrophie mit Spätmanifestation.

Rasch auftretender Visusverlust, beginnend mit einem peripheren Gesichtsfeldausfall und ohne Schmerzen: entweder Netzhautablösung oder retinaler Gefäßverschluss.

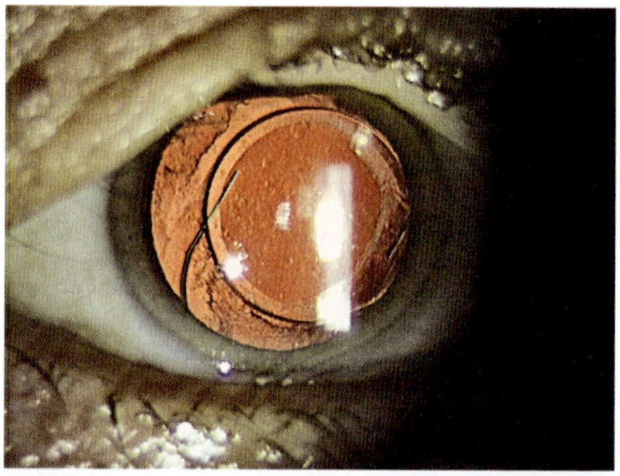

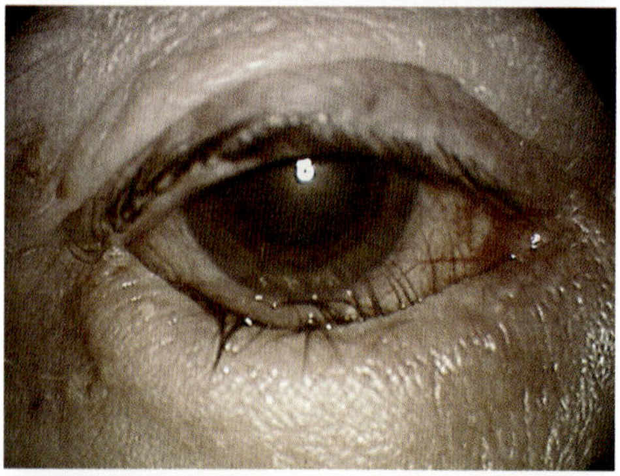

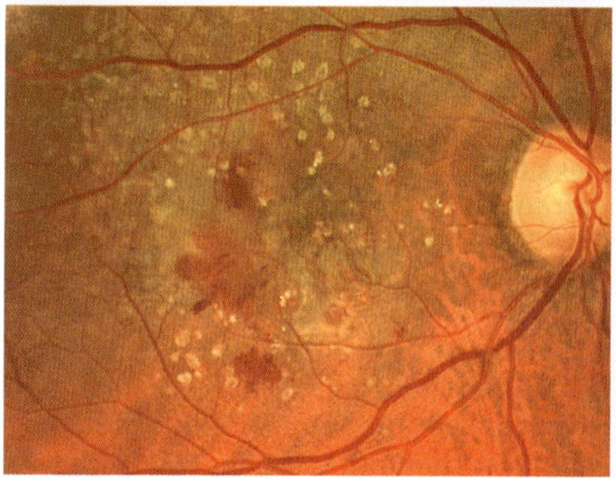

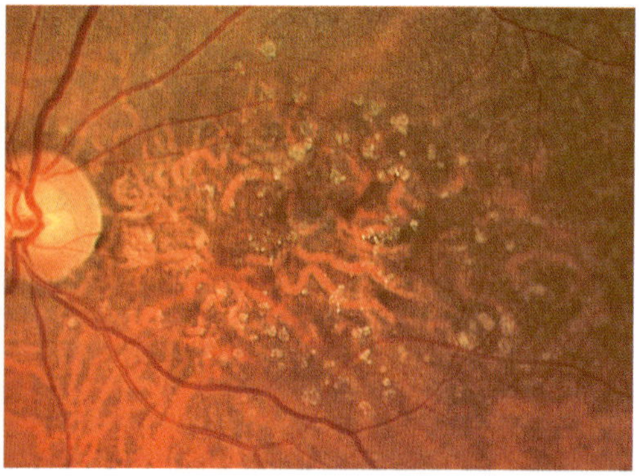

Abb. 1
Regeneratorischer Nachstar mit Trübung der Linsenkapsel hinter der intraokularen Linse

Abb. 2
Seniles Entropium des Unterlids

Abb. 3
Feuchte Makuladegeneration mit regredienten Drusen und subretinalen Blutungen von einer choroidalen Neovaskularisation im Bereich der Makula

Abb. 4
Trockene Makuladegeneration mit regredienten Drusen, fokaler Atrophie des retinalen Pigmentepithels und durchscheinenden Aderhautgefäßen

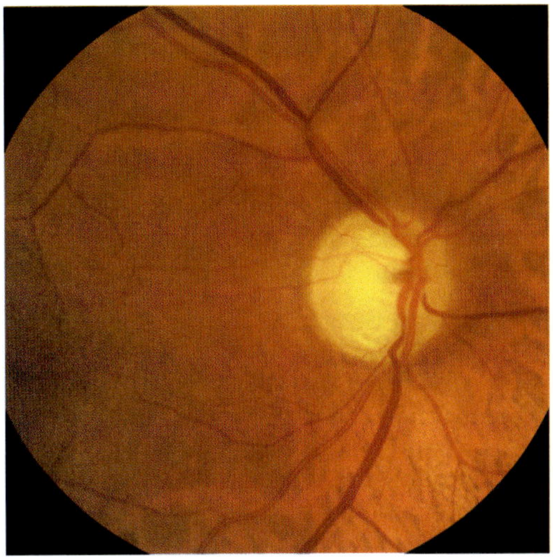

Abb. 5
Bei 7 Uhr randständig exkavierte Papille bei einem Auge mit fortgeschrittenem Glaukom

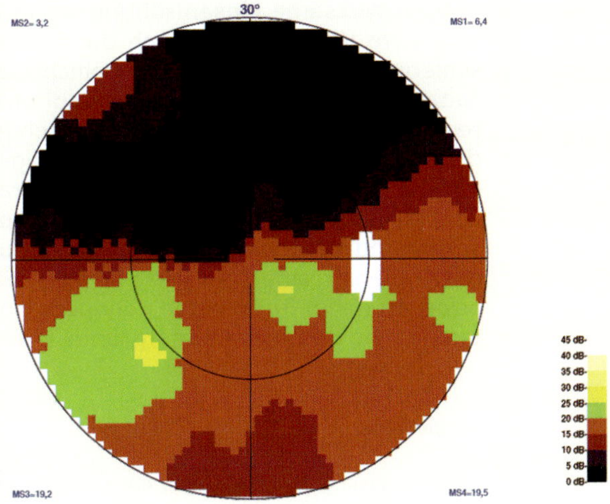

Abb. 6
Ausgeprägter Gesichtsfeldausfall der oberen Hälfte als Folge der glaukomatösen Papillenläsion

Rasch auftretender Visusverlust, verbunden mit Schmerzen. Wenn eine Rötung des Auges vorhanden ist: akutes Glaukom. Sollte keine Rötung vorhanden sein, dafür aber Schläfenkopfschmerz, verstärkt bei Kaubewegungen: Arteriitis temporalis.

Folgende Aufzählung möglicher Sehstörungen soll diese Abklärung auch dem Nicht-Augenarzt vereinfachen:

Häufige Sehstörungen im höheren Lebensalter

Verschwommensehen

Ein Verschwommensehen kann durch eine Trübung der optischen Medien (Hornhaut und Linse) entstehen, wobei diese Trübung in der Nähe weniger, beim Blick in die Ferne aber stärker stört. Eine beginnende Katarakt kann auch zu Refraktionsveränderungen führen, eine vorbestehende Myopie verringern bzw. eine Hypermetropie verstärken. Bei zunehmender Kerntrübung kann wiederum eine massive Myopisierung auftreten. Bei Makulakrankheiten hingegen treten nicht selten Sehstörungen in Form von verschwommenen Flecken auf, die vor allem beim Lesen stark stören (1).

Auch nach einer Kataraktoperation kann eine Trübung auftreten, die die gleichen Symptome wie die Katarakt vor der Operation macht: Eine Fibrose der Linsenkapsel oder ein regeneratorischer Nachstar, die die optische Achse erreichen, reduzieren das Sehvermögen massiv, können aber durch eine unblutige, nicht-invasive Photodisruption mit dem Nd:YAG-Laser schmerzfrei und rasch beseitigt werden (Abb. 1).

Verbogen-, Verzerrtsehen

Wenn gerade Linien verbogen, gekrümmt, gewellt oder geknickt gesehen werden (Metamorphopsie), kann das sowohl durch optisch wirksame Linsentrübungen (subkapsuläre Vakuolen) als auch durch Verschiebungen der Photorezeptorschicht der Netzhaut verursacht werden. Ein »photoreceptor disalignment« tritt bei verschiedensten Netzhautkrankheiten (am häufigsten bei altersbedingter Makuladegeneration, Makulaloch und/oder epiretinaler Gliose) auf und erlaubt keinen Rückschluss auf die Krankheit, eine Metamorphopsie erfordert daher immer eine genauere Untersuchung des Augenhintergrunds (2).

Doppelbilder

Binokuläre Doppelbilder sind die Folge von Störungen in der Zusammenarbeit der äußeren Augenmuskeln, z. B. bei Augenmuskellähmungen (Diabetes!), bei einer Dekompensation eines latenten Schielens (dekompensierte Heterophorie) oder bei Erkrankungen im Bereich der Orbita.

Hingegen entstehen monokuläre Doppelbilder normalerweise durch eine beginnende Katarakt mit Trübungen des Linsenkerns, wodurch eine Doppelbrechung der Linse entsteht. Ein Auftreten von binokulären Doppelbildern sollte daher sowohl ophthalmologisch als auch neurologisch abgeklärt werden, für monokuläre Doppelbilder ist meist eine einfache Augenuntersuchung ausreichend (3).

Gesichtsfeldausfälle

Ausfälle des peripheren Gesichtsfelds können halbseitig, quadrantenförmig, bogenförmig oder röhrenartig sein. Typische Gesichtsfeldausfälle können Hinweis auf einen Hirntumor, eine Zerebromalazie, ein Glaukom, eine Retinopathie, eine Neuritis oder eine vaskuläre Optikusneuropathie sein, nicht selten sind Gesichtsfeldausfälle atypisch und erfordern eine ausführliche Durchuntersuchung zur Abklärung der Krankheitsursache. Rasch zunehmende Gesichtsfeldausfälle, verbunden mit Photopsien und »Mouches volantes« sind ein Hinweis auf eine akute Netzhautablösung bei einer Glaskörperabhebung.

Zentrale Gesichtsfeldausfälle sind typisch für fortgeschrittene Makulopathien mit Ausfall der zentralen Areale der Netzhaut. Treten diese Ausfälle langsam und schleichend und nur an einem Auge auf, werden sie oft erst spät bemerkt, viel später als ein Verzerrtsehen, das das binokuläre Sehen stärker stört als ein kleines absolutes Skotom.

Flimmerskotome

Leuchtende Zacken, Spiralen oder Flecken, die minutenlang auftreten und langsam abklingen, sind typische Migränesymptome, können aber auch bei hypertonen Krisen, bei einer Karotisstenose oder bei einem Orthostasesyndrom beobachtet werden. Flimmerskotome sollten bei erstmaligem Auftreten daher neurologisch und internistisch abgeklärt werden.

Glaskörpertrübungen (Mouches volantes)

In jedem Lebensalter, vor allem aber nach dem 50. Lebensjahr, können Sehstörungen durch Veränderungen im Bereich des Glaskörpers auftreten. Auch kleinste fasrige Strukturen im Zuge der altersbedingten Glaskörperverflüssigung werden vom Patienten als störend empfunden, besonders wenn die Brillenkorrektur nicht ausreichend ist. Massivere Trübungen können durch Einblutungen, Cholesterinkristalle, amyloidale Ablagerungen oder durch entzündliche Exsudate entstehen. Nicht jede biomikroskopisch sichtbare Trübung ist auch subjektiv störend, entscheidend ist die Lokalisation.

Jede Zunahme oder Änderung von Glaskörpertrübungen sollte jedenfalls mithilfe einer eingehenden biomikroskopischen Untersuchung an der Spaltlampe abgeklärt werden (4).

Augenschmerzen

Schon eine geringe Reduktion der Tränenproduktion kann Augenschmerzen verursachen. Starke Schmerzen können beim akuten Winkelblockglaukom, einer

Skleritis oder Iridozyklitis, einem Herpes simplex corneae oder einem Ulcus corneae (Kontaktlinsenträger!) sowie bei einer Myositis, einer Arteriitis temporalis oder einer Neuritis nervi optici auftreten.

Neben einer kompletten Augenuntersuchung ist daher manchmal auch eine sonographische Untersuchung der Orbita (Myositis, Skleritis) oder eine internistische und/oder neurologische Durchuntersuchung indiziert, wobei unbedingt auf eine exakte Fragestellung (z. B. Arteriitis?, Neuritis?) Wert gelegt werden sollte.

Tränende, kratzende Augen

Übermäßiger Tränenfluss kann ebenso Sehstörungen verursachen wie eine reduzierte Tränenproduktion. Bei den meisten Patienten ist der Tränenfluss nicht durch einen Verschluss der Tränenwege, sondern durch eine Reizsekretion bei verminderter Muzinproduktion bedingt. Bei solchen Ereignissen helfen visköse Augentropfen, das Tränen zu beseitigen. Patienten mit reduzierter Tränenproduktion, z. B. bei einem M. Sjögren, benötigen eine Tränenersatztherapie in Form von Augentropfen, manchmal auch einen Verschluss der ableitenden Tränenwege. Nicht selten entsteht ein Tränenfluss auch bei chronischer Blepharokonjunktivitis. Hier ist regelmäßige Lidhygiene mit einem speziellen medizinischen Reinigungsgel erforderlich, zudem sollte auch eine Tränenersatztherapie erfolgen.

Besonders störend wird von Patienten oft ein Kratzen bezeichnet, dass bei jedem Lidschlag auftritt. Die Patienten vermuten einen Fremdkörper, eine genaue Inspektion zeigt aber nur eine leicht gereizte Bindehaut. Das Kratzen wird bei diesen Patienten durch eine Dysfunktion der Meibom-Lidranddrüsen hervorgerufen, die zu einer Kristallisation des fetthaltigen Drüsensekrets führt. Die Beschwerden verschwinden rasch durch eine einfache Therapie mit heißen Umschlägen und Lidmassage. Die Wärme führt zu einer Sekretverflüssigung, das nun flüssige Sekret wird durch leichte Massage mit einem Finger in Richtung Lidrand ausmassiert. Manchmal ist das Kratzen aber auch Folge von Ablagerungen von Fettkristallen in der tarsalen Bindehaut, die »Kalkinfarkte« genannt werden. Diese Ablagerungen können nach Lokalanästhesie mit einer feinen Nadel durch Stichinzision aus der Bindehaut entfernt werden und neigen kaum zu Rezidiven.

Fehlstellungen der Augenlider führen aber auch zu einem Tränenfluss (Ektropium) oder Kratzgefühl (Entropium) (Abb. 2).

Blendempfindlichkeit

Viele ältere Patienten klagen über Blendung. Diese kann durch Linsentrübungen entstehen, wird jedoch auch durch eine verzögerte Hell-Dunkel-Adaptation der Netzhaut verursacht, die bei verschiedenen Netzthautkrankheiten (z. B. Makuladegeneration, diabetische Retinopathie) beobachtet wird.

Diese Blendempfindlichkeit wird in erster Linie durch die blauen Anteile des Spektrums erzeugt, deshalb werden von vielen Patienten dagegen gerne gelbe Kantenfilterbrillen (Blaublocker) getragen. Diese Brillen verstärken auch das Kontrastsehen und erleichtern damit das Erkennen von Stufen und Gehsteigkanten. Da der Krankheitsverlauf einer Augenkrankheit durch Kantenfilterbrillen nicht beeinflusst wird, sollte aber kein Patient, der diese Brillen wegen der verfälschten Farben als unangenehm empfindet, zum Tragen gezwungen werden.

Visuelle Halluzinationen

Augenkrankheiten, bei denen zentrale Gesichtsfeldausfälle auftreten, sind oft mit sehr störenden visuellen Halluzinationen verbunden. Die Patienten geben an, Muster, Formen, Gestalten, Gesichter, Blumen oder Tiere und anderes zu sehen, obwohl sie genau wüssten, dass diese Objekte nicht existierten. Dieses Phänomen wird »Charles-Bonnet-Syndrom« genannt und hat eine ähnliche Ursache wie der Phantomschmerz nach Amputationen: Da große Teile des Sehnerven keine adäquaten Impulse mehr von der Netzhaut erhalten, entstehen reizinadäquate Entladungen, die die diversen Sehzentren des Großhirns irritieren und dadurch Halluzinationen auslösen.

Meistens reicht es, dem Patienten zu erklären, dass diese Halluzinationen nur Folge der Augenkrankheit sind, manchmal sind Antidepressiva indiziert (5).

Übersicht über die häufigsten Ursachen von Sehstörungen im höheren Lebensalter

Katarakt

Die altersbedingte Trübung der Linse ist weltweit die häufigste Indikation für einen chirurgischen Eingriff (6). Die Einführung und Standardisierung der mikrochirurgischen Operationstechnik mit Implantation einer intraokularen Kunstlinse hat die Sicherheit der Kataraktoperation so erhöht, dass heute oft schon bei geringen Beschwerden operiert wird. Die Indikation zur Operation wird stark von den subjektiven Bedürfnissen des Patienten beeinflusst: Will der Patient weiter uneingeschränkt Auto fahren, auch nachts und auch auf Autobahnen, wird man eher zur Operation raten als wenn der Patient nicht Auto fährt.

Allerdings muss bei anderen Augenkrankheiten, wie Makuladegeneration und/oder glaukomatöse oder vaskuläre Optikusatrophie, genau geklärt werden, wieviel Verbesserung durch eine Operation möglich ist. Innerhalb des Aufklärungsgesprächs muss dem Patienten daher mitgeteilt werden, ob er nach der Operation wieder Auto fahren, lesen und Gesichter erkennen kann, oder ob nur eine geringe Verbesserung zu erwarten wäre.

Altersbedingte Makuladegeneration

Die altersbedingte Makuladegeneration (AMD) ist nach dem 50. Lebensjahr die häufigste Ursache einer erworbenen schweren Sehbehinderung. Es ist heute bekannt, dass die Ursache der AMD mehrere genetische Polymorphismen sind, die vor allem zu einer Produktion irregulärer Komponenten des Komplementsystems führen. Patienten ohne diese pathologischen Genpolymorphis-

Abb. 7
Diabetisches Makulaödem mit massiven Lipidablagerungen (harten Exsudaten) am Rande des Makulaödems

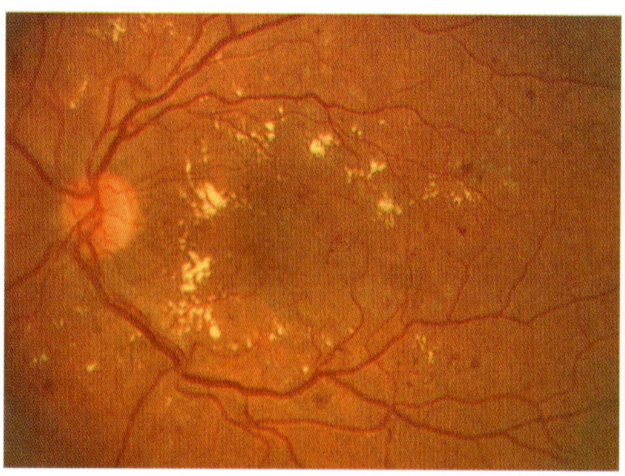

Abb. 8
Anfärbung des diabetischen Makulaödems in der Spätphase des Fluoreszeinangiogramms

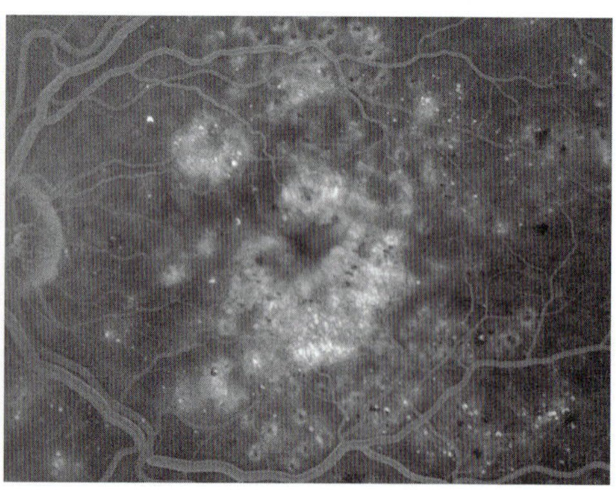

9

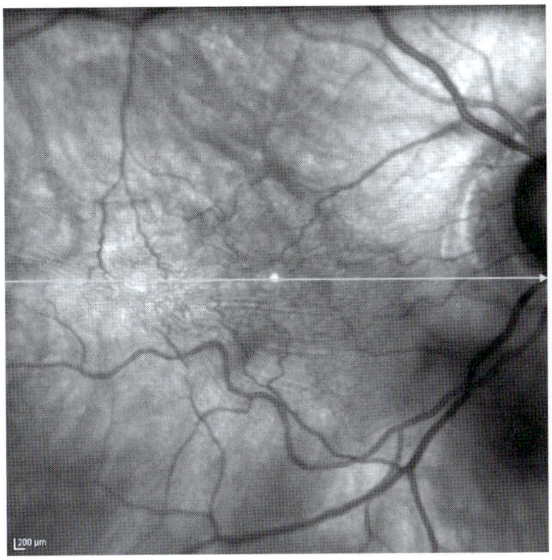

10

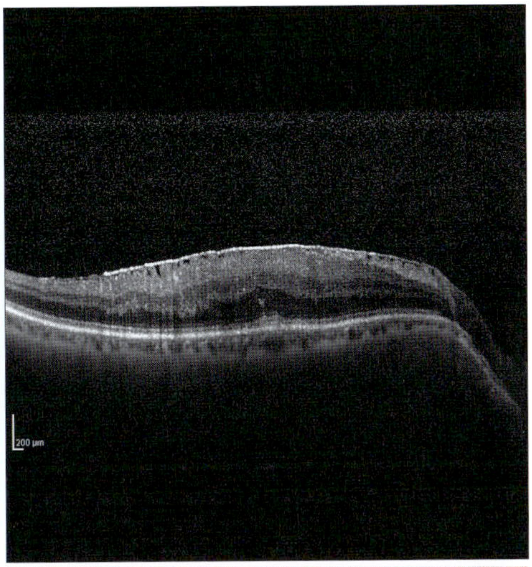

Abb. 9 und 10
Sternförmige Fältelung der Limitans interna bei epiretinaler Gliose nach Glaskörperabhebung (Abb. 9 = Infrarotbild und Abb. 10 = OCT-Scan)

Abb. 11
Frischer ischämischer Verschluss der V. temporalis superior mit retinalen Infarkten (Cotton-wool-Herden) und massiven intraretinalen Blutungen

Abb. 12
Aderhautmelanom bis in die Makula reichend und dadurch eine Hypermetropie von +4 dpt erzeugend

11

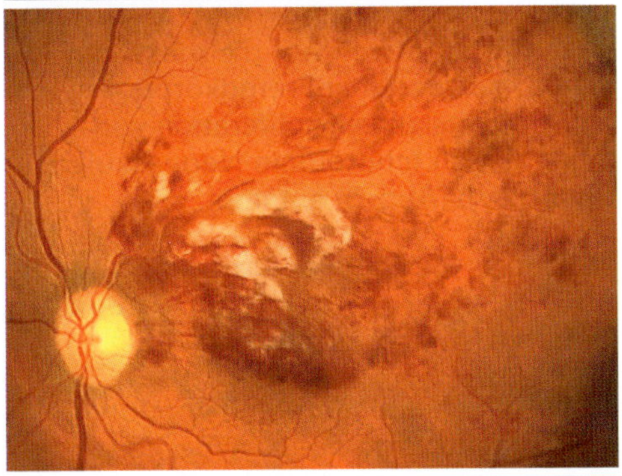

12

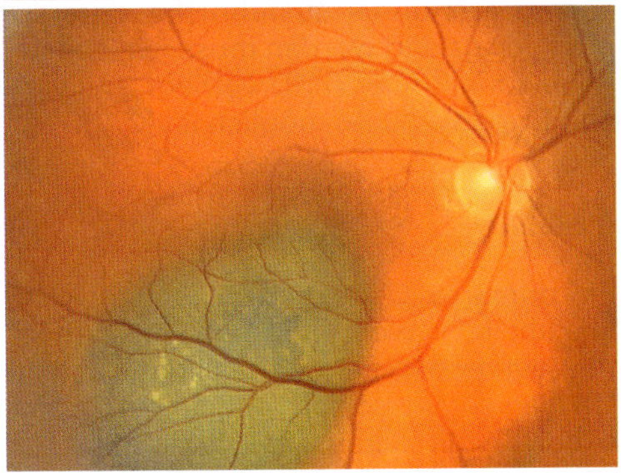

men erkranken nicht an typischer AMD, sondern weisen ähnliche, aber milder verlaufende Altersveränderungen auf. Das Auftreten der typischen AMD wird aber erst durch äußere Einflüsse getriggert. So ist bekannt, dass durch Rauchen und/oder Übergewicht das Risiko für eine AMD massiv ansteigt, daher gibt es übergewichtige Raucher, die schon vor dem 50. Lebensjahr an einer fortgeschrittenen AMD leiden. Zudem betrifft diese Krankheit nicht nur ausschließlich die Makula.

Das Anfangsstadium der Krankheit besteht aus einer Verdickung der BRUCH-Membran und Ablagerungen (Drusen) zwischen Pigmentepithel und BRUCH-Membran, wobei diese Veränderungen die gesamte Netzhaut betreffen können. Neben Patienten, die Drusen ausschließlich in der Makula haben, findet man andere, bei denen die Makula ausgespart bleibt, deren mittlere und äußere Fundusperipherie aber voller Drusen ist.

Sehstörungen bei AMD treten bei folgenden Kriterien auf:

○ Wenn große Drusen enger nebeneinander stehen und dadurch eine Metamorphopsie erzeugen.

○ Wenn als Antwort auf die massiven Ablagerungen bei einer Fremdkörperreaktion eine fibrovaskuläre Proliferation von Aderhautgefäßen (choroidale Neovaskularisation [CNV]) (Abb. 3) entsteht.

○ Wenn es als Folge der fortgeschrittenen AMD zu einer zentralen chorioretinalen Atrophie (Abb. 4) kommt.

Diese verschiedenen Manifestationen der AMD machen sehr ähnliche Beschwerden, sodass erst durch ausführliche Untersuchungen geklärt werden muss, welche genaue Variante der AMD vorliegt und welche Therapie daher möglich ist (2, 7).

Glaukom

Ein primäres Offenwinkelglaukom besteht dann, wenn als Folge eines erhöhten Augendrucks ein Defekt an der retinalen Nervenfaserschicht und an der Papille (Abb. 5) mit daraus resultierenden Gesichtsfeldausfällen (Abb. 6) entstanden ist. Das Glaukom ist neben der diabetischen Retinopathie die häufigste Ursache einer Erblindung. Der Grenzwert, ab dem ein Glaukom auftritt, ist interindividuell verschieden, sodass eine Augendruckmessung allein für die Diagnose des Glaukoms nicht ausreicht. Neben den Druckkontrollen ist daher bei allen Augenuntersuchungen eine Kontrolle der Papille notwendig, bei Glaukomverdacht erfolgt sowohl eine Perimetrie als auch eine Vermessung der Nervenfaserschichtdicke und/oder der Papillentopographie (8).

Ein akutes Winkelblockglaukom verursacht starke Schmerzen, Übelkeit und eine massive Sehverschlechterung (9). Da die Ursache meist eine altersbedingte Verdickung der Linse mit resultierender Verflachung der vorderen Augenkammer ist, tritt das akute Winkelblockglaukom vor allem bei älteren Patienten auf, die noch nicht kataraktoperiert sind. Die Therapie besteht zunächst in einer Drucksenkung mit lokaler und systemischer Therapie. Ist der Druck normalisiert, kann entweder eine Laseriridotomie oder eine Kataraktoperation durchgeführt werden.

Diabetische Retinopathie

Schon bei Diagnose eines Diabetes mellitus Typ 2 liegt bei etwa 20% der Patienten eine diabetische Retinopathie vor. Die Retinopathie führt dann zu Sehstörungen, wenn entweder ein diabetisches Makulaödem (Abb. 7 und 8) oder Glaskörperblutungen auftreten (10, 11).

Eine Therapie ist dann indiziert, wenn eine »visusbedrohende Retinopathie« vorliegt:

○ Bei Vasoproliferationen erfolgt eine panretinale Laserkoagulation;
○ bei Netzhautödem außerhalb des Zentrums der Makula erfolgt eine fokale Laserkoagulation von Mikroaneurysmen und/oder eine gitterförmige Laserkoagulation im Bereich des Ödems;
○ intravitreale operative Medikamentenapplikationen (IVOM) sind indiziert, wenn ein zentrales Makulaödem oder persistierende Glaskörperblutungen vorliegen;
○ glaskörperchirurgische Eingriffe werden bei makulären Glaskörpertraktionen oder Netzhautablösungen durchgeführt.

Die Therapie der diabetischen Retinopathie erfordert viel Erfahrung und sollte daher entsprechend ausgestatteten Netzhautzentren vorbehalten bleiben.

Glaskörperabhebung und Folgeerkrankungen

Mit zunehmendem Alter, bei myopen früher als bei hypermetropen Augen, kommt es zu einer Verflüssigung des Glaskörpers, sodass die bisher ins Gel eingebettete Faserstruktur sichtbar wird. Die nun frei flottierenden Fasern können aneinanderkleben und geformte Trübungen bilden, die als störend empfunden werden. Wenn der Glaskörper komplett verflüssigt ist, entstehen bei jeder Augenbewegung Scherkräfte an den Fasern, die den fasrigen Glaskörper ständig hin- und herbewegen, sodass sich schließlich die Glaskörpergrenzschicht von der Netzhautoberfläche löst und die gesamte Faserstruktur des Glaskörpers kollabiert. Dieser Vorgang kann typische Symptome erzeugen: »fliegende Mücken« und »Blitze«. Bleibt der Glaskörper aber an einer Stelle hängen, kann die Netzhaut einreißen und durch anhaltenden Zug am Rissrand kann schließlich eine Netzhautablösung entstehen (12).

Auch eine zunächst problemlose Glaskörperabhebung kann aber in der Folge, oft auch erst Jahre später, Sehstörungen erzeugen. Ursache dafür sind einzelne Zellen der Glaskörpergrenzschicht, die an der Netzhautoberfläche zurückbleiben, dort wachsen und eine kollagenfaserhältige Membran (epiretinale Gliose oder Fibrose) erzeugen. Im höheren Lebensalter findet man bei mehr als 50% aller Patienten epiretinale Gliosen im Bereich der Makula, die aber meist keine Sehstörung verursachen. Durch Faserkontraktion bildet diese Membran parallele oder sternförmige Fältchen der darunterliegenden Membrana limitans interna (Abb. 9 und 10). Diese Fältchen können Sehstörungen verursachen: meist ein Verschwommen- und Fleckensehen, verbunden mit Metamorphopsie (13).

Retinale Gefäßverschlüsse

Retinale Venen- und Arterienverschlüsse können aus verschiedenen Ursachen auftreten. Retinale Venenastverschlüsse entstehen an arteriovenösen Kreuzungen als Folge zunehmender arteriosklerotischer Wandverdickung, die zu reduziertem Perfusionsdruck bei gleichzeitig erhöhtem Abflusswiderstand führt (Abb. 11). Risikofaktoren für Zentralvenenverschlüsse sind Bluthochdruck, Hyperlipidämie, Hyperhomocysteinämie, Nephropathie, Hyperviskosität bzw. akuter Flüssigkeitsverlust (14, 15).

Während retinale Venenverschlüsse das Sehvermögen nur dann massiv stören, wenn Kapillarverschlüsse auftreten, ist das Sehvermögen bei retinalen Arterienverschlüssen irreversibel geschädigt, wenn der Verschluss nicht geöffnet werden kann. Arterienverschlüsse müssten umgehend einer intraarteriellen Lyse unterzogen werden, die aber bei den wenigsten Patienten möglich ist, weil meist doch internistische Kontraindikationen vorliegen.

Sehstörungen durch raumfordernde Prozesse

Neben vaskulären, degenerativen und entzündlichen Veränderungen können auch Malignome Ursache von Sehstörungen sein. Der häufigste maligne Tumor im Auge ist das Aderhautmelanom (Abb. 12).

Im Gegensatz zu kutanen Melanomen tritt das Aderhautmelanom vor allem im höheren Lebensalter auf und wird daher nicht selten erst in einem fortgeschrittenen Stadium erkannt, weil die durch das Melanom verursachten Sehstörungen auf einen »beginnenden grauen Star« oder eine andere harmlose Ursache zurückgeführt werden (16). Daneben finden sich auch Aderhautmetastasen verschiedenster Primärtumoren (17).

Resümee

Im höheren Lebensalter sind Sehstörungen sehr häufig Ursache einer massiven Einschränkung der Lebensqualität. Jede Sehstörung sollte daher ausreichend diagnostisch abgeklärt und rechtzeitig einer ausreichend konsequenten Therapie zugeführt werden. Um Sehstörungen rechtzeitig zu erkennen, sind daher regelmäßige fachärztliche Kontrollen erforderlich, zusätzlich sollte jede neu auftretende Sehstörung möglichst rasch einem Facharzt vorgestellt werden.

Fazit für die Praxis

○ Im höheren Lebensalter können Sehstörungen verschiedenster Ursache auftreten.

○ Durch gezielte Erhebung der Anamnese lässt sich eine differenzialdiagnostische Einschränkung auf einige typische Ursachen durchführen, eine exakte Diagnose ist aber erst durch eine eingehende fachärztliche Untersuchung möglich.

○ Gerade im höheren Lebensalter ist daher eine regelmäßige fachärztliche Kontrolle unerlässlich und muss durch zusätzliche Untersuchungen bei Auftreten neuer Sehstörungen ergänzt werden.

Literatur

1. Michael R, et al. Association of lens opacities, intraocular straylight, contrast sensitivity and visual acuity in European drivers. Acta Ophthalmol 2009; 87: 666–671.

2. Hessellund A, Larsen DA, Bek T. The predictive value of subjective symptoms and clinical signs for the presence of treatment-requiring exudative age-related macular degeneration. Acta Ophthalmol 2011; in press.

3. Comer RM, et al. Causes and outcomes for patients presenting with diplopia to an eye casualty department. Eye 2007; 21: 413–418.

4. Kakehashi A, et al. Predictive value of floaters in the diagnosis of posterior vitreous detachment. Am J Ophthalmol 1998; 125: 113–115.

5. Abbott EJ, et al. Visual loss and visual hallucinations in patients with age-related macular degeneration (Charles Bonnet syndrome). Invest Ophthalmol Vis Sci 2007; 48: 1416–1423.

6. Weinstock FJ. The cataract revolution: what the primary care physician needs to know. Geriatrics 1993; 48: 52–56.

7. Loewenstein A. The significance of early detection of age-related macular degeneration: Richard & Hinda Rosenthal Foundation lecture, The Macula Society 29th annual meeting. Retina 2007; 27: 873–878.

8. McKinnon SJ, et al. Current management of glaucoma and the need for complete therapy. Am J Manag Care 2008; 14 (Suppl 1): S20–27.

9. Dargin JM, Lowenstein RA. The painful eye. Emerg Med Clin North Am 2008; 26: 199–216.

10. Sinclair SH, Delvecchio C. The internist's role in managing diabetic retinopathy: screening for early detection. Cleve Clin J Med 2004; 71: 151–159.

11. Lee KM, Sum WM. Prevalence of diabetic retinopathy in patients with recently diagnosed diabetes mellitus. Clin Exp Optom 2011; 94: 371–375.

12. Byer NE. Natural history of posterior vitreous detachment with early management as the premier line of defense against retinal detachment. Ophthalmology 1994; 101: 1503–1513; discussion 1513–1514.

13. Koerner F, Garweg J. Vitrectomy for macular pucker and vitreomacular traction syndrome. Doc Ophthalmol 1999; 97: 449–458.

14. Martin SC, et al. Cardiovascular risk assessment in patients with retinal vein occlusion. Br J Ophthalmol 2002; 86: 774–776.

15. Klein R, et al. The 15-year cumulative incidence of retinal vein occlusion: the Beaver Dam Eye Study. Arch Ophthalmol 2008; 126: 513–518.

16. Shen SC, et al. Aggressive small choroidal melanoma presenting as a dense cataract. J Cataract Refract Surg 2007; 33: 336–338.

17. Soysal HG. Metastatic tumors of the uvea in 38 eyes. Can J Ophthalmol 2007; 42: 832–835.

Hörstörungen

Martin Kompis

Hörstörungen sind im höheren Lebensalter häufig und können sich erheblich auf die Lebensqualität und das soziale Wohlbefinden der Betroffenen auswirken. Unterschiedliche, leicht voneinander differierende Definitionen einer Schwerhörigkeit sind gebräuchlich. Es besteht weitgehende Einigkeit, dass eine Hörschwelle von 20 dB oder besser im gesamten Frequenzbereich einem normalen Hörvermögen (Normakusis) entspricht. Liegt die Hörschwelle im Hauptsprachbereich, also in jenem Frequenzbereich, in welchem gesprochene Sprache am meisten Informationen enthält (etwa 500–4 000 Hz), bei 30 dB oder höher, so werden nicht mehr alle informationstragenden Teile normal laut gesprochener Sprache wahrgenommen. Häufig setzt um diese Grenze die subjektive Wahrnehmung der eigenen Schwerhörigkeit ein.

Häufigkeit und Bedeutung

Verschiedene große, in industrialisierten Ländern durchgeführte Studien zeigen, dass Hörstörungen generell und Hörstörungen im höheren Alter besonders häufig sind (1–3).

Der Anteil der betroffenen Bevölkerung hängt stark von der Definition der Schwerhörigkeit ab, welche der Studie zugrunde gelegt wurde. Rund 10% der Bevölkerung in den industrialisierten Ländern leiden an einer wesentlichen, beidseitigen Schwerhörigkeit, die so ausgeprägt ist, dass eine Hörgeräteversorgung gerechtfertigt ist.

Ein Anteil von 10% wird gelegentlich als überraschend hoch empfunden und kann der eigenen Alltagserfahrung widersprechen. Dies liegt vermutlich daran, dass Schwerhörigkeiten unsichtbar sind und zudem bei älteren Personen sehr viel häufiger vorkommen als im mittleren Lebensalter oder in der Jugend. Damit können Schwerhörigkeiten im eigenen sozialen Umfeld tatsächlich seltener sein. Bei den über 60-Jährigen sind rund 30% der Bevölkerung betroffen, bei den über 80-Jährigen sind es bereits über die Hälfte (4, 5).

Die Bedeutung einer Schwerhörigkeit im Alter ist für die Betroffenen häufig groß. Da das Sprachverstehen im Hintergrundlärm meist am stärksten eingeschränkt ist, kann die erschwerte Kommunikation zur Aufgabe geliebter Aktivitäten und zum sozialen Rückzug führen. Die Einschätzung der kognitiven Fähigkeiten durch andere beruht zu einem wesentlichen Teil auf verbalen Äußerungen. Versteht jemand nicht alles und behilft sich mit raten und ergänzen, ist die Wahrscheinlichkeit groß, wiederholt falsche oder unpassende Antworten zu geben, mit der entsprechenden Unterschätzung der kognitiven Fähigkeiten. Schwerhörigkeiten sind therapierbar. Neueste Studien zeigen, dass Hörgeräte nach wie vor nur einen beschränkt guten Ruf genießen (5) und zu selten genutzt werden (6).

Einteilung und Diagnostik von Hörstörungen

Hörstörungen können durch Pathologien des Außen-, Mittel- oder Innenohrs verursacht werden oder – gerade im Alter – zusätzlich zentral bedingt sein. Im äußeren Gehörgang findet sich in jedem Alter recht häufig Cerumen obturans, das normalerweise verhältnismäßig leicht entfernt werden kann. Atresien des äußeren Gehörgangs werden bereits bei Geburt erkannt. Andere bleibende Hörstörungen durch pathologische Veränderungen des Außenohrs sind aber relativ selten.

Pathologien des Mittelohrs, z. B. Otosklerose sowie chronische oder akute Otitis media, verursachen Schallleitungsschwerhörigkeiten. Pathologische Prozesse im Innenohr, beispielsweise bei der Presbyakusis, verursachen sensorineurale Schwerhörigkeiten, welche auch als Schallempfindungs- oder Perzeptionsschwerhörigkeiten bezeichnet werden. Die Unterscheidung zwischen Schallleitungs- und Schallempfindungsschwerhörigkeit erfolgt durch Reintonaudiometrie, bei der die Hörschwelle über Luftleitung (gemessen über Kopfhörer oder Einsteckhörer) und die Knochenleitungsschwelle (gemessen über Knochenhörer) in Abhängigkeit von der Frequenz ermittelt wird (7). Fallen die beiden Schwellen in etwa zusammen (Abb. 1), handelt es sich um eine sensorineurale oder Schallempfindungsschwerhörigkeit.

Die wichtigste Untersuchung um zur Diagnose einer Schwerhörigkeit zu gelangen ist somit die Reintonaudiometrie. Sie wird häufig ergänzt von der Sprachaudiometrie, d. h., der Bestimmung des Sprachverstehens unter normierten Bedingungen. Aufgrund der notwendigen technischen Voraussetzungen werden diese Untersuchungen normalerweise vom HNO-Facharzt durchgeführt. Aber auch ohne technische Hilfsmittel sind diagnostische Schritte möglich.

Bei der Sprachweiteprüfung werden dem Patienten zweistellige, viersilbige Zahlen (sechsundzwanzig, neunundvierzig etc.) zugeflüstert. Der Patient sollte dabei das nicht geprüfte, vom Prüfer weggewendete Ohr zuhalten. Kann er 3 Zahlen hintereinander fehlerlos aus einer Distanz von 60 cm oder mehr wiederholen, liegt die Hörschwelle wahrscheinlich nicht schlechter als bei ungefähr 30 dB. Zur Unterscheidung von Schallleitungs- und Schallempfindungsschwerhörigkeit leistet die Stimmgabel (RINNE-Versuch, eventuell WEBER-Versuch) wertvolle Dienste.

Klinisches und audiologisches Bild der Presbyakusis

Es besteht kein Konsens darüber, ob der Begriff der Presbyakusis als eigenständiges Krankheitsbild gerechtfertigt ist. Tatsächlich scheint die Hörminderung im Alter nicht physiologisch und unvermeidbar zu sein (8, 9), sondern eine Folge zahlreicher für das Hörvermögen ungünstiger Faktoren und Ereignisse, die sich im Verlauf des Lebens akkumulieren. Für die Gesamtheit der im Alter eindeutig zunehmenden Schwerhörigkeiten ist der Begriff aber weit verbreitet.

Im Reintonaudiogramm zeigt sich die Presbyakusis als Perzeptionsschwerhörigkeit, die zu den höheren Frequenzen hin ausgeprägter wird. Ohne zusätzliche Pathologien betrifft sie beide Ohren ungefähr in gleichem Maße und verschlechtert

Abb. 1
Audiogramm eines 74-jährigen Mannes mit Presbyakusis. Die Hörstörung ist auf beiden Ohren ungefähr gleich und im höheren Frequenzbereich ausgeprägter. Die Luft- und Knochenleitungsschwellen fallen in etwa zusammen, d. h., es handelt sich um einen sensorineuralen Hörverlust. Die Unbehaglichkeitsschwellen sind nicht im gleichen Maße erhöht wie die Hörschwellen (Rekruitment)

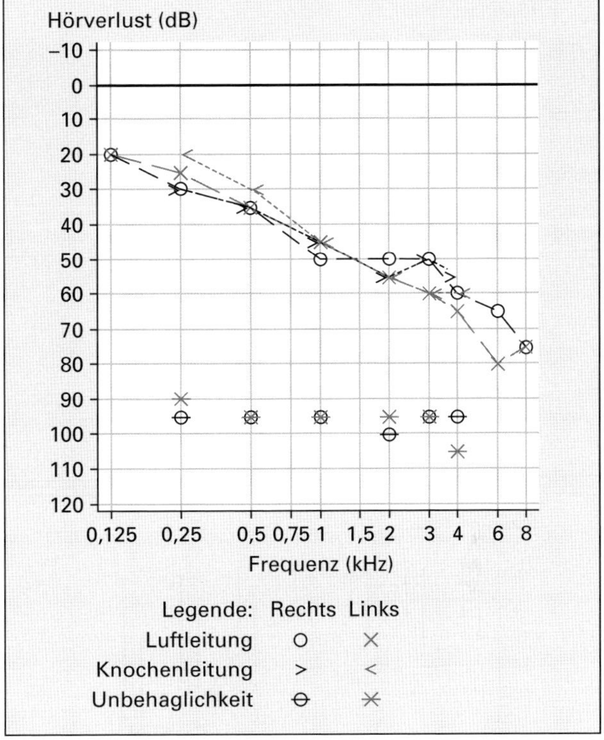

sich über Jahre und Jahrzehnte hinweg langsam. Abb. 1 zeigt als Beispiel die Hörschwellen eines 74-jährigen Mannes. In derselben Abbildung ist zudem die frequenzabhängige Unbehaglichkeitsschwelle eingetragen. Der Bereich zwischen Hörschwelle und Unbehaglichkeitsschwelle, also die nutzbare Dynamik des Gehörs, wird bei Presbyakusis eng, wie auch bei anderen kochleären Schwerhörigkeiten. Dieses Phänomen, das als Rekruitment bezeichnet wird, hat zur Folge, dass leise akustische Signale zwar nicht mehr wahrgenommen werden, laute aber immer noch laut bzw. sogar unangenehm laut erscheinen. Der Ausgleich des Rekruitments spielt in der Hörgeräteversorgung eine wichtige Rolle.

Die Abb. 2 und 3 zeigen die Verteilung der Hörschwellen bei 50- und 70-jährigen Männern und Frauen gemäß der ISO-Norm 7029 (10). Die ausgezogenen Linien entsprechen dabei dem Median, die senkrechten Balken geben den Bereich zwischen der 10er- und 90er-Perzentile an. Die Hörschwelle normalhörender Jugendlicher liegt in dieser Darstellung bei allen Frequenzen um 0 dB.

Aus den Abb. 2–4 ist ersichtlich, dass der Hörverlust in den erfassten 2 Lebensdekaden, vor allem im Hochtonbereich, deutlich zunimmt. Der Hörverlust ist bei Männern im Mittel ausgeprägter und nimmt rascher zu als bei Frauen. Wie die langen Balken in den Abb. 2 und 3 zeigen, ist die individuelle Streuung sehr groß. So können beispielsweise noch bei mehr als 10% aller Männer im 70. Lebensjahr Hörschwellen gemessen werden, die ungefähr dem Median von 30-Jährigen entsprechen. Umgekehrt ist die Hörstörung bei den am stärksten betroffenen 10% im gleichen Alter bereits sehr ausgeprägt. 30–50% der beobachteten Varianz werden

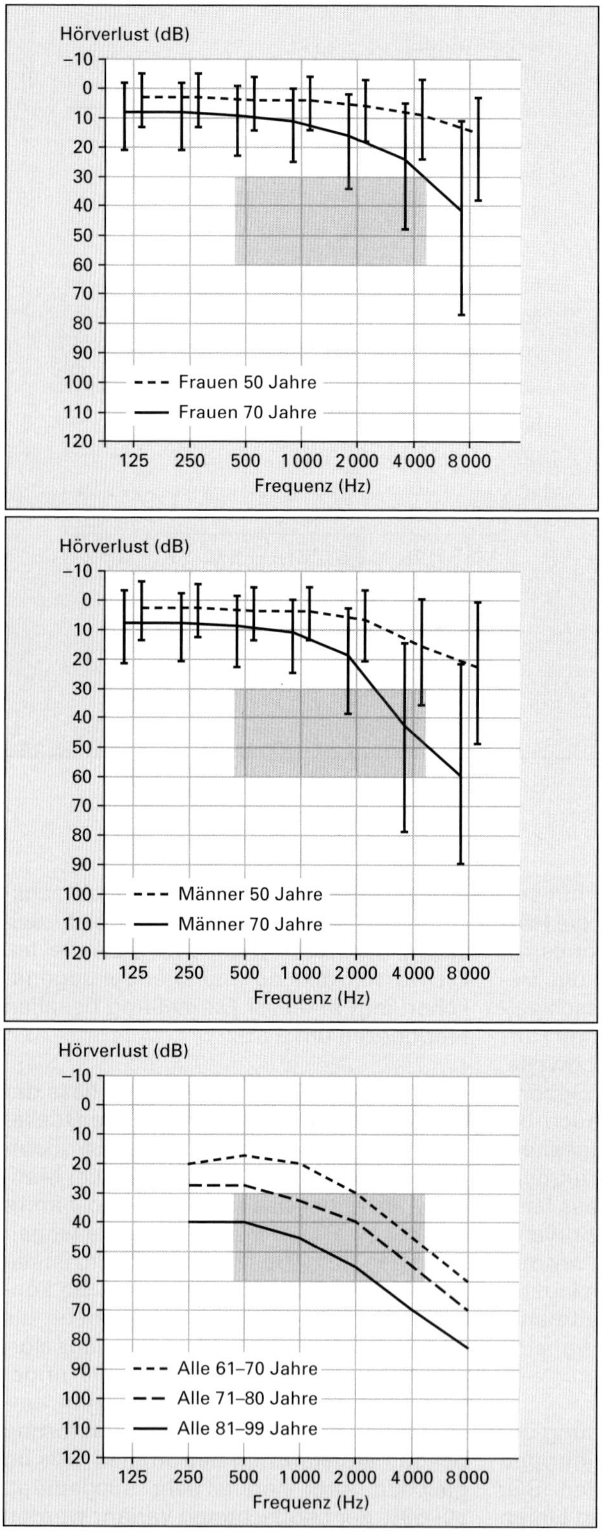

Abb. 2–4
Hörschwellen 50- und 70-jähriger Frauen (Abb. 2) und Männer (Abb. 3) nach ISO 7029 (10). Die durchgezogenen Linien verbinden die Mediane, die senkrechten Balken erstrecken sich von der 10er- bis zur 90er-Perzentile. Der graue Bereich entspricht dem Teil des Sprachfeldes, innerhalb dessen sich die meisten sinntragenden Elemente gesprochener Sprache befinden. Die Daten aus der Studie von Hesse (8) zeigen realistischerweise größere Hörverluste im Tieftonbereich (Abb. 4) als die ISO-Norm

Abb. 5
Beispiele einiger Hörhilfen. Obere Reihe: Bauformen konventioneller Hörgeräte. (a) Hinter-dem-Ohr-Hörgerät mit Ohrpassstück, (b) Gerät mit offener Schallausführung und (c) In-dem-Ohr-Hörgerät. Untere Reihe: Beispiel eines modernen Kochleaimplantatsystems. (d) Implantat mit Elektronik in einem rechteckigen Titangehäuse, bei dem der intrakochleäre Elektrodenstrang der Krümmung der Kochlea entsprechend vorgeformt ist (Pfeil) und (e) extern getragener Sprachprozessor mit Sendespule für die transkutane Übertragung zum Implantat

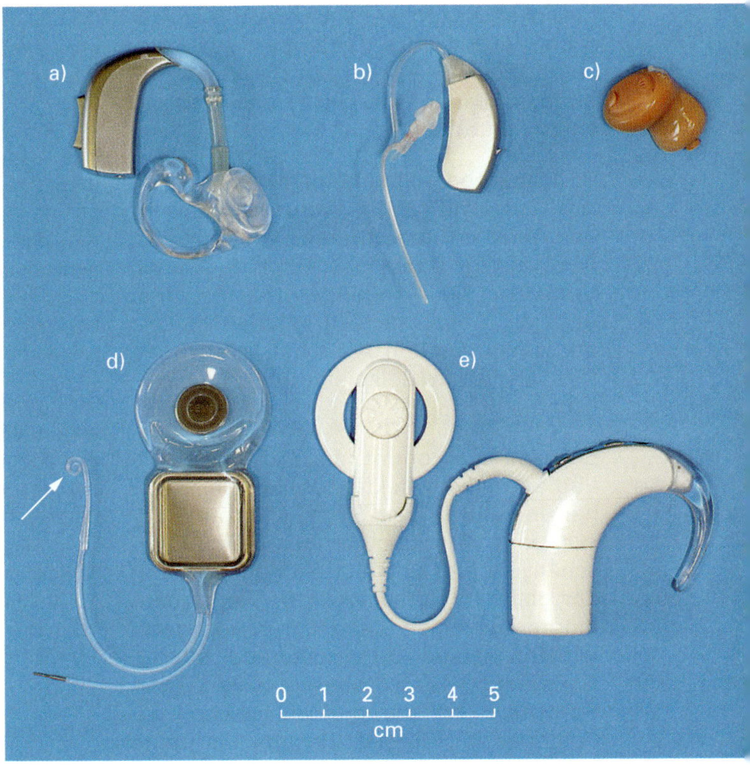

genetischen Faktoren zugeordnet, Rauchen und Diabetes mellitus sind als zusätzliche belastende Faktoren identifiziert (11).

Für das Sprachverstehen in ruhiger Umgebung ist der tiefe und mittlere Frequenzbereich bis etwa 3 kHz am wichtigsten und in vielen Situationen auch ausreichend. Das Sprachverstehen mit Hintergrundlärm korreliert dagegen am besten mit den Hörschwellen um 2–4 kHz (12). Der typische Abfall im Hochtonbereich bei der Presbyakusis erklärt einen großen Teil der Schwierigkeiten, die ältere Menschen mit dem Sprachverstehen im Störlärm haben.

Sprache von mehreren Sprechern gleichzeitig ist das Hintergrundgeräusch, welches das Sprachverstehen am meisten einschränkt. In dieser Situation hat das Störsignal das gleiche Langzeitspektrum und weist ähnliche zeitliche Fluktuationen auf wie das Nutzsignal. Das Phänomen wird als Cocktail-Party-Effekt bezeichnet. Plomp (13) hat gezeigt, dass in einer typischen Coktail-Party-Situation der Abstand zwischen Nutz- und Störsignal nur um etwa 2 dB über dem minimalen Wert liegt, der bei normal hörenden Personen für ein akzeptables Sprachverstehen notwendig ist. Schwerhörige haben gegenüber Normalhörenden einen Bedarf an zusätzlichem Abstand zwischen Nutz- und Störsignal von 5–15 dB (13) und können darum Gesprächen in solch ungünstigen Umständen bald nicht mehr folgen.

Da Hintergrundlärm in Situationen, die für das soziale Leben von Bedeutung sind, wie Familientreffen oder der Besuch eines Restaurants, die Regel ist, kann die Presbyakusis zum sozialen Rückzug führen. Da das Sprachverstehen in ruhiger Umgebung im Gegensatz dazu sehr viel besser sein kann, besonders wenn gleichzeitig der Blick auf die Lippen des Sprechers möglich ist, werden die Verständigungsschwierigkeiten im Störlärm immer wieder unterschätzt.

Im klinischen Alltag zeigt sich, dass die ISO-Norm mit großer Wahrscheinlichkeit den Abfall im Tieftonbereich unterschätzt. Abb. 4 zeigt Daten aus einer deutschen Studie mit 504 Probanden (8), die zeigt, dass der Abfall auch unterhalb 1000 Hz mit zunehmendem Alter beträchtlich ist. Dies ist auch im Beispiel in Abb. 1 ersichtlich.

Erschwerend kommt hinzu, dass neurale und kognitive Effekte das Sprachverstehen in schwierigen Situationen im Alter zusätzlich verschlechtern. Vergleiche zwischen jüngeren und älteren Menschen mit der gleichen Hörschwelle im Reintonaudiogramm zeigen einen klaren und stabilen Unterschied zuungunsten der älteren Generation: Ältere Menschen verstehen Sprache in schwierigen akustischen Situationen im Mittel schlechter als junge Probanden mit dem gleichen Hörverlust (8, 14, 15).

Pathophysiologie der Presbyakusis

3 Arten von histopathologischen Veränderungen des Innenohrs wurden als Korrelate zur Presbyakusis identifiziert (9). Sie werden als sensorische, striale und neurale Komponente bezeichnet.

Die s e n s o r i s c h e Komponente äußert sich in einem zunehmenden Verlust der äußeren Haarzellen in der Kochlea. Die äußeren Haarzellen wirken normalerweise als akustische Verstärker und sind für die Wahrnehmung leiser und mittellauter Signale bis zu etwa 50 dB notwendig. Ihr Verlust führt zur Anhebung der Hörschwelle, die Wahrnehmung lauter Töne wird aber kaum beeinflusst, was zum beschriebenen Rekruitmentphänomen führt. Der Verlust funktionsfähiger äußerer Haarzellen betrifft im Alter vor allem den basalen Anteil der Kochlea, in welchem die hochfrequenten akustischen Signalanteile in neurale Information des N. vestibulocochlearis umgewandelt werden. Diese Ausfälle sind durch Messung otoakustischer Emissionen (OAE) objektivierbar (7) und erklären den vorwiegenden im höheren Frequenzbereich beobachteten Schwellenabfall im Alter.

Durch eine Atrophie der Stria vascularis kommt es mit großer Wahrscheinlichkeit über die Veränderungen der Zusammensetzung der Endolymphe im Innenohr zu einer weiteren Verschlechterung des Hörvermögens. Diese s t r i a l e Komponente betrifft sowohl die Hörschwellen im hohen als auch im tiefen Frequenzbereich. Die n e u r a l e Komponente schließlich ist histopathologisch als Abnahme der Anzahl der Ganglienzellen sichtbar.

Die 3 genannten Komponenten scheinen weitgehend unabhängig voneinander zu sein und einzeln oder in beliebigen Kombinationen aufzutreten. Neben diesen kochleären Prozessen spielen zentrale Funktionen eine wichtige Rolle. Es besteht eine Korrelation zwischen den kognitiven Fähigkeiten und dem Sprachverstehen (15, 16).

Therapie

Die Therapie richtet sich nach der Ursache, der Art und dem Ausmaß der Schwerhörigkeit. Auch im Alter können Schallleitungsschwerhörigkeiten neu auftreten oder infolge von Unfällen, Infekten oder Otosklerose etc., von früher her weiterbestehen. Hier empfiehlt sich immer die Abklärung einer möglichen chirurgischen Therapie durch einen HNO-Facharzt.

Sensorineurale Schwerhörigkeiten, z. B. die Presbyakusis, können heute weder chirurgisch noch medikamentös therapiert werden. Hier sowie bei Schallleitungsschwerhörigkeiten, bei welchen eine chirurgische Therapie nicht gewünscht oder nicht möglich ist, sind technische Hörhilfen die therapeutische Option der Wahl. Es gibt heute eine große Auswahl von Geräten, angefangen von konventionellen Hörgeräten, über knochenverankerte, voll- und teilimplantierbare Hörgeräte bis hin zu den Kochleaimplantaten. Eine umfassende Übersicht würde den Rahmen dieses Kapitels sprengen. Wegen ihrer großen Bedeutung und Verbreitung soll im Folgenden zunächst auf konventionelle Hörgeräte eingegangen werden. Anschließend folgt ein Abschnitt über mo-

Abb. 6
Funktion eines Kompressionsalgorithmus konventioneller Hörgeräte im Schema. Zum Ausgleich des Rekruitments werden leise Signale stark verstärkt, lautere weniger stark oder gar nicht mehr

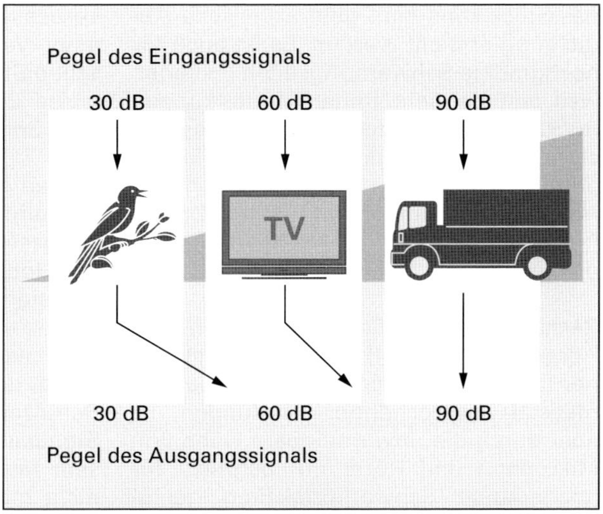

Abb. 7
Prinzip der Frequenzkompression im Schema. Signalanteile mit hohen Frequenzen werden in einen niedrigeren Frequenzbereich transformiert, in dem sie vom betroffenen Ohr noch besser verarbeitet werden können. Die Vokale und Konsonanten in der Mitte des Bildes sind Beispiele für Sprachlaute, welche wichtige spektrale Anteile ungefähr in den entsprechenden Frequenzbereichen haben

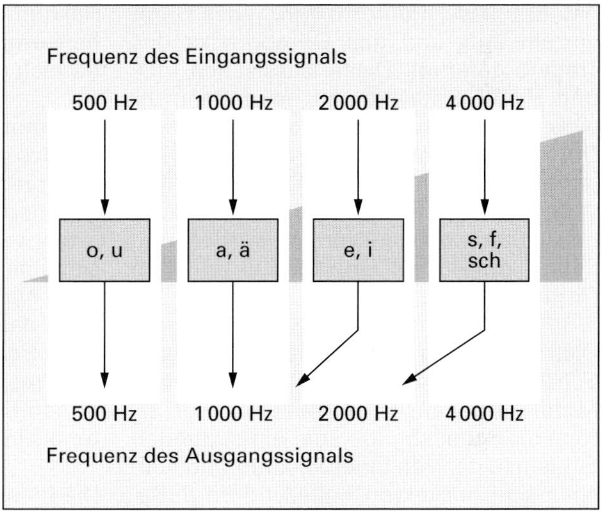

derne Kochleaimplantate, als derzeit wichtigste Vertreter implantierbarer Hörhilfen.

Konventionelle Hörgeräte

Konventionelle Hörgeräte oder Luftleitungshörgeräte machen zahlenmäßig den mit Abstand größten Teil aller technischen Hörhilfen aus. Ihre Grundfunktion ist einfach. Sie nehmen einfallende akustische Signale über ein oder mehrere Mikrophone auf, verstärken sie und strahlen sie über einen Hörer (Miniaturlautsprecher) wieder in den äußeren Gehörgang des Benutzers ab. Diese Grundfunktion alleine hätte viele Nachteile und glücklicherweise können moderne Hörgeräte heute einiges mehr.

Die obere Reihe in Abb. 5 zeigt 3 Beispiele von Hörgeräten verschiedener Bauformen. Links oben (Abb. 5a) ist ein Hinter-dem-Ohr-Hörgerät (HdO-Gerät) mit Ohrpassstück zu sehen. Durch das individuell nach einem Ohrabdruck hergestellte Ohrpassstück kann eine gute akustische Abdichtung erreicht werden. Es ist auch für hochgradige Schwerhörigkeiten geeignet, weil erst bei sehr hohen Verstärkungen Rückkopplungspfeifen auftritt. Dieses entsteht, wenn verstärkte Signalanteile aus dem Hörer wieder zum Mikrophon des Hörgerätes gelangen und deren Dämpfung auf dem Weg dorthin kleiner ist als die Verstärkung des Hörgerätes.

Rechts oben (Abb. 5c) ist ein In-dem-Ohr-Hörgeröt (IdO-Gerät) zu sehen. Es ist kleiner und wird von vielen Trägern als kosmetisch ansprechender empfunden, ist aber durch die unvermeidbare Nähe von Mikrophon und Hörer nur begrenzt für hochgradige Schwerhörigkeiten geeignet. Bei dieser Bauform wird jedes Gerät einzeln aufgrund des Ohrabdrucks des Trägers gefertigt. Diese klassischen IdO- und HdO-Geräte können beim Benutzer einen sog. Okklusionseffekt verursachen. Durch den Verschluss des äußeren Gehörgangs wird der Klang der eigenen Stimme verändert. Eigene Körpergeräusche können lauter wahrgenommen werden und häufig kommt ein Druckgefühl auf dem Ohr hinzu.

Dies wird durch Geräte mit einer offenen Schallzuführung, wie sie in Abb. 5b (oben Mitte) zu sehen ist, vermieden. Hier erfolgt die Schallabgabe über einen dünnen Schlauch, der von einer leichten und weichen schirmfömigen Halterung im äußeren Gehörgang und dort genügend weit von der Gehörgangswand, gehalten wird. Für leichte bis mittelgradige Schwerhörigkeiten verdrängt diese offene Form der Anpassung zusehends IdO-Geräte. Weitere Varianten, beispielsweise Geräte mit abgesetzten Hörern im äußeren Gehörgang (statt im Gerät selber und mit einer Schallzuführung über einen Schallschlauch), sind ebenfalls gebräuchlich.

Zahlreiche moderne Hörgeräte verfügen nicht nur über ein, sondern 2 Mikrophone, die hintereinander angeordnet sind. Durch die Kombination ihrer Signale lässt sich eine Richtwirkung nach vorne erreichen, was das Sprachverstehen im Störlärm, z. B. in einem Restaurant, nachweislich verbessert. Die Verbesserung entspricht einer Vergrößerung des Abstandes zwischen Stör- und Nutzsignal, um typischerweise 2–7 dB, wenn sich der Benutzer dem Sprecher zuwendet.

Wegen des Rekruitmentphänomens ist eine einfache, lineare Verstärkung der Eingangssignale nicht optimal. Alle modernen Hörgeräte verfügen darum über Kompressionsalgorithmen. Abb. 6 zeigt das Prinzip einer Signalkompression im Schema. Leise Signale werden so weit verstärkt, dass sie über der Hörschwelle des Benutzers zu liegen kommen, mittellaute Signalanteile weniger und laute sowie sehr laute noch weniger oder u. U. gar nicht mehr. So kann günstigenfalls trotz Rekruitment ein annähernd normales Lautheitsempfinden über einen großen Pegelbereich erreicht werden.

Während die Kompression im Lautheitsbereich schon lange im Einsatz ist, ist die Kompression im Frequenzbereich (17) relativ neu und nur in wenigen, neueren Geräten verfügbar. Es handelt sich wahrscheinlich um die wichtigste technische Neuerung der letzten Jahre. Abb. 7 zeigt das Prinzip im Schema. Bei zahlreichen Hörstörungen, nicht zuletzt auch bei der Presbyakusis, ist das Hörvermögen im hohen Frequenzbereich deutlich schlechter als im tieferen Frequenzbereich.

Die Idee der Frequenzkompression ist es, höherfrequente Schallanteile am Mikrophoneingang in Signale mit einer tieferen Frequenz umzuwandeln. So können beispielsweise die für das Sprachverstehen wichtigen, aber hochfrequenten und insgesamt energiearmen Zischlaute (z. B. s, f, sch) in einen Frequenzbereich transformiert werden, in dem das Ohr noch besser hört. Der Nutzen dieser Signalverarbeitungsmethode für das Sprachverstehen ist klar nachgewiesen (17).

Kochleaimplantate

Unterschreitet das Resthörvermögen eine bestimmte Grenze, ist selbst der Nutzen der besten und leistungsfähigsten konventionellen Hörgeräte gering. Hier sollte auch bei älteren Menschen eine Kochleaimplantation zumindest in Erwägung gezogen werden. Die Grenze für einen Übergang vom Hörgerät zum Kochleaimplantat liegt heute ungefähr bei einem Sprachverstehen von etwa 30–40% für einsilbige Wörter, gemessen bei Konversationslautstärke und mit der bestmöglichen konventionellen Hörgeräteversorgung. Kochleaimplantate sind die derzeit am weitesten verbreiteten und wichtigsten implantierbaren Hörhilfen. Obwohl sie in den letzten Jahren ständig kleiner geworden sind – noch vor etwas mehr als einer Dekade waren große Taschengeräte die Regel – unterscheiden sie sich bereits in der Bauform und Größe von konventionellen Hörgeräten wie Abb. 5e zeigt.

Heutige Kochleaimplantatsysteme bestehen aus 2 Teilen. Der erste Teil ist ein extern getragener Sprachprozessor wie er in Abb. 5e zu sehen ist. Der zweite Teil ist ein implantierter Empfänger/Stimulator (Abb. 5d). Der einfallende Schall wird über ein Mikrophon aufgenommen, im Sprachprozessor verarbeitet und über eine Sendespule transkutan, durch die intakte Haut, zum Implantat gesendet. Das Implantat bezieht nicht nur die Sprachinformation, sondern auch seine Energieversorgung über diese drahtlose Übertragungsstrecke. Es dekodiert das einfallende Signal und stimuliert die verbleibenden funktionalen neuralen Strukturen in der Kochlea über einen intrakochleären Elektrodenstrang, der in den heutigen Systemen 12–22 Einzelelektroden aufweist. In Abb. 5d ist dieser Teil entsprechend der Krümmung der Kochlea vorgeformt (Pfeil).

Bei ausgeprägten Schwerhörigkeiten kann der Gewinn an Sprachverstehen und Lebensqualität gegenüber selbst den leistungsstärksten konventionellen Hörgeräten frappant sein. Rund zwei Drittel der erwachsenen Nutzer eines Kochleaimplantats an unserem Zentrum können wieder telefonieren.

Vor einem Eingriff muss der potenzielle Nutzen immer auf individueller Basis gegenüber den entstehenden Kosten, dem Aufwand und dem Operationsrisiko abgewogen werden, nicht zuletzt bei älteren Personen mit weiteren gesundheitlichen Einschränkungen und einer reduzierten Lebenserwartung.

Praktische Aspekte der Hörgeräteversorgung

Hörgeräte werden mit großer Wahrscheinlichkeit insgesamt zu wenig genutzt (6), obwohl der Nutzen nicht nur hinsichtlich des S p r a c h v e r s t e h e n s, sondern auch beispielsweise in Bezug auf die vermehrte Teilnahme an s o z i a l e n A n l ä s s e n (18) bekannt ist.

Wichtige Faktoren für eine erfolgreiche Hörgeräteversorgung sind eine genügende Motivation und Persistenz in der Anpassphase sowie realistische Erwartungen an die Versorgung. Auch modernste Hörgeräte vermögen das Hörvermögen leider nicht zu normalisieren; sie können aber das S p r a c h v e r s t e h e n in vielen Situationen verbessern. Diese Verbesserung ist durch den Vergleich der Resultate von Sprachtests, die mit und ohne Hörgeräte durchgeführt werden, nachweisbar (7).

Vernünftigerweise verlangen die meisten Versicherungen diesen Nachweis bei jedem Patienten, bevor sie bereit sind, sich an den Kosten für die Hörgeräte zu beteiligen.

Hörgeräteversorgungen haben bessere Aussichten auf Erfolg, wenn das Gerät oder die Geräte täglich mindestens über mehrere Stunden getragen werden. Ideal ist das ganztägige Tragen. Werden Hörgeräte nur ab und zu und nur für besondere Anlässe benutzt, wird sich der Benutzer ihrer öfter bewusst, und sie werden eher als störender Fremdkörper im Gehörgang empfunden. Üblicherweise findet während der Anpassphase eine Akklimatisation statt, die einige Wochen bis Monate dauert. In dieser Zeit verbessert sich das Sprachverstehen mit den Hörgeräten selbst ohne wesentliche Veränderungen an deren Einstellung (19).

Bei einem beidseitigen, nicht allzu asymmetrischen Hörverlust ist eine beidseitige Hörgeräteversorgung meist sinnvoll, da sie das Sprachverstehen im Störlärm gegenüber einer einseitigen Versorgung verbessert (20) und darüber hinaus der (meist geringen) Deprivation des unversorgten Ohrs vorbeugt. Die Erfolgsaussichten sind zudem besser, wenn der Benutzer oder allenfalls die Betreuungsperson die Hörgeräte gut bedienen und reinigen kann. Die Schallaustrittsöffnung sollte täglich auf Verstopfungen durch Zerumen überprüft werden und defekte Geräte gehören möglichst umgehend in die Reparatur.

Eine kurze Hörgerätekontrolle, die ohne Hilfsmittel durchgeführt werden kann, kann wichtige Informationen für den Benutzer und Betreuer liefern. Sie besteht zunächst aus einer visuellen Inspektion des Geräts. Ist die Schallausleitung frei und nicht mit Zerumen verlegt? Ist eine Batterie eingesetzt, das Batteriefach intakt und weisen beide keine Oxidationsspuren auf? Zeigt das Gerätegehäuse keine offensichtlichen Schäden, wie z. B. Risse? Darauf folgt der Rückkopplungstest. Die Batterie wird wieder eingelegt und das Gerät eingeschaltet. Meist ist die Batteriefachtüre gleichzeitig der Schalter. Nun wartet man einige Sekunden, da viele neuere Geräte erst nach einer Wartezeit zu arbeiten beginnen.

Nimmt man das Gerät nun zwischen seine beiden hohlen Hände, fangen fast alle Geräte an, ein hörbares Rückkopplungssignal (Pfeifen oder ein schwer zu beschreibendes Äquivalent als Artefakt der digitalen Signalverarbeitung) auszusenden. Damit ist das Gerät zwar nicht im Detail überprüft, die grundsätzliche Funktionsfähigkeit mehrerer unabdingbar notwendiger Elemente, vor allem des Mikrophons, der Batterie, des Verstärkers und des Hörers, ist aber nachgewiesen. Wer es mit wenig Aufwand noch etwas besser machen möchte, benutzt zusätzlich einen einfachen Batterietester und einen sog. Stethoclip, ein stethoskopähnliches Instrument, mit dem Hörgeräte auf Verzerrungen und Unterbrüche hin abgehört werden können.

Fazit für die Praxis

- Schwerhörigkeiten im Alter sind häufig. Sie betreffen rund 30% der über 60-Jährigen.

- Das Ausmaß der Schwerhörigkeit variiert individuell stark.

- Meist ist der Hochtonbereich über 1000 Hz deutlich stärker betroffen als die tieferen Frequenzen. Dadurch ist das Sprachverstehen im Hintergrundlärm stärker eingeschränkt als das Sprachverstehen in ruhiger Umgebung.

- Für viele Hörstörungen sind Hörgeräte die Therapie der Wahl. Die erreichte Verbesserung des Sprachverstehens wird üblicherweise aus versicherungstechnischen Gründen für jede Versorgung einzeln nachgewiesen.

- In der Anpassphase sind realistische Erwartungen hilfreich. Selbst moderne Hörgeräte normalisieren das Hörvermögen nicht, sie verbessern aber das Sprachverstehen nachweislich.

Literatur

1. Wilson DH, et al. The epidemiology of hearing impairment in an Australian adult population. Int J Epidemiol 1999; 28: 247–252.

2. Johansson MSK, Arlinger SD. Prevalence of hearing impairment in a population in Sweden. Int J Audiol 2003; 42: 18–28.

3. Agrawal Y, Platz EA, Niparko JK. Prevalence of hearing loss and differences by demographic characteristics among US adults: data from the National Health and Nutrition Examination Survey, 1999–2004. Arch Intern Med 2008; 168: 1522–1530.

4. Roth TN, Hanebuth D, Probst R. Prevalence of age-related hearing loss in Europe: a review. Eur Arch Otolaryngol 2011; 268: 1101–1107.

5. Solheim J. Preconceptions and expectations of older adults about getting hearing aids. J Multidiscip Healthc 2011; 4: 1–8.

6. Gopinath B, et al. Incidence and predictors of hearing aid use and ownership among older adults with hearing loss. Ann Epidemiol 2011; 21: 497–506.

7. Kompis M. Audiologie. 2. Aufl. Bern: Huber; 2009.
8. Hesse G. Hörgeräte im Alter. HNO 2004; 52: 321–328.
9. Schuhknecht HF. Pathology of the ear. 2nd ed. Malvern, USA: Lea & Febiger; 1993.
10. ISO 7029. Second ed. Acoustics – Statistical distribution of hearing thresholds as a function of age. International Organization for Standardization, Geneva, 2000.
11. Parham K, et al. Challenges and opportunities in presbycusis. Otolaryngol Head Neck Surg 2011; 144: 491–495.
12. Smoorenburg GF. Speech reception in quiet and in noisy conditions by individuals with noise-induced hearing loss in relation with their audiogram. J Acoust Soc Am 1992; 91: 421–437.
13. Plomp R. Acoustical aspects of cocktail parties. Acustica 1977; 38: 186–191.
14. Gifford RH, Bacon SP, Williams EJ. An examination of speech recognition in a modulated background and of forward masking in younger and older listeners. J Speech Lang Hear Res 2007; 50: 857–864.
15. Meister H, et al. Untersuchungen zum Sprachverstehen und zu kognitiven Fähigkeiten im Alter. HNO 2011; 59: 689–695.
16. Akeroyd MA. Are individual differences in speech reception related to individual differences in cognitive ability? A survey of twenty experimental studies with normal and hearing-impaired adults. Int J Audiol 2008; 47 (Suppl 2): S53–71.
17. Glista D, et al. Evaluation of nonlinear frequency compression: clinical outcomes. Int J Audiol 2009; 48: 632–644.
18. Magalhães R, Iório MC. Evaluation of participation restriction and cognitive processes in the elderly before and after the audiologic rehabilitation. J Soc Bras Fonoaudiol 2011; 23: 51–56.
19. Reber MB, Kompis M. Acclimatization in first-time hearing-aid users using three different fitting protocols. Auris Nasus Larynx 2005; 32: 345–351.
20. Boymans M, et al. A prospective multi-centre study of the benefits of bilateral hearing aids. Ear Hear 2008; 29: 930–941.

Kapitel 2

Infektionen

Infektionskrankheiten

Jürgen Heins · Mathias Pfisterer

Infektionen zählen zu den häufigsten medizinischen Problemen in der Altersmedizin. Erschwert wird das Erkennen von Infektionen bei Älteren meist durch einen atypischen Verlauf, der sich in unspezifischen Fähigkeits- und Funktionsstörungen äußern kann. Neben Antibiotikatherapien und nicht-medikamentösen Interventionen erfordert die angemessene Behandlung von Infektionen geriatrischer Patienten nicht selten die Berücksichtigung ethisch-moralischer Aspekte.

Häufigkeit

Zu den häufigsten Infektionen von betagten Patienten zählen Harnweginfektionen, Atemweginfektionen (einschließlich Pneumonien), gastrointestinale Infektionen (Diarrhö, Cholezystitis, Divertikulitis) und Haut- bzw. Weichteilinfektionen (1). Infektionen sind sehr oft Anlass für die Einweisung zu Hause lebender alter Menschen in ein Akutkrankenhaus. Dabei besteht eine enge Beziehung zwischen Hospitalisierungsrate und Lebensalter. So werden >85-jährige Patienten mit einer Pneumonie zehnmal häufiger hospitalisiert als 60–64-jährige Patienten. Infektionen betagter Patienten stellen auch die häufigste Ursache für die Verlegung von Pflegeheimbewohnern in ein Akutkrankenhaus dar.

Infektionsprädisposition geriatrischer Patienten

Die Häufigkeit von Infektionskrankheiten im Alter lässt sich durch die mit dem Alter zunehmende Anzahl begünstigender Faktoren, wie Malnutrition, Immobilität, Veränderung von Abwehrmechanismen, Multimorbidität und Auftreten von sog. Eintrittspforten (Tab. 1), erklären.

Klinische Präsentation

Typischerweise präsentieren sich Infektionen bei betagten Patienten entweder durch einen atypischen, einen stillen oder einen pseudo-stillen Verlauf (2).

Bei der atypischen Präsentation stehen statt charakteristischer Symptome unspezifische Fähigkeits- und Funktionsstörungen, wie Verwirrtheit, Lethargie, Inappetenz und Stürze, im Vordergrund.

Beim stillen Verlauf bleibt die Infektion lange symptomarm, wird spät erkannt, verläuft schwergradig und häufig komplikationsreich.

Wird bei Infektionszeichen die Symptomatik fälschlicherweise dem Alterungsprozess zugeschrieben, spricht man vom pseudo-stillen Verlauf (die Krankheit schreit, nur der Arzt ist taub). Demenzerkrankte sind besonders gefährdet, weil allzu häufig unspezifische Symptome einer Infektionskrankheit der Demenzerkrankung zugeschrieben werden. Die Folge sind verspätete Diagnose, verzögerter Therapiebeginn und eine dadurch erhöhte Mortalität. Deshalb ist es von besonderer Bedeutung, bei plötzlichen Verhaltensänderungen von Demenzerkrankten an eine Infektion zu denken und dann schnell zu handeln.

Zwar zeigen gebrechliche ältere Menschen und Pflegeheimbewohner mit Atemweginfektionen im Vergleich zu Betroffenen mit Harnweginfektionen häufiger typische Befunde und Symptome. Allerdings zeigt sich auch bei Patienten mit Atemweginfektionen ein relevanter Anteil (>25%) ohne Fieber, Husten oder Rasselgeräusche (3).

Wenn ein alter Mensch plötzlich Fähigkeiten einbüßt, ist dies immer als Alarmsymptom eines möglichen Infektes zu werten. Dies bedarf einer schnellen und gründlichen diagnostischen Abklärung. So fanden sich bei über 75% der Phasen einer funktionellen Verschlechterung älterer Patienten Zeichen einer Infektion (1). Typische Komplikationen von Infektionen betagter Patienten sind in Tab. 2 dargestellt.

Tab. 1
Risikofaktoren für Infektionen im Alter

Malnutrition

- Serumalbumin vermindert, Cholesterin vermindert, geringer BMI

Immobilität

- Verminderte pulmonale Ventilation

Abwehrmechanismen

- Verminderte Immunkompetenz, verminderte Barrierefunktion der Haut, reduzierter Hustenstoß

Keimverschleppung

- Konfrontation mit Keimen durch Pflegepersonal

Multimorbidität

- Begleiterkrankungen (Diabetes mellitus, Schluckstörung, Begleitmedikation wie Steroide oder Antazida)

Eintrittspforten

- Katheter- und Sondenversorgung, Hautläsionen, Dekubitalulzera, Injektionen

Unspezifische Fähigkeitsstörungen als Ausdruck einer Infektion

- Jede ungeklärte Funktions-/Verhaltensänderung;
- plötzliche oder vermehrte Verwirrtheit;
- Wahrnehmungsstörung;
- psychomotorische Unruhe oder Lethargie;
- Appetitlosigkeit, Gewichtsverlust, Dehydratation;
- Schwindel, Stürze.

Diagnostisches Vorgehen

Besteht bei einem betagten Patienten der Verdacht auf eine Infektionskrankheit, kann die Infektion häufig durch gezielte Anamnese und körperliche Untersuchung lokalisiert werden. Dabei sollten Komorbidität und Herkunftsort des Patienten zur Abschätzung des Erregerspektrums berücksichtigt werden. Die wichtigste diagnostische Maßnahme bei Infektionserkrankungen betagter Patienten ist das *»daran denken«*. Zur Basisdiagnostik zählen weiterhin Blutbild mit Differenzialblutbild, CRP-Wert, Körpertemperatur und Harnstatus (4).

Als möglicher Grenzwert für die Definition von Fieber bei gebrechlichen Patienten sollte eine Rektaltemperatur von ≥37,5° C oder die Veränderung der individuellen Ausgangstemperatur eines Patienten, um ≥1,1° C gelten (wiederholte Messungen). Legt man den Schwellenwert bei 37,5°C (rektal) fest, so liegt die Sensitivität, bei einem gebrechlichen älteren Menschen eine Infektion zu finden, bei 85%, die Spezifität bei 30% und der positive prädiktive Wert bei 45% (5). Zur Abschätzung des Schweregrades einer ambulant erworbenen Pneumonie eignet sich der CRB-65-Index (6).

Er umfasst folgende einfach ermittelbare Parameter:

- Verwirrtheit (confusion) vorhanden;
- Atemfrequenz (respiratory rate) >30/Minute;
- Blutdruck (blood pressure) systolisch <90 mmHg, diastolisch ≤60 mmHg;
- Alter ≥65 Jahre.

Ist, abgesehen vom Alter, eines der obigen Kriterien erfüllt, sollte eine stationäre Einweisung erfolgen (7).

Gerade bei gebrechlichen Patienten im häuslichen Umfeld sollten die Vor- und Nachteile einer Hospitalisierung abgewogen werden. Bei Patienten mit neuer Verwirrtheit, schwerer Dehydratation, Hypotonie, Tachypnoe, Zeichen einer Hypoxie und hohem Fieber muss die Entscheidung für eine Hospitalisierung ohne Verzögerung getroffen werden.

Pneumonie

- Häufig Bakteriämie, verzögerte Rückbildung, erhöhte Mortalität

Harnweginfektion

- Häufig Bakteriämie, häufige Rezidive, chronische Verläufe, Inkontinenz

Intraabdominelle Infektionen

- Perforation, Gangrän, Abszesse, Sepsis, Spondylodiszitis

Bakterielle Endokarditis

- Herzinsuffizienz, hohes Operationsrisiko, neurologische Komplikationen

Herpes zoster

- Häufig postherpetische Neuralgie

Sepsis

- Hohe Mortalität

Tab. 2
Komplikationen bei Infektionen im Alter

Therapeutisches Vorgehen

Bei entsprechenden Hinweisen für einen bakteriellen Infekt sollte die empirische Antibiotikatherapie sofort nach der Basisdiagnostik eingeleitet werden. Dabei müssen therapeutische Entscheidungen, die erhöhte Mortalität und Morbidität, das vielfältige Keimspektrum und die veränderte Pharmakokinetik einiger Antibiotika im Alter berücksichtigen. Prinzipiell ist bei empirischer Therapie ein Antibiotikum mit breitem Wirkspektrum unter Berücksichtigung der Lokalisation und der Herkunft des Patienten zu wählen.

Darüber hinaus sollte eine mögliche prädisponierende Grunderkrankung, wie beispielsweise eine kardiale Dekompensation bei einer Stauungspneumonie, mitbehandelt werden und Präventionsmöglichkeiten (z. B. ausreichende Flüssigkeitszufuhr bei Katheterträgern zur Prävention katheter-assoziierter Harnweginfektionen oder Frühmobilisation bettlägeriger Patienten zur Vermeidung von Pneumonien) sollten genutzt werden.

Tab. 3
Keimspektrum bei ambulant erworbener Pneumonie in Deutschland (12). Das Keimspektrum bei Pflegeheimbewohnern ist ähnlich wie bei ambulant erworbener Pneumonie, allerdings finden sich vermehrt gramnegative Keime und Staphylococcus aureus (oft MRSA)

Pneumokokken (40–50%)
○ Häufigster Keim
Haemophilus influenzae (5–10%)
○ COPD, Raucher
Mycoplasma pneumoniae (5–10%)
Legionella pneumoniae (<5%)
Chlamydia pneumoniae (<5%)
○ Zunehmend häufig
Staphylococcus aureus (<5%)
Klebsiella pneumoniae
○ Oft bei Alkoholabusus
Viren (5–10%)
○ Influenza, respiratorisches Synzytialvirus

Nosokomiale Infektionen

Bei Pflegeheimbewohnern und betagten Krankenhauspatienten besteht ein deutlich erhöhtes Risiko, an einer nosokomialen Infektion zu erkranken. Zu den häufigsten nosokomialen Infektionen zählen Harnweginfekte (40%), Atemweginfekte (20–30%), Gastroenteritiden (häufig assoziiert mit Clostridium difficile) und infizierte Hautläsionen (8).

Zu den präventiven Maßnahmen, die eine nosokomiale Infektion bei institutionalisierten geriatrischen Patienten vermeiden helfen, zählen optimale Ernährung, kritischer Umgang mit invasiven Maßnahmen, Dekubitusprophylaxe, Sanierung von Hautdefekten, Mobilisation, Atemtherapie, Impfungen und die hygienische Händedesinfektion. Zur Vorbeugung der häufigsten nosokomialen Magen-Darm-Infektion, der clostridien-assoziierten Diarrhö, empfiehlt sich der zurückhaltende Einsatz von Antibiotika, vor allem von Clindamycin und Chinolonen. Des Weiteren sollte durch enterale Ernährung und gegebenenfalls über Sondenkost der Schutz der enteralen Mukosa unterstützt werden.

Dabei ist die konsequente Umsetzung von Hygienemaßnahmen zur Vermeidung einer Verschleppung der Infektion durch Kontaktpersonen bei stuhlinkontinenten Patienten eine große Herausforderung.

Pneumonie

Pneumonien zählen zu den häufigsten, oft gut behandelbaren, Infektionserkrankungen älterer Menschen, gelten aber bei fortgeschrittenem Grundleiden als der »Freund des alten Menschen«, da sie nicht selten den Endpunkt des natürlichen Verlaufs einer konsumierenden Erkrankung darstellen. Zu den typischen Risikofaktoren, die die Entwicklung einer Pneumonie in höherem Lebensalter begünstigen, zählen Schlaganfall, chronisch obstruktive Bronchitis, Mangelernährung, Tumorerkrankung, Influenzainfektion, Diabetes mellitus, Herzinsuffizienz und Immo-

	Mittel der Wahl	Alternativen
Ambulante Behandlung		
Patient ohne Risikofaktoren	Amoxicillin (5–7 Tage)	Azithromycin (3 Tage) Clarithromycin (5–7 Tage) Roxithromycin (5–7 Tage) Doxycyclin (5–7 Tage)
Patient mit Risikofaktoren, wie Multimorbidität, Funktionseinschränkungen, Altenheimbewohner (14)	Amoxicillin/Clavulansäure oder Ampicillin/Sulbactam (5–7 Tage)	Levofloxacin (5–7 Tage) Moxifloxacin (5–7 Tage)
Stationäre Behandlung		
	Amoxicillin/Clavulansäure i.v. oder Ampicillin/Sulbactam i.v. (5–7 Tage) Cefuroxim i.v., Ceftriaxon i.v. oder Cefotaxim i.v. (5–7 Tage) mit/ohne Makrolid	Levofloxacin i.v. Moxifloxacin i.v. (5–7 Tage) Ertapenem i.v. (5–7 Tage)

Tab. 4
Empirische Therapie der ambulant erworbenen Pneumonie (7)

△

Escherichia coli, Proteus

- Trimethoprim + Sulfamethoxazol (bei Resistenzraten <20%)
- Betalaktamantibiotikum/Betalaktamase-inhibitor
- Nitrofurantoin (Cave: nicht bei einer Kreatininclearence <60 ml/min)

Klebsiellen

- Cefuroxim
- Trimethoprim + Sulfamethoxazol
- Betalaktamantibiotikum/Betalaktamase-inhibitor

Enterobacter, Morganella

- Cefuroxim
- Fluorchinolone
- Betalaktamantibiotikum/Betalaktamase-inhibitor

Enterokokken

- Fluorchinolone
- Betalaktamantibiotikum/Betalaktamase-inhibitor
- Trimethoprim + Sulfamethoxazol

▷

Tab. 5
Therapie der Harnweginfektion im Alter

bilität. Auch altersassoziierte Veränderungen der Atemwege und der Atemfunktion sowie der Immunabwehr spielen hierbei eine Rolle.

Ein sensitiver Indikator für das Vorliegen einer Pneumonie ist die Tachypnoe.

So ergaben sich bei Pflegeheimbewohnern ohne chronische Lungenerkrankung bei einer Tachypnoe mit mehr als 25 Atemzügen pro Minute für das Vorliegen einer Pneumonie eine Sensitivität von 90%, eine Spezifität von 95%, ein positiver prädiktiver Wert von 95% und ein negativer prädiktiver Wert von 95% (9).

Hingegen verlaufen bis zu 50% der Pneumonien im Alter afebril, selbst wenn dabei eine Bakteriämie nachgewiesen werden kann (»the older, the colder«). Auch typische Symptomkonstellationen, wie Husten, Auswurf, Pleuraschmerzen und eine Leukozytose, können fehlen. An präventiven Maßnahmen zur Vorbeugung einer Pneumonie bei betagten Patienten sind neben körperlicher Aktivierung, Atemtherapie, Meidung sedierender Medikamente und einer sorgfältigen Mundhygiene, die Influenza- und die Pneumokokkenschutzimpfung zu nennen.

Pneumokokkenpneumonie

Pneumokokken sind die häufigsten Erreger, die bei ambulant erworbenen Pneumonien älterer Menschen zu finden sind (Tab. 3). 30–50% aller Krankenhauseinweisungen wegen ambulant erworbener Pneumonien werden durch Pneumokokken verursacht. Bei Pneumokokkeninfektionen kommt es bei bis zu 90% der Patienten zu einer Bakteriämie. Mit zunehmender Häufigkeit werden multiresistente Pneumokokken isoliert. So fanden sich in Südeuropa (Frankreich, Spanien) bei 25–50% der Patienten penizillinresistente Pneumokokkenstämme (10). In Deutschland dagegen ist diese Resistenzrate mit 6% noch vergleichsweise gering. Gegenüber einigen Makroliden liegt sie allerdings bereits über 15% (11).

Bei der antibiotischen Therapie betagter Patienten sollte die mit dem Alter zunehmende Einschränkung der Nierenfunktion berücksichtigt werden. Vor allem sollte bei Einsatz von Aminoglykosiden, Betalaktamantibiotika, Fluorchinolonen, Vancomycin, Cotrimoxazol und Clindamycin eine an die Kreatininclearance angepasste Dosierung erfolgen. Die empirische Therapie der ambulant erworbenen Pneumonie geriatrischer Patienten ist in Tab. 4 dargestellt.

Harnweginfektion

Harnweginfektionen zählen zu den häufigsten bakteriellen Infektionen im Alter. Unter einer asymptomatischen Bakteriurie versteht man eine Keimbesiedelung des Harns von mindestens 100 000/ml, bei der keinerlei Symptome eines Harnweginfekts vorliegen. Eine asymptomatische Bakteriurie findet sich bei etwa 35% der betagten Frauen und 20% der betagten Männer, die in Institutionen der stationären Altenhilfe leben (13).

Dabei gilt zu beachten, dass bei betagten Patienten kein Zusammenhang zwischen asymptomatischer Bakteriurie und Mortalität oder Nierenschädigung besteht. Auch bei betagten Diabetikern oder Menschen mit Blasenverweilkathetern ist die antibiotische Therapie bei asymptomatischer Bakteriurie nicht indiziert.

Prävention

In der Prävention von rezidivierenden Harnweginfektionen erscheinen folgende Maßnahmen sinnvoll:

- Behandlung von Blasenentleerungsstörungen;
- Behandlung einer nachweisbaren Schleimhautatrophie (atrophische Koplitis, Urethritis) mit lokaler Östrogenapplikation;
- Harnansäuerung (Cave! Niereninsuffizienz, Nephrolithiasis);
- strenge Indikationsstellung beim Einsatz von Blasenverweilkathetern;
- ausreichender Flüssigkeitsumsatz (Ziel: Harnausscheidung >1–1,5 l).

Klinische Präsentation

Bei einem typischen Harnweginfekt finden sich Symptome wie Dysurie, Pollakisurie und Fieber. Typische Symptomträger sind allerdings bei betagten Patienten selten. Häufig findet man bei kognitiv eingeschränkten Patienten ein atypisches Bild mit Fähigkeitsstörungen, Delir, Anorexie, Stürzen oder einer neu aufgetretenen bzw. verschlimmerten Harninkontinenz.

Das klinische Bild kann von der asymptomatischen Bakteriurie bis zum septischen Schock reichen. Zu den Risikofaktoren, die das Auftreten einer Harnweginfektion begünstigen, zählen Harninkontinenz, Diabetes mellitus, Obstruktion im Bereich der Harnwege, Steine, Zustand nach urologischen Eingriffen und Raumforderungen im Bereich des Urogenitalsystems.

Diagnostik

In der Basisdiagnostik sollte neben der gezielten körperlichen Untersuchung und fokussierten Anamnese eine Harnanalyse mit Teststreifen durchgeführt werden. Bei komplizierteren Verläufen und bei rezidivierenden Infektionen empfiehlt sich die Gewinnung einer Harnkultur eventuell durch Einmalkatheter (4).

Dabei zählen Escherichia-coli-Bakterien mit 50–70% zu den häufigsten Erregern eines Harnweginfektes. Diese werden gefolgt von Proteus, Klebsiella und Morganella morganii. Bei Männern mit subvesikaler Obstruktion bei einer Prostatavergrößerung finden sich häufig Staphylokokken und Enterokokken (Tab. 5).

Die Therapiedauer sollte bei unkomplizierter akuter Zystitis bei Frauen 5 Tage betragen. Bei Männern liegt meist ein komplizierter Harnweginfekt vor, der 7–10 Tage behandelt werden sollte.

Literatur

1. Berman P, Hogan DB, Fox RA. The atypical presentation of infection in old age. Age Ageing 1987; 16: 201–207.
2. Fox RA. The clinical response to infection. In: Fox RA, Hrsg. Immunology and infection in the elderly. Edinburgh: Churchill Livingstone; 1984: 5–20.
3. Brooks S, et al. The physician decision-making process in transferring nursing home patients to the hospital. Arch Intern Med 1994; 154: 902–908.
4. High KP, et al. Clinical practice guideline for evaluation of fever and infection in older adult residents of long-term care facilities: 2008 update by the Infectious Disease Society of America. Clin Infect Dis 2009; 48: 149–171.
5. Castle SC, et al. Lowering the temperature criterion improves detection of infections in nursing home residents. Aging Immunol Infect Dis 1993; 4: 67–76.
6. Lim WS, et al. Defining community acquired pneumonia severity on presentation to hospital: an international derivation and validation study. Thorax 2003; 58: 377–382.
7. Höffken G, et al. Epidemiologie, Diagnostik, antimikrobielle Therapie und Management von erwachsenen Patienten mit ambulant erworbenen unteren Atemwegsinfektionen sowie ambulant erworbener Pneumonie – Update 2009. Pneumologie 2009; 63: e1-e68.
8. Werner H, Kuntsche J. Infektionen im Alter – Was ist anders? Z Gerontol Geriat 2000; 33: 350–356.
9. McFadden JP, et al. Raised respiratory rate in elderly patients: a valuable physical sign. Br Med J (Clin Res Ed) 1982; 284: 626–627.
10. Lode HM. Managing community-acquired pneumonia: A European perspective. Respir Med 2007; 101: 1864–1873.
11. Reinert RR, et al. Emergence of macrolide and penicillin resistance among invasive pneumococcal isolates in Germany. J Antimicrob Chemother 2002; 49: 61–68.
12. Welte T, Marre R, Suttorp N. What is new in the treatment of community-acquired pneumonia? Med Klin (Munich) 2006; 101: 313–320.
13. Nicolle LE. Urinary tract infection in long-term – care facility residents. Clin Infect Dis 2000; 31: 757–761.
14. El Solh AA, et al. Indicators of potentially drug-resistant bacteria in severe nursing home-acquired pneumonia. Clin Infect Dis 2004; 39: 474–480.

Kapitel 3

Unfallprävention und -management

Sturzprävention

in Krankenhäusern und Seniorenheimen

Barbara Elkeles

Stürze sind neben den unerwünschten Arzneimittelwirkungen die häufigsten unerwünschten Ereignisse während stationärer Krankenhausaufenthalte älterer Menschen. Das Sturzrisiko älterer Krankenhauspatienten ist gegenüber dem jüngerer deutlich erhöht (1).

Auch in Altenheimen gehören Stürze zu den häufigsten Komplikationen. Wenngleich viele Stürze ohne Folgen bleiben oder lediglich Bagatellverletzungen nach sich ziehen, besteht grundsätzlich bei jedem Sturz die Gefahr einer schweren Verletzung mit entsprechend verlängerten Krankenhausverweildauern oder Krankenhauseinweisungen.

Außerdem schränken viele Patienten und Heimbewohner nach einem Sturz (aus Angst, erneut zu stürzen) ihre Aktivitäten ein. Dies wiederum verstärkt ihre Immobilität und kann durch eine Abnahme der Muskelkraft sowie der Gleichgewichts- und Kreislaufregulation mittelbar das Sturzrisiko weiter erhöhen.

Schon aus haftungsrechtlichen Gründen – erst recht aber in Erfüllung ihrer Fürsorgeverpflichtung gegenüber den ihnen anvertrauten Patienten und Bewohnern – ist daher die Entwicklung eines Sturzprophylaxekonzeptes unabdingbar. Über die Sturzprophylaxe während des stationären Aufenthaltes hinaus erklären vor allem geriatrische Einrichtungen die Sturzvermeidung auch für die Zeit nach der Entlassung zu einem ihrer Behandlungsschwerpunkte. Dies unterstreicht, dass es sich bei der Sturzprophylaxe um einen genuinen Focus der Medizin für ältere Menschen handelt.

Sturzraten in deutschen Kliniken und Altenheimen

In den letzten Jahren wurden mehrfach Sturzraten in Krankenhäusern publiziert. Heinze et al. erhoben eine Sturzrate von 3,5% der behandelten Patienten, dabei schwankte die Rate stark zwischen den verschiedenen Fachdisziplinen (1). Schwen-

DIMANN et al. ermittelten in einem Schweizer Akutkrankenhaus eine Sturzrate von 17,2 Stürzen pro 1000 Patiententage (2).

Die Werte der in der Literatur für Akutkrankenhäuser angegebenen Sturzraten betragen 2,2–17,2 Stürze/1000 Patiententage (2). Bei der Bewertung der Sturzraten müssen die Strukturen der Institutionen und die Risikoprofile der behandelten Patienten berücksichtigt werden. In einer dreijährigen Erhebung einer deutschen geriatrischen Klinik ergab sich eine stark von der Hauptdiagnose abhängige Rate von 9,1 Sturzereignissen/1000 Patiententage (3, 4). Eine eigene Erhebung über 24 Monate in einer geriatrischen Rehabilitationsklinik ermittelte eine Sturzrate von 10,67/1000 Patiententage (5).

In Altenheimen ist die Sturzrate 2–3-mal so hoch wie bei zu Hause lebenden älteren Menschen; durchschnittlich jeder zweite Bewohner stürzt mindestens einmal pro Jahr, 30% mehrmals pro Jahr, bei 5–10% kommt es zu schweren Verletzungen (6, 7). Das liegt vor allem daran, dass ein großer Teil der Altenheimbewohner wegen ihrer Gebrechlichkeit und der häufigen kognitiven Einschränkungen ein besonders hohes Risiko für Stürze aufweist.

Sturzursachen in Institutionen

Der Vorgang »Sturz« ist in Anlehnung an die international gebräuchliche Definition der Kellog International Work Group on the Prevention of Falls by the Elderly (8, 21) definiert als ein plötzliches unfreiwilliges und unkontrolliertes Herunterfallen oder -gleiten des Körpers aus dem Liegen, Sitzen oder Stehen auf eine tiefere Ebene. Diese umfassende Definition muss in einer Institution speziell geschult werden, da ansonsten folgenlose Stürze – wie etwa beim relativ sanften Abgleiten vom Bettrand oder von der Toilette – nicht als solche wahrgenommen und dokumentiert werden.

Auch Stürze, die nicht von Mitarbeitern oder Mitpatienten beobachtet werden, müssen bei der Berechnung der Sturzhäufigkeit berücksichtigt werden, da Patienten aus Angst vor Einschränkungen ihrer individuellen Freiheit solche Sturzereignisse nicht berichten oder aufgrund kognitiver Einschränkungen nicht erinnern können.

Stürze älterer Menschen resultieren in der Regel aus einem Zusammenwirken intrinsischer patientenbedingter Faktoren mit situations- und umgebungsbedingten Faktoren.

Bei Stürzen in Krankenhäusern sind die zur Aufnahme führenden Krankheitserscheinungen (z. B. Gangunsicherheit im Rahmen eines akuten Schlaganfalls oder nach einer Verletzung der unteren Extremität), aber auch Komorbiditäten (M. PARKINSON, Demenz), Krankheitskomplikationen und geriatrische Syndrome wie akute Verwirrtheit, Harndrang (z. B. im Rahmen von Harnwegsinfekten) oder Sehstörungen sowie unerwünschte Arzneimittelwirkungen und Medikamenteninteraktionen wichtige intrinsische Faktoren. Die unbekannte, oft als irritierend erlebte Umgebung wirkt als extrinsischer Faktor mit. Bei Stürzen in Altenheimen ist ein ähnliches Zusammenwirken von Faktoren anzunehmen, wobei hier auch akute Verschlechterungen der Kognition und der Gangsicherheit, z. B. im Rahmen einer Exsikkose oder eines interkurrenten Infektes, mitwirken. Das Morbiditätsprofil der Bewohner spielt neben baulichen und strukturellen sowie personellen Elementen (d. h., wieweit den besonderen Bedürfnissen demenziell erkrankter Bewohner Rechnung getragen werden kann) eine wichtige Rolle.

Erfassung von Sturzrisikofaktoren – Sturzrisikoassessment

Auch wenn Stürze älterer Menschen fast immer multifaktoriell bedingt sind, so lassen sich doch wesentliche Risikofaktoren identifizieren. Eine positive Sturzanamnese im letzten Jahr hat einen hohen positiven Prädiktionswert für zukünftige Sturzereignisse (6, 9). Einfache Mobilitätstests helfen zusätzlich, das Sturzrisiko abzuschätzen. Die Anleitungen für die gebräuchlichsten Tests können z. B. unter »www.kcgeriatrie.de/infoservice.htm«, (Assessmentinstrumente in der Geriatrie) eingesehen werden. Außerdem muss immer eine kritische Sichtung der Medikation erfolgen.

Zur Erfassung des individuellen Risikoprofils wurden mehrere Assessmentskalen erprobt. Ihre Anwendbarkeit für die jeweilige Institution hängt von der Zusammensetzung der Zielgruppe ab. Ein gut praktikables und validiertes Instrument ist die Sturzrisikoskala nach Oliver (»Stratify«) (Tab. 1) (10–12). Ein anderes in Krankenhäusern gebräuchliches Instrument ist die Morse-Skala (Tab. 2) (2). Allerdings ist der Wert derartiger Skalen umstritten (13), da sie eine falsche Sicherheit vermitteln und selten Konsequenzen nach sich ziehen. Wichtiger erscheint es, die individuellen Sturzrisikofaktoren einzelner Patienten bzw. Bewohner zu erfassen und gezielt zu beeinflussen (7, 13, 26). Hierbei kann sich die Verwendung von Checklisten bewähren.

Die Liste intrinsischer Sturzrisikofaktoren, deren systematische Erfassung und Abklärung sich bei sturzgefährdeten Patienten anschließen sollte, ist lang (Tab. 3 und 4). Viele dieser Erhebungen sind Bestandteil der Routinedokumentation und -untersuchung fast aller Krankenhäuser und vieler in Altenheimen tätiger Hausärzte. Eine Fokussierung und Systematisierung auf eine aktuelle individuelle Sturzgefährdung erfolgt jedoch in der Regel nicht, sodass gegebenenfalls notwendige Konsequenzen unterbleiben.

Eine entsprechende Anamnese erfordert den Ausschluss eines synkopalen Ereignisses (14,15). Die wichtigste Frage ist hierbei die nach einer Bewusstlosigkeit zur Zeit des Sturzereignisses. Eine entsprechende Diagnostik mit Ekg, Langzeit-Ekg, Schellong-Test, Echokardiographie und gegebenenfalls Kipptischuntersuchung sowie Karotisdruckversuch sollte sich anschließen. Differenzialdiagnostisch müssen ein zerebraler Krampfanfall, eine Hypoglykämie oder eine Lungenembolie in Betracht gezogen werden.

Zahlreiche Medikamente, vor allem solche mit anticholinergem Profil, erhöhen das Sturzrisiko (Tab. 3). Dazu gehören u. a. trizyklische Antidepressiva, Antihistaminika und Neuroleptika. Allerdings zeigen

- Kürzlicher Sturz
- Verwirrtheit, Agitiertheit
- Harn- oder Stuhldrang
- Alltagsrelevante Sehbehinderung
- Mobilitätseinschränkung
- Sturzfördernde Medikation

Tab. 1
Items der modifizierten »Stratify«-Skala; nach (10–12)

- Kürzlicher Sturz
- Multimorbidität
- Intravenöser Zugang
- Eingeschränkte Gehfähigkeit
- Mobilitätshilfsmittel
- Selbsteinschätzung des Patienten

Tab. 2
Items der Morse-Skala (2)

Tab. 3
Risikoassessment/Diagnostik – Zusammenfassung

Identifikation sturzgefährdeter Patienten (standardisiertes systematisches Sturzrisikoassessment)

- Sturzfördernde Medikation: Tranquilizer, Anticholinergika, Opiate/Opioide, Arzneimittelinteraktionen?
- Hinweis auf Synkope?
- Orthostase?
- Gangbild?
- Drangsymptomatik?
- Sehfähigkeit?
- Kognition?
- Psychomotorische Unruhe?
- Hilfsmittel?
- Umgebungsfaktoren?

neuere Studien, dass auch die Serotonin-Wiederaufnahmehemmer in ähnlicher Weise Stürze auslösen (6, 16). Sturzfördernd wirken auch Tranquilizer, besonders solche mit langer Wirkdauer, Neuroleptika und Opioide. Dabei muss bedacht werden, dass zahlreiche Medikamente, vor allem auch Tranquilizer, im Alter eine deutlich verlängerte Halbwertszeit aufweisen (die in vielen Krankenhäusern noch recht unkritische Handhabung von Tranquilizern sollte in diesem Zusammenhang überprüft werden). Das Sturzrisiko aufgrund der Gabe atypischer Neuroleptika ist letztlich nicht geklärt. Auch Multimedikationen mit mehr als 4 oder 5 Medikamenten dürften ein unabhängiger Risikofaktor für Stürze sein. Daher, aber auch in Hinblick auf mögliche Interaktionen und inadäquate Medikationen, sollte die gesamte Medikation hinsichtlich Indikation und Dosierung kritisch hinterfragt werden (6, 7). Eine ausreichende Hydratation wirkt ebenfalls der Sturzneigung durch orthostatische Fehlregulationen entgegen.

Eine Dranginkontinenz, wie sie bei institutionalisierten Patienten häufig im Rahmen eines Harnwegsinfektes (z. B. nach Anlage eines Blasenverweilkatheters) auftritt, ist ein Risikofaktor für Stürze. Auch aus diesem Grund sollte die Indikation für Dauerkatheteranlagen sehr streng gestellt werden.

Unruhe und Verwirrtheit (z. B. akuter Verwirrtheitszustand), orthostatische Dysregulationen sowie Seh-, Stand- und Gangstörungen erhöhen ebenfalls das Sturzrisiko. Letzteren liegen meist multiple Erkrankungen und Funktionsstörungen zugrunde: Polyneuropathien, extrapyramidale Syndrome, zentralnervöse Erkrankungen sowie degenerative und entzündliche Erkrankungen des Bewegungsapparates. Eine ursächliche Behandlung dieser Erscheinungen ist häufig nicht möglich, eine mittelfristige Reduktion der Sturzgefahr durch Kraft- und Balancetraining jedoch in Studien erwiesen (6, 7, 17).

Tab. 4
Sturzprävention/Therapie – Zusammenfassung

Abarbeiten der intrinsischen; wenn möglich, Beeinflussung der extrinsischen Risikofaktoren

- Optimierung der räumlichen Gegebenheiten auf der Station (Zimmer nahe Schwesternstützpunkt zuweisen, Stolperquellen entfernen, für rutschsichere Böden sorgen, Bett in niedrige Position bringen, Schwesternrufanlage funktionsfähig und griffbereit halten)
- Medikation überprüfen
- Regelmäßige Toilettengänge anbieten
- Patient über Sturzgefahr informieren
- Hilfsmittel (Rollator, Toilettenstuhl, Rollstuhl) bereitstellen und erklären
- Für sicheres Schuhwerk/Stoppersocken sorgen
- Kraft- und Balancetraining veranlassen
- Entlassungsvorbereitung vornehmen (Informationsweitergabe an alle Beteiligten, Hilfsmittelversorgung/Wohnraumberatung)

Umgebungsanalyse, Prophylaxekonzepte

Neben der Behandlung bzw. Reduktion individueller Risikofaktoren müssen auch Umgebungsfaktoren analysiert und günstig beeinflusst werden (Tab. 4). Die Umgebung des sturzgefährdeten Patienten sollte barrierefrei gestaltet werden, die Fußböden sollten auch in den Nasszellen rutschfest sein. Eine gute Ausleuchtung aller Wegstrecken unter Ausschaltung einer Blendungsgefährdung ist angesichts der häufigen visuellen Probleme älterer Menschen unabdingbar.

Pflegerische Maßnahmen umfassen Hilfestellungen bei den Lagewechseln und bei der Fortbewegung unter Beachtung orthostatischer Fehlregulationen. Wegen der Sturzgefährdung beim Toilettengang sind regelmäßige angebotene »Toilettengänge mit Begleitung« bei Patienten mit Harn- oder Stuhldrang empfehlenswert. Im Rahmen der individuellen Pflegeplanung sind Pflegestandards zur Sturzprophylaxe hilfreich. Eine ausreichende Informiertheit der Betroffenen und ihrer Angehörigen über individuelle Sturzrisiken ist anzustreben.

Eine stete Erreichbarkeit der Schwesternrufanlage und die zeitgerechte Bereitstellung von Mobilitäts- und Pflegehilfsmitteln (Rollstühle, Rollatoren oder Toilettenstühle) können Stürze in Institutionen reduzieren; allerdings sind viele Patienten trotz eindringlicher Schulung nicht in der Lage, diese Hilfsmittel sachgemäß zu benutzen.

In einer eigenen Erhebung waren bei 40% der Patientenstürze vor allem fehlende Bremsarretierungen von Rollstuhl oder Rollator sowie ein Überklettern der Rollatoren oder der Fußrasten der Rollstühle zu verzeichnen. Ähnliches gilt für eine ungünstige Fußbekleidung, die bei 40% unserer Patientenstürze zu verzeichnen war (5). Gerade im Krankenhaus und Seniorenheim werden gern Schuhe mit glatten Sohlen oder Pantoffeln etc., getragen, die sich bequem anziehen lassen, aber dem Fuß wenig Halt geben. Unsere Empfehlung, haltbietende Schuhe mit rutschfesten Sohlen oder Stoppersocken zu benutzen, wird von vielen Patienten und Angehörigen aufgrund individueller Vorlieben und fehlender Einsicht in die Problematik nicht umgesetzt. Dabei wird die Verwendung geeigneten Schuhwerks mit breiter Auftrittfläche und rutschhemmenden Sohlen inzwischen auch in Leitlinien empfohlen (6).

Durch Immobilität nehmen Kraft, Kreislauf- und Gleichgewichtsregulation ab, sodass bei einer erfolgenden Mobilisation das Sturzrisiko steigt. Interventionelle Studien haben eindeutig die Wirksamkeit von Kraft- und Gleichgewichtstraining auf das individuelle Sturzrisiko belegt (6, 7, 17). Eine frühzeitige Mobilisation sowie ein physiotherapeutisches Training wirken daher sturzpräventiv, auch für die Phase nach einer Krankenhausentlassung. Diese Maßnahmen sollten durch eine Anpassung des Wohnraums und eine adäquate Hilfsmittelversorgung vor der Entlassung ergänzt werden (18).

Altenheimbewohner leiden häufig an einem Vitamin-D-Mangel. Eine Substitution, gegebenenfalls kombiniert mit Kalzium, verbessert die Muskelkraft und konnte daher auch in Studien die Sturzrate positiv beeinflussen (6, 7, 24).

Hüftprotektoren, Sensormatten

Die Anwendung von Hüftprotektorhosen, die bei einem Sturz auf die Femurtrochanteren Verletzungen verhindern sollen, wird seit einigen Jahren propagiert. Positive Studienergebnisse fanden sich jedoch ausschließlich für Institutionen der stationären Altenpflege.

Die Ergebnisse aktueller Metaanalysen waren eher enttäuschend (19). Als gesichert kann gelten, dass die Akzeptanz für das Tragen von Protektoren nur durch eine ausgezeichnete Schulung des Personals zu erreichen ist. Für in anderen Institutionen befindliche oder zu Hause lebende ältere Menschen existieren derzeit keine gesicherten Daten, die die Empfehlung von Hüftprotektoren unterstützen. Auch für Sensormatten, die beim Aufstehen aus dem Bett oder dem Stuhl Alarm geben, ist nicht belegt, dass sie Stürze oder Verletzungen reduzieren können (20).

Sicherstellende Maßnahmen

Häufig stellt sich die Frage nach sicherstellenden Maßnahmen wie die Anwendung von Bettgittern, Fixiergurten in Rollstühlen und Betten oder sog. »Geristühlen« bei unruhigen, gangunsicheren Patienten und Heimbewohnern.

Abgesehen von rechtlichen Fragen (Genehmigungspflicht) hat bisher keine Studie die Wirksamkeit derartiger Maßnahmen belegen können – im Gegenteil, es konnte sogar eine Erhöhung der Sturz- und Verletzungsgefahr durch Befreiungsversuche und Unruhezustände belegt werden. Eine generalisierbare Empfehlung für die Anwendung derartiger Maßnahmen kann daher nicht ausgesprochen werden (21).

Bei Patienten, die trotz Sturzgefährdung selbstständig aufstehen, empfiehlt es sich, die Betten auf eine möglichst niedrige Position einzustellen, bei extrem unruhigen und häufig auch wahrnehmungsgestörten Patienten kann, sofern das Krankheitsbild dies erlaubt, die Lagerung auf einer Bodenmatratze erfolgen.

Datenlage zur Sturzprophylaxe in Krankenhäusern und Altenheimen

Aktuelle Leitlinien und Best-Practice-Empfehlungen – Studienlage

Mehrere nationale sowie internationale Leitlinien und Handlungsempfehlungen zur Sturzprophylaxe wurden in den letzten Jahren veröffentlicht, die meist auf die Sturzprophylaxe zu Hause lebender älterer Menschen fokussieren. Das Deutsche Netzwerk für Qualität in der Pflege stellte im Februar 2005 einen Expertenstandard »Sturzprophylaxe in der Pflege« vor (21). Im Jahr 2010 wurde die gemeinsame Praxisleitlinie der American Geriatrics Society und der British Geriatrics Society »Prevention of falls in older persons« aktualisiert (6). Daneben finden sich weitere Leitlinien (16, 22), die die Sturzproblematik zum Inhalt haben. Die zugrunde liegenden Studien beziehen sich vor allem auf zu Hause lebende alte Menschen, seltener auf Heimbewohner.

Die Datenlage hinsichtlich der Sturzprävention bei Heimbewohnern ist aufgrund der großen Unterschiede in den untersuchten Populationen widersprüchlich. Aktuelle Interventionsstudien und Metaanalysen zeigten zum Teil die Wirksamkeit institutionsspezifischer multifaktorieller Interventionsprogramme (23). Dazu gehört eine kritische Sichtung der Medikation, Substitution von Kalzium und Vitamin D sowie die Durchführung von Kraft-, Geh- und Balancetraining bzw. eine Kombination verschiedener Maßnahmen mit einer Schulung des Pflegeteams (6, 7, 24).

Die Literatur zur Sturzprävention bei Krankenhauspatienten ist noch uneinheitlicher. Lediglich in Abteilungen mit Verweildauern über 3 Wochen ließen sich messbare Effekte von Sturzprophylaxeprogrammen erzielen (25–27), während derzeit eine Sturzreduktion durch gezielte Interventionen für Krankenhäuser mit kurzen Verweildauern nicht belegt ist (28, 29). Für die wachsende Gruppe kognitiv gestörter Patienten und Bewohner konnten in Studien keine Wirksamkeit der untersuchten Sturzprophylaxemaßnahmen identifiziert werden (6). Daraus kann aber nicht gefolgert werden, dass individuelle Konzepte bei ausgewählten Patienten wirkungslos sind und die genannten Maßnahmen und differenzialdiagnostischen Überlegungen bei kognitiv eingeschränkten Patienten überflüssig wären.

Rechtliche Implikationen

Die deutsche Rechtsprechung hat in mehreren Urteilen die Verantwortlichkeit von Krankenhäusern und Pflegeinstitutionen für Sturzereignisse ihrer Bewohner behandelt. Eine Verpflichtung für eine lückenlose Überwachung von Bewohnern oder Patienten besteht danach nicht. Kriterien der individuellen Selbstbestimmung, der persönlichen Würde, des Schutzes der Intimsphäre aber auch der Praktikabilität angesichts eingeschränkter Ressourcen gehen in diese Urteilsfindung ein (30).

Zur Abwehr haftungs- und gegebenenfalls auch strafrechtlicher Ansprüche sollte eine Institution allerdings nachweisen können, dass sie das individuelle Sturzrisikoprofil ihrer Patienten und Bewohner kennt und ein individuelles Sturzprophylaxekonzept eingesetzt hat. Eine systematische Sturzerfassung und Sturzanalysen sollten in Zukunft zu den qualitätssichernden Maßnahmen von Institutionen gehören, in denen sturzgefährdete ältere Menschen betreut werden (7).

Zur Dokumentation von Sturzereignissen empfiehlt sich ein standardisiertes Sturzprotokoll, mit dem jedes Sturzereignis erfasst wird. Jedes Sturzereignis sollte Anlass für eine kritische Ursachenanalyse geben. Dies lässt sich z. B. durch Aufnahme von Sturzereignissen in das Riskmanagement-System der Institutionen erreichen. Jeder Sturz und jeder »Beinahesturz« ist im Sinne des Riskmanagements ein unerwünschtes Ereignis, aus dem individuelle Risikoprofile für einzelne Patienten bzw. Bewohner zu erkennen sind, die dann gezielt in Angriff genommen werden (13).

Ausblick

Manche der hier vorgeschlagenen Maßnahmen mögen in der praktischen Umsetzung banal oder selbstverständlich erscheinen. Es erscheint dennoch sinnvoll, diagnostische, präventive und therapeutische Routinemaßnahmen in Hinblick auf die Sturzprävention zu systematisieren, zu fokussieren und bei Bedarf zu ergänzen.

Die meisten bisherigen Studien zur Modifikation von Sturzrisiken in Institutionen haben ergeben, dass lediglich multifaktorielle Interventionen Wirksamkeit versprechen. Dies erschwert eine Beurteilung von Einzelmaßnahmen und auch die rasche Reduktion von Sturz- und Verletzungsraten.

Welche Faktoren im Einzelnen sowohl individuell als auch in Hinblick auf eine Senkung der Rate an Stürzen und sturzbedingten Verletzungen in einer Institution wirksam sind, lässt sich im Nachhinein oft nur schwer ermitteln.

Gefragt ist hierbei ein multiprofessionelles Vorgehen in Zusammenarbeit von Ärzten, Pflegepersonen, Physiotherapeuten, Ergotherapeuten, Sozialarbeitern und Krankenhausmanagement.

Fazit für die Praxis

○ Stürze in Krankenhäusern und Seniorenheimen sind häufige, oft folgenschwere Ereignisse. Sie resultieren aus einem Zusammenwirken intrinsischer und extrinsischer Faktoren.

○ Institutionen sollten die Sturzrisiken ihrer Patienten und Bewohner analysieren und individuelle Vorkehrungen zur Prävention treffen. Dazu gehören so unterschiedliche Maßnahmen wie z. B. eine Überprüfung der Medikation, eine Reduktion von Orthostaseneigung und Harndrang, die Bereitstellung von Hilfsmitteln, die systematische Anwendung pflegerischer Konzepte oder das Training von Kraft und Gleichgewicht.

○ Ein systematisches Risikomanagement hilft auch bei der Abwehr haftungsrechtlicher Ansprüche.

Literatur

1. Heinze C, Lahmann N, Dassen T. Sturzhäufigkeit in deutschen Kliniken. Gesundheitswesen 2002; 64: 598–601.

2. Schwendimann R, et al. Fall prevention in a Swiss acute care hospital setting reducing multiple falls. J Gerontol Nurs 2006; 32: 13–22.

3. Krause T. Sturzfolgen bei geriatrischen Krankenhauspatienten. Pflege 2005; 18: 39–42.

4. von Renteln-Kruse W, Krause T. Sturzereignisse stationärer geriatrischer Patienten. Z Gerontol Geriatr 2004; 37: 9–14.

5. Elkeles B, Dingwerth A, Richter M. Gemidas-QM: Sturzmanagement in der Geriatrischen Rehabilitation. Geriatrie Journal 2006; 5: 37–42.

6. American Geriatrics Society and British Geriatrics Society. Clinical practice guideline for prevention of falls in older persons. 2010. Internet (www.americangeriatrics.org/files/documents/health_care_pros/JAGS.Falls.Guidelines.pdf); 2010.

7. Cameron ID, et al. Interventions for preventing falls in older people in nursing care facilities and hospitals. Cochrane Database of Systematic Reviews 2010, Issue 1. Art. No.: CD005465. DOI: 10.1002/14651858.CD005465.pub2.

8. Runge M. Gehstörungen, Stürze, Hüftfrakturen. Darmstadt: Steinkopff; 1998.

9. Rubenstein LZ, Powers CM, MacLean CH. Quality indicators for the management and prevention of falls and mobility problems in vulnerable elders. Ann Intern Med 2001; 135: 686–693.

10. Oliver D, et al. Development and evaluation of evidence based risk assessment tool (STRATIFY) to predict which elderly inpatients will fall: case-control and cohort studies. BMJ 1997; 315: 1049–1053.

11. Oliver D. Risk factors and risk assessment tools for falls in hospital in-patients: a systematic review. Age Ageing 2004; 33: 122–130.

12. Borchelt M, et al. Benchmarking und Best Practice: Modellprojekt Gemidas-QM. Geriatrie Journal 2006; 5: 33–37.

13. Oliver D. Falls risk-prediction tools for hospitals in-patients. Time to put them to bed? Age Ageing 2008; 37: 248–250.
14. von Renteln-Kruse W. Stürze älterer Menschen. Dtsch Med Wochenschr 2004; 129: 880–883.
15. The Task Force on Syncope. European Society of Cardiology Guidelines on management (diagnosis and treatment) of syncope – update 2004. Europace 2005; 6: 467–537.
16. Deutsche Gesellschaft für Osteologie. Prophylaxe, Diagnostik und Therapie der Osteoporose bei Frauen ab der Menopause, bei Männern ab dem 60. Lebensjahr. Internet (http://www.awmf.org/leitlinien/detail/ll/034-003.html); 2009.
17. Sherrington C, Lord SR, Finch CF. Physical activity interventions to prevent falls among older people: update of the evidence. J Sci Med Sport 2004; 7: 43–51.
18. Pighills AC, et al. Environmental assessment and modification to prevent falls in older people. J Am Geriatr Soc 2011; 59: 26–33.
19. Parker MJ, Gillespie WJ, Gillespie LD. Hip protectors for preventing hip fractures in older people. Cochrane Database Syst. Rev. 2005 (3): CD001255.
20. Kwok T, et al. Does access to bed-chair sensors reduce physical restraint use in the rehabilitative care setting? J Clin Nurs 2006; 15: 581–587.
21. Deutsches Netzwerk für Qualität in der Pflege. Sturzprophylaxe in der Pflege. Osnabrück; 2005.
22. Deutsche Gesellschaft für Allgemeinmedizin. Leitlinie Nr. 4. Ältere Sturzpatienten (www.leitlinien.degam.de), 2007.
23. Becker C, et al. Effectiveness of a multifaceted intervention on falls in nursing home residents. J Am Geriatr Soc 2003; 51: 306–313.
24. Oliver D, et al. Strategies to prevent falls and fractures in hospitals and care homes and effect of cognitive impairment: systematic review and meta-analysis. BMJ 2007; 334: 82–87.
25. Healey F. Using targeted risk factor reduction to prevent falls in older in-patients: a randomised controlled trial. Age Ageing 2004; 33: 390–395.
26. Haines TP, et al. Effectiveness of targeted falls prevention programme in subacute hospital setting: randomised controlled trial. BMJ 2004; 328: 676.
27. Vassallo M, et al. The effect of changing practice on fall prevention in a rehabilitative hospital: the Hospital Injury Prevention Study. J Am Geriatr Soc 2004; 52: 335–339.
28. Schwendimann R. Sturzprävention im Akutspital. Eine Literaturübersicht. Pflege 2000; 13: 169–179.
29. Coussement J, et al. Interventions for preventing falls in acute- und chronic-care hospitals: a systematic review and meta-analysis. J Am Geriatric Soc 2008; 56: 29–36.
30. Bergmann KO. Der Sturz im Krankenhaus. Das Krankenhaus 2004; 8: 644–648.

Proximale Humerusfraktur

Ulrich Socha

Die Behandlung der Gelenkfrakturen des proximalen Humerus nimmt eine Sonderstellung in der chirurgischen Frakturversorgung ein. Sie ist aufgrund der Kombination von oft kritischer Weichteilsituation und schwieriger Reposition der Fragmente eine chirurgische Herausforderung.

Da die Häufigkeit der Frakturen des proximalen Humerus im letzten Lebensabschnitt ansteigt, ist der ältere Mensch besonders oft betroffen. Gleichzeitig nimmt aufgrund von Begleiterkrankungen des alten Menschen, wie Osteoporose, Omarthrose mit Rotatorenmanschettendegenerationen, Multimorbidität und Stoffwechselerkrankungen, die Verletzungsschwere zu (1). Obwohl die »Anpassung« des alten Menschen an Trauma oder Operation eingeschränkt ist, wird dennoch immer häufiger die Indikation zur operativen Behandlung gestellt. Die Frage »Konservativ-funktionelle oder operative Therapie?« ist für jeden Patienten individuell erst nach optimaler bildgebender Diagnostik und Abwägung aller Risikofaktoren zu beantworten. Zu berücksichtigen ist weiterhin der Anspruch an die Gelenkfunktion und die Compliance des Patienten, auch hinsichtlich der häufig sehr langen und intensiven Physiotherapie.

Proximale Humerusfraktur

Epidemiologie/Ätiologie

Die proximale Humerusfraktur hat einen Anteil von 5% (Inzidenz: 70/100 000/Jahr) aller Extremitätenfrakturen; Frauen sind davon dreimal so häufig betroffen wie Männer. Nach dem 70. Lebensjahr steigt die Inzidenz auf 400/100 000/Jahr an – somit ist die proximale Humerusfraktur nach der hüftgelenknahen Fraktur und der distalen Radiusfraktur die dritthäufigste Fraktur. Hauptursache sind Stürze nach schräg vorne aus dem Stand mit direktem Anprall der betroffenen Schulter. Indirekte Krafteinwirkung durch Abfangen eines Sturzes auf den ausgestreckten Arm sind dagegen seltener (2). Die Unfallursache bei jüngeren Patienten ist meist Folge eines Hochenergietraumas.

Klassifikation

In der Klinik werden hauptsächlich die Neer- und die AO-Klassifikation angewendet. Beide Klassifikationen haben aufgrund zunehmender Dislokation und Fragmentanzahl zwar eine gewisse prognostische Aussage, Therapieempfehlungen lassen sich daraus aber nicht zuverlässig ableiten (2).

Neer entwickelte die erstmals 1934 erwähnte Einteilung von Codman weiter. Beurteilt wird die Beteiligung der 4 Hauptfragmente (Humerusschaft, Tuberculum majus, Tuberculum minus und Kopfsegment) je nach Anzahl und Dislokation in 6 Gruppen. Als »Dislokation« definiert Neer eine Fragmentverschiebung >1 cm und/oder eine Achsabweichung $>45°$ (Abb. 1). Mit steigender Anzahl der dislozierten Fragmente erhöht sich nach Neer das Risiko einer Humeruskopfnekrose mit einhergehender Verschlechterung der Prognose (3).

Analog zu ihrem gängigen Schema unterscheidet die Arbeitsgemeinschaft für Osteosynthesefragen (AO) die Frakturtypen A, B und C mit jeweils 3 Gruppen und Untergruppen. Der Frakturtyp A fasst extraartikuläre 2-Fragment-Brüche zusammen, der Typ B extraartikuläre 3-Fragment-Frakturen. Als Typ C werden Frakturen mit Beteiligung der Gelenkfläche bezeichnet (2).

Die Habermeyer-Klassifikation ist eine Weiterentwicklung der Neer-Klassifikation unter Berücksichtigung eines intra- und eines extrakapsulären Frakturverlaufs.

Diagnostik

Bei der klinischen Untersuchung sind starker Schulterschmerz, Schonhaltung und lokaler Druckschmerz führend. Auf eventuell begleitende Nerven- und Gefäßverletzungen ist zu achten und dies zu dokumentieren. Unnötige Manipulationen am frakturierten Arm sollten vermieden werden.

Differenzialdiagnostisch muss eine Schulterluxation ausgeschlossen werden.

Konventionelle bildgebende Verfahren sichern die Diagnose proximaler Humerusfrakturen weitestgehend. Standard ist die sog. »Traumaserie« der Schulter. Im klinischen Alltag ist die Röntgenaufnahme der verletzten Schulter in 3 Ebenen (a.-p. Projektion, skapulotangentiale Aufnahme [Y-Aufnahme] und axiale Projektion, gegebenenfalls als Velpeau-Aufnahme) zu fordern. Die Computertomographie, und hier vor allem die 3-D-Rekonstruktion, ist zur Frakturbeurteilung und Klärung der räumlichen Orientierung dislozierter Fragmente für die Operationsplanung hilfreich.

Eine Sonderform bilden die sog. Head-Split- sowie die Luxationsfrakturen. Die Head-Split-Frakturen sind Trümmerfrakturen des Humeruskopfes mit Destruktion der Gelenkfläche. Die Separation der frakturierten Anteile von der Gefäßversorgung bedingt ein hohes Humeruskopfnekroserisiko.

Die Luxationfrakturen sind zu 95% nach ventral gerichtet. In bis zu 40% führen sie zu knöchernen Verletzungen im Sinne einer posterolateralen Hill-Sachs-Läsion oder eines knöchernen Ausrisses des Tuberculum majus. Bis zu 60% der seltenen hinteren Schulterluxationen werden primär übersehen. Die geforderten zusätzlichen axialen oder Y-Aufnahmen zeigen die Luxationsstellung (3).

Therapeutisches Vorgehen

Zur Behandlung der proximalen Humerusfraktur stehen konservativ-funktionelle und operative Methoden zur Verfügung. 70–85% der gering dislozierten Frakturen des proximalen Humerus können konservativ behandelt werden; stärker dislozierte Frakturen dagegen sollten operiert werden.

Für die operative Versorgung stehen heute Minimalosteosynthesen, winkelstabile Plattenosteosynthesen, Marknägel und die primäre Prothesenimplantation zur Verfügung. Durch die Einführung winkelstabiler Implantate konnte die Behandlung der Mehrfragmentfraktur zwar optimiert werden, implantatbezogene Probleme bestehen aber nach wie vor (1). Ziel der ope-

Abb. 1
Die NEER-Klassifikation der proximalen Humerusfraktur (3)

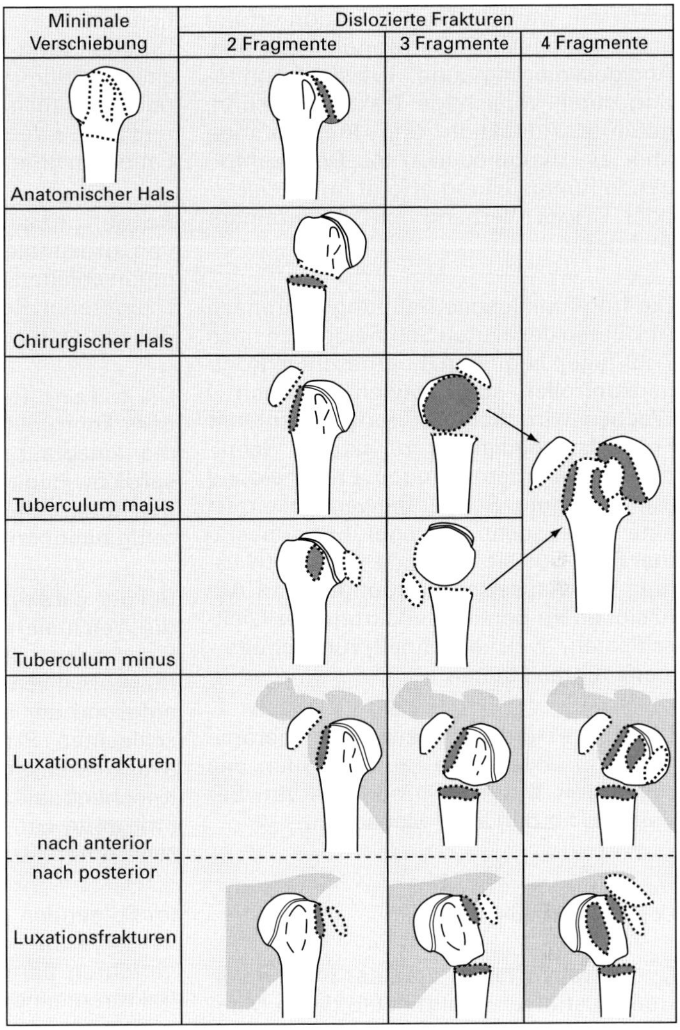

rativen Behandlung ist es, durch eine hohe Primärstabilität eine krankengymnastische Übungsbehandlung mit weitgehender Schmerzfreiheit zu ermöglichen und die Funktionalität des Arms bestmöglich zu erhalten.

Konservative Therapie

Grundsätzlich können alle gering dislozierten und stabilen Frakturen konservativ-funktionell behandelt werden. Als nicht oder gering dislozierte Humeruskopffrakturen sind Frakturen mit einer Fragmentverschiebung <1 cm und/oder einer Achsfehlstellung $<45°$ sowie einer Dislokation der Tubercula <5 mm definiert. Diese Frakturen werden durch Periost, Gelenkkapsel und Rotatorenmanschette gehalten und können konservativ behandelt werden (4).

Gelingt es, durch Reposition eine dislozierte in eine dauerhaft stabile Fraktur umzuwandeln, kann auch hier konservativ verfahren werden. Die Reposition erfolgt in Rückenlage unter Bildwandlerkontrolle, Analgosedierung und Kreislaufmonitoring durch vorsichtige Traktion, Flexion, geführte Adduktion und Innenrotation über ein Hypomochlion (4). Die nachfolgende Ruhigstellung erfolgt im GILCHRIST- oder DESAULT-Verband mit gleichzeitiger Analgesie.

Die früh-funktionelle Beübung kann nach Abklingen der akuten Schmerzphase nach 7–10 Tagen beginnen. Engmaschige Röntgenkontrollen sind notwendig. Nach 4 Wochen wird bei weit fortgeschrittener Frakturkonsolidierung zu aktiven Schulterübungen übergegangen. Entscheidend für eine gute Schulterbeweglichkeit ist eine konsequent durchgeführte Physiotherapie. Nur sie verhindert die Entwicklung von Kapselschrumpfungen und Adhäsionen im Bereich subakromialer Gleitschichten, welche schnell zur Schultersteife führen können.

Die Vorteile der konservativen Therapie liegen in erster Linie im Vermeiden des operativen Traumas, besonders von Bedeutung für den alten Menschen.

Operative Therapie

Die operative Versorgung der proximalen Humerusfraktur erfolgt heute durch Minimalosteosynthesen (Spickdrähte, Schrauben, Humerusblock, Helixwire, Draht- oder PDS-Cerclagen), durch winkelstabile Plattenosteosynthesen, durch Marknagelosteosynthesen sowie durch die primäre Protheseninplantation.

Die Vielzahl der verfügbaren Implantate und Operationsmethoden verdeutlicht das Fehlen eines allgemein anerkannten Versorgungskonzepts bei dislozierten, instabilen Frakturen (1). Neue winkelstabile Implantate bedeuten zwar einen deutlichen Fortschritt in den Versorgungsmöglichkeiten, jedoch besteht in der Praxis die Gefahr von Implantatfehllagen und einer zusätzlichen iatrogenen Weichteilschädigung. Letztendlich entscheiden Dislokationsgrad und Dislokationsrichtung, die Durchblutung der Fragmente, die Knochenqualität, die Invasivität sowie die erreichte Stabilität des operativen Eingriffs und nicht zuletzt auch die Compliance des Patienten über das funktionelle Ergebnis.

Bei der primären operativen Versorgung von proximalen Humerusfrakturen wird unterschieden zwischen Verfahren mit geschlossener Reposition oder mit offener Reposition jeweils mit interner Fixation.

Die offene Reposition hat den Vorteil, dass kontrolliert eine anatomische Fragmentadaptation erreicht werden kann. Zusätzliche Begleitverletzungen an Sehnen der Rotatorenmanschette können gleichzeitig behoben werden (2).

Bei der geschlossenen Reposition ist die Weichteilirritation geringer, die exakte Platzierung des Implantates ist aber manchmal schwieriger. Zunehmend wird aufgrund der Fragmentdislokation, einer schlechten Prognose hinsichtlich einer avaskulären Kopfnekrose und schlechter Knochenqualität des alten Menschen die Indikation zur Implantation einer primären Humeruskopfprothese gestellt.

Im Folgenden soll auf die am häufigsten in der Klinik angewendeten operativen Verfahren bei den proximalen Humerusfrakturen eingegangen werden. Im Gegensatz zu den bekannten konventionellen Verfahren scheinen sie das Indikationsspektrum zum Kopferhalt auch beim älteren Patienten durch eine sichere Frakturfixation zu erweitern.

Die winkelstabile Plattenosteosynthese

Mit der Einführung winkelstabiler Plattenosteosynthesen konnte die Behandlung der Mehrfragmentfrakturen des proximalen Humerus optimiert werden (1). Sie schränken somit die Indikationen zum primären endoprothetischen Ersatz weiter ein, dessen Ergebnisse noch unbefriedigend sind (5). Die winkelstabilen Plattensysteme sind in ihrer Form dem Humerus-

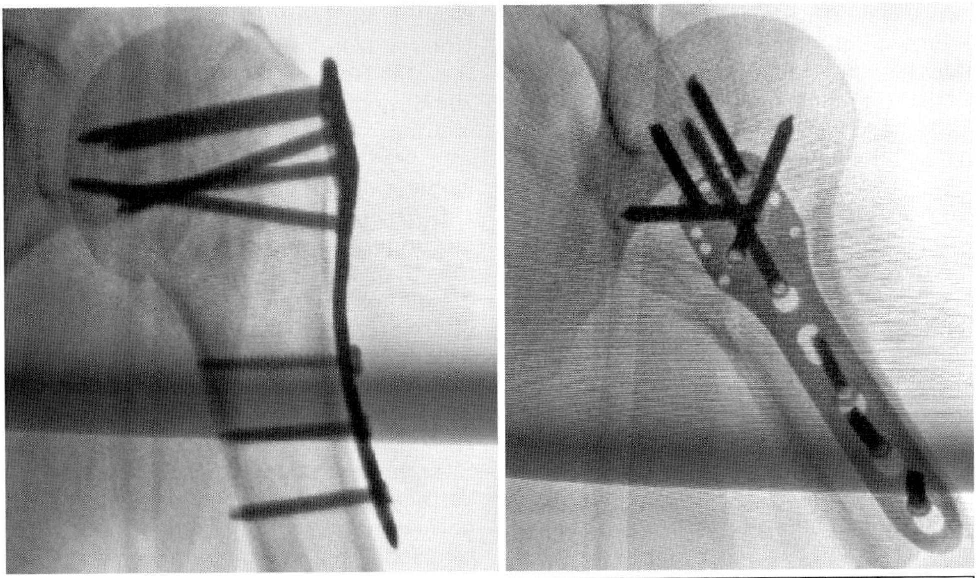

Abb. 2 und 3
Intraoperative Röntgenaufnahmen nach winkelstabiler Plattenosteosynthese

△

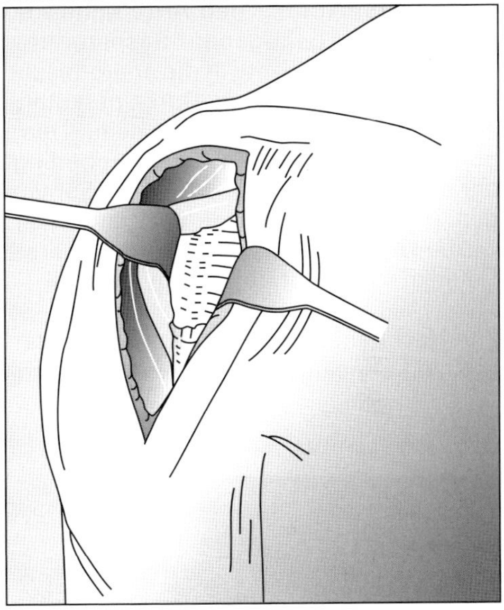

▷

Abb. 4
Deltoideopektoraler Zugang

kopf anatomisch angepasst. Sie haben ein niedriges Profil und tragen somit weniger auf. Die Weichteile werden weniger kompromittiert. Die Gefahr eines postoperativen Plattenimpingements wird verringert (6). Die stabile Osteosynthese ergibt sich durch die winkelstabile divergierende und konvergierende Verankerung der Schrauben im Kopfbereich (Abb. 2 und 3).

Für die offenen Verfahren mit dem Ziel einer anatomiegerechten Reposition, werden folgende Zugänge angegeben: deltoideopektoraler, anterolateraler Delta-Split-Zugang, unterer Delta-Split- und superiorer Zugang.

Als Standard empfiehlt sich der deltoideopektorale Zugang. Die etwa 10 cm lange Hautinzision beginnt in Höhe des Processus coracoideus und folgt dem Verlauf der langen Bizepssehne (Abb. 4). Von Bedeutung sind die Kenntnisse des Verlaufs des N. axillaris und die Schonung der Gefäßversorgung des Humeruskopfes.

Wichtige operationstechnische Voraussetzungen sind die korrekte Lagerung des Patienten auf dem Operationstisch in der sog. Beach-Chair-Position und die Stellung des Bildwandlers, welcher die Durchleuchtung in mehreren Ebenen ermöglichen sollte. Dies gilt auch für die anderen Operationsverfahren.

Die winkelstabile Platte wird möglichst lateral positioniert. Dies sollte durch eine vorsichtige Innenrotation des Arms unterstützt werden. Die Reposition der Fraktur gelingt indirekt über den Arm. Mittels eines großen, gebogenen Raspatoriums können die Fragmente in die anatomische Position gestellt werden. Durch perkutane KIRSCHNER-Drähte kann die Reposition temporär gehalten werden. Es ist unbedingt darauf zu achten, dass die Schraubenlängen unter dem Bildwandler kontrolliert werden. Sie dürfen die glenohumerale Gelenkfläche nicht überragen (Abb. 5).

Zur Nachbehandlung wird ein GILCHRIST-Verband angelegt. Die Krankengymnastik beginnt am 1. oder 2. postoperativen Tag. Unterstützend erfolgt eine Schmerztherapie. Das Heben von Gewichten sollte bis zur 6. postoperativen Woche vermieden werden.

Neben allgemeinen Komplikationen, wie z. B. revisionspflichtigen Wundheilungsstörungen, können intraoperative Probleme, u. a. Schraubenperforationen durch die glenohumerale Gelenkfläche, Plattenüberstand und Achsenfehlstellungen, auftreten. Postoperative und späte Komplikationen, wie Implantatdislokationen und Kopfnekrosen, werden in der Literatur zahlreich beschrieben. Das Auftreten von Sinterungen und Humeruskopfnekrosen korreliert eng mit der Schwere der Fraktur und kann trotz intraoperativer guter anatomischer Reposition zumeist kaum beeinflusst werden (7).

Die winkelstabile antegrade Marknagelosteosynthese

Durch die Entwicklung winkelstabiler antegrader Marknagelosteosynthesen am proximalen Humerus stieg die Zahl der Anwender dieses Verfahrens in den letzten Jahren. Hochpräzise röntgendurchlässige Zielbügel ermöglichen heute eine weitgehend optimale Implantation und Stabili-

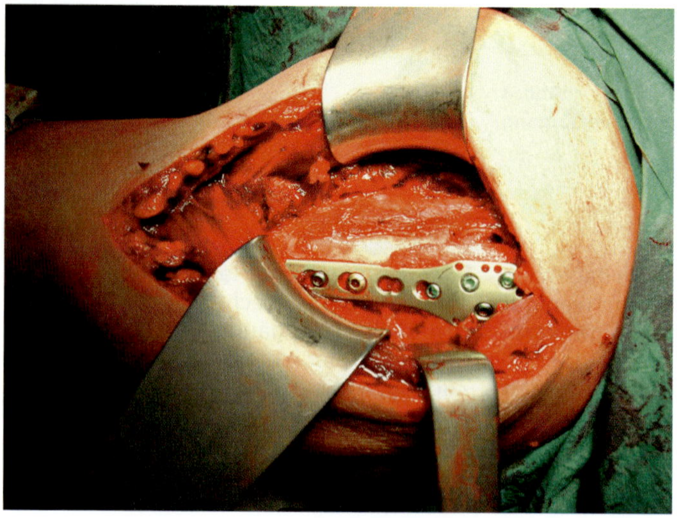

Abb. 5
Intraoperativer Situs nach offener Reposition und winkelstabiler Plattenosteosynthese

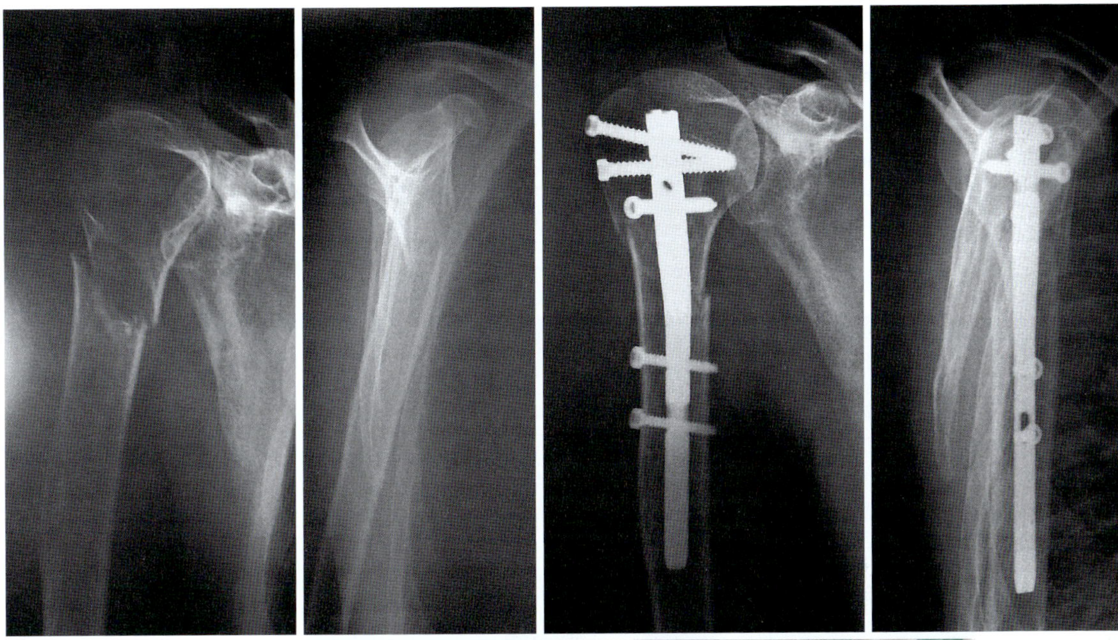

Abb. 6–9
Oberarmkopffraktur
und postoperative Röntgenaufnahmen
nach winkelstabiler
Marknagelosteosynthese

△

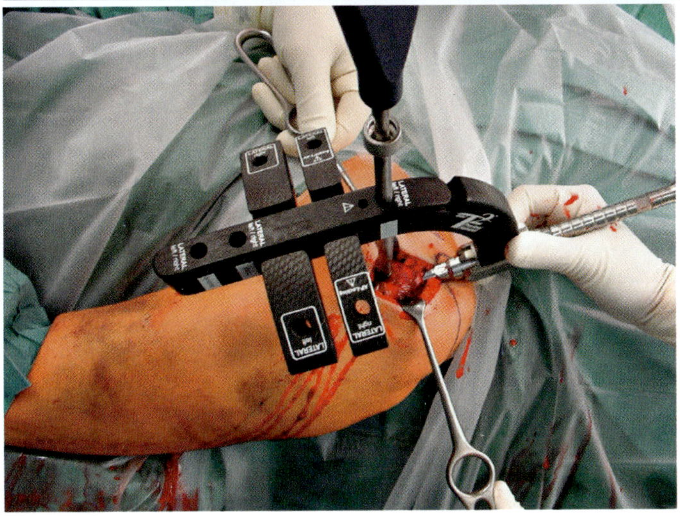

▷

Abb. 10
Intraoperativer Situs nach Nagelimplantation mit Zielgerät für die verschiedenen Verriegelungsoptionen

sierung durch winkelstabile Nagelsysteme. Diese eignen sich besonders für die 2- und 3-Segment-Frakturen des geriatrischen Patienten mit Osteoporose. Die guten funktionellen Ergebnisse sind auf die hohe Stabilität auch bei schlechter Knochenqualität zurückzuführen. Dieser Vorteil überwiegt bei weitem den Nachteil der Morbidität des antegraden Zugangs durch die Rotatorenmanschette mit der Gefahr eines Impingements (8).

Mit dem Targon-PH-Nagel *(Aeskulap,* Deutschland) wurde im Jahr 2000 der erste Nagel der neuen Generation intramedullärer Implantate zur Versorgung von Oberarmkopffrakturen in die Klinik eingeführt. Die proximalen winkelstabilen Verriegelungsschrauben ermöglichen jedoch eine

Reposition von Fragmenten an das Implantat nicht – sie fixieren als Stellschrauben nur das Repositionsergebnis.

Seit Juni 2003 steht mit dem T2-PHN *(Stryker,* Deutschland) eine Weiterentwicklung des Nagels zur Verfügung. Die 4 proximalen Verriegelungsoptionen mit Gewinde im Nagel bewirken Winkel- und Gleitstabilität und haben als zusätzliche Neuerung einen Nylonring innerhalb der Verriegelungsoptionen zur Verringerung der Gefahr des Herausdrehens der Schrauben. Es gelingt so, nach Reposition die einzelnen Fragmente an den Nagel zu fixieren. Wichtigste Voraussetzung für die Stabilität der Osteosynthese bei Mehrfragmentfrakturen ist jedoch, dass das proximale Nagel-

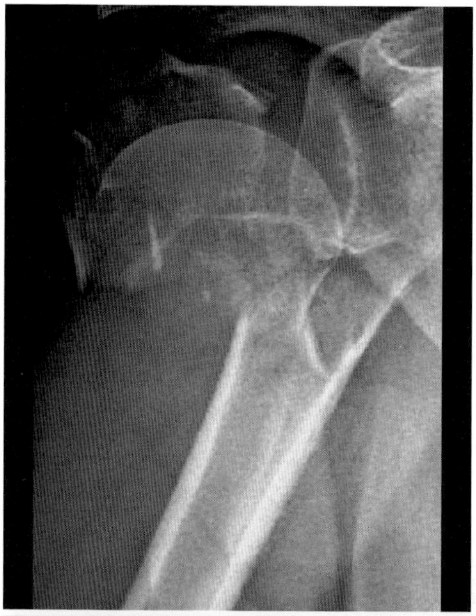

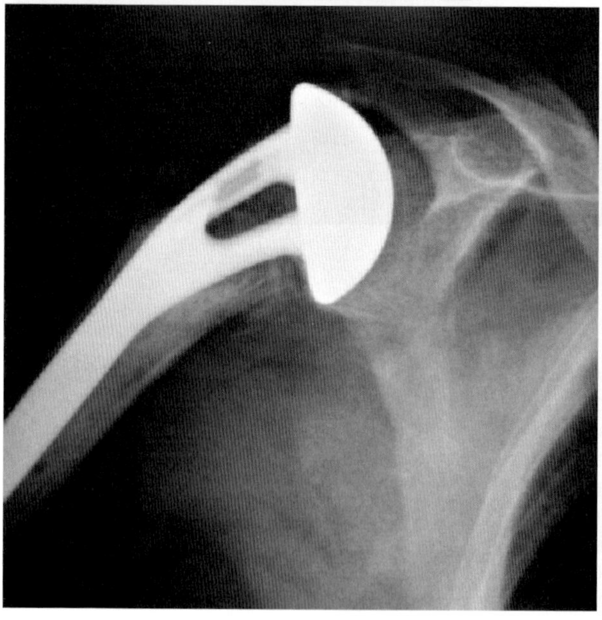

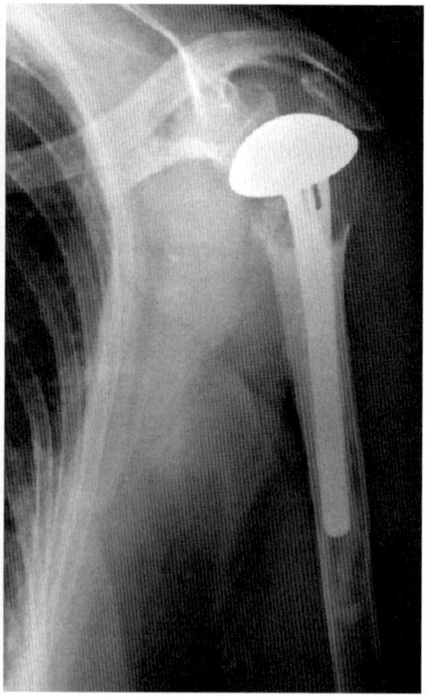

Abb. 11–13
Proximale Humerusfraktur und postoperative Röntgenaufnahme nach primärer Prothesenimplantation

ende eine zirkuläre knöcherne Abstützung im subkortikalen Knochen findet (Abb. 6–9). Biomechanische Studien bescheinigen dieser Konstruktion eine außerordentlich hohe Stabilität unter Druck-, Biege- und Rotationsbelastung (8).

Weitere spezielle proximale Humerusnägel sind der PHN mit Spiralklinge *(Synthes,* USA) sowie der Sirus-Nagel *(Zimmer,* Deutschland) und der Trigen-Nagel *(Smith & Nephew,* GB).

Operationstechnisch ist der zentrale Insertionspunkt in Verlängerung der zentralen Oberarmschaftachse, etwas medial des Knochen-Knorpel-Übergangs des Oberarmkopfes, von Bedeutung. Nageleinführen ohne zu großen Kraftaufwand und die Vermeidung des Implantatüberstandes sind ebenso wichtig. Bei zu tief implantiertem Nagel besteht akute Gefahr, durch die distale der 4 proximalen Verriegelungen den N. axillaris zu schädigen (Abb. 10).

Primäre Frakturendoprothetik

Bereits 1951 hatte NEER eine Humeruskopfprothese zur Versorgung von Mehrfragmentfrakturen des proximalen Humerus entwickelt. Die Indikation zur endoprothetischen Versorgung hängt primär nicht von der Anzahl der Fragmente ab, sondern vom Zustand der Kopfkalotte und seiner Vaskularisierung. Als weiterer Faktor kommt die Festigkeit des Knochens, d. h. der Grad der Osteoporose, hinzu (5).

Das Prinzip der Implantation einer Oberarmkopfprothese ist der Ersatz der zerstörten Gelenkfläche sowie eine sichere Verankerung der Tuberkula mit den Ansätzen der Rotatorenmenschette um das Implantat, sodass es nicht nur zur Schmerzfreiheit, sondern auch zu einer befriedigenden Schulterfunktion kommt (2).

Die primäre Versorgung einer proximalen Humerusfraktur mittels Endoprothese ist kein unmittelbarer Notfalleingriff. Sie sollte jedoch innerhalb der ersten 7 Tage erfolgen, da die zunehmende Vernarbung, Kontrakturen und die Entwicklung heterotoper Ossifikationen den Eingriff erschweren. Eine präoperative Planung mit Auswahl der Kalottengröße anhand von Röntgenaufnahmen der gesunden Seite und der Festlegung der Prothesenschaftdimension ist erforderlich.

Die Prothesenimplantation erfolgt über den deltoideopektoralen Zugang. Dabei ist ein weichteilschonendes Operieren entscheidend. Wichtig ist die richtige Höhenpositionierung der Prothese, d. h., die Retrotorsion sollte nicht größer als 20° zur transepikondylären Humerusachse bzw. die Kalottenachse sollte nicht größer als 20° zur Unterarmachse sein (Abb. 11–13).

Die Qualität der atraumatischen Tubercula- und Rotatorenmannschettenrekonstruktion entscheidet über das funktionelle Ergebnis (9).

Die postoperative Nachbehandlung erfolgt in unserer Klinik durch Ruhigstellung im GILCHRIST-Verband mit Abduktionskissen und passiver Krankengymnastik mit limitiertem Bewegungsausmaß über 6 Wochen. Dies ermöglicht die knöcherne Konsolidierung der refixierten Tubercula an den Prothesenschaft. Ab der 7. postoperativen Woche kann der Patient aktiv trainieren, mit dem Ziel, den vollen Bewegungsumfang zu erreichen. Insgesamt ist mit einer Nachbehandlungszeit von bis zu 1 Jahr zu rechnen.

Die Inzidenz der Komplikationen nach primärer Hemiarthroplastik am Humeruskopf ist relativ hoch (10). Zudem weisen nahezu alle Studien darauf hin, dass bei zunehmender Zeitspanne zwischen dem Trauma und der Prothesenimplantation ein schlechteres funktionelles Ergebnis resultiert.

Fazit für die Praxis

○ Die proximalen Humerusfrakturen, vor allem die beim alten Menschen, bedeuten mehr denn je eine Herausforderung an Diagnostik und Therapie, die sich aus zunehmend komplexem Frakturmuster mit hohem Dislokationspotenzial bei osteoporotischer Knochenstruktur ergibt. Auch die Vielzahl der Entwicklungen neuer winkelstabiler Implantate (einschließlich der Frakturendoprothetik) wird nicht alle Probleme lösen können. Weitere biomechanische und klinische Studien sind erforderlich.

○ Die Behandlung der Gelenkfrakturen des proximalen Humerus des alten Menschen nimmt eine Sonderstellung in der chirurgischen Frakturversorgung ein. Die Frage »Konservativ-funktionelle oder operative Therapie?« ist für jeden Patienten individuell erst nach optimaler bildgebender Diagnostik und Abwägung aller Risikofaktoren zu beantworten.

○ Zur Behandlung der proximalen Humerusfraktur stehen konservativ-funktionelle Methoden und operative Verfahren, heute in Form der winkelstabilen Platten- und Marknagelosteosynthesen sowie der primäre Prothesenimplantation zur Verfügung.

○ Entscheidend für ein gutes funktionelles Ergebnis ist eine optimale krankengymnastische Übungsbehandlung. Die Prognose ist weiterhin abhängig vom Frakturausmaß, von der Durchblutung der Fragmente, der Knochenqualität und der erreichten Primärstabilität durch das Operationsverfahren.

Literatur

1. Trapp OM, Beickert R, Bühren V. Proximaler Humerusnagel bei körpernahen Oberarmbrüchen. Trauma Berufskrankh 2005; 7: 89–96.

2. Babst R, Brunner F. Proximale Humerusfraktur. Orthopädie und Unfallchirurgie up2date 2006; 1: 521–548.

3. Marquass B, Hepp P, Voigt C. Grundlagen. In: Lill H, Hrsg. Die proximale Humerusfraktur. Stuttgart: Thieme; 2006. S. 1–14.

4. Hepp P, Voigt C, Josten C. Die konservative Therapie bei proximalen Humerusfrakturen. In: Lill H, Hrsg. Die proximale Humerusfraktur. Stuttgart: Thieme; 2006. S. 40–45.

5. Voigt C, Lill H. Versorgung proximaler Humerusfrakturen. Trauma Berufskrankh 2007; 9: 543–547.

6. Strohm P, Südkamp N. Grundprinzipien und Ansprüche an winkelstabile Plattenosteosynthesen am Beispiel der LPHP und der PHILOS-Platte. In: Lill H, Hrsg. Die proximale Humerusfraktur. Stuttgart: Thieme; 2006. S. 96–104.

7. Kettler M, et al. Komplikationen winkelstabiler Plattenosteosynthesen am Humeruskopf Trauma Berufskrankh 2007; 9: 548–553.

8. Rommens P, Hessmann M, Blum J. Der proximale Humerusnagel. In: Lill H, Hrsg. Die proximale Humerusfraktur. Stuttgart: Thieme; 2006. S. 114–126.

9. Habermeyer P, Magosch P. Primäre und sekundäre Frakturprothetik. In: Lill H, Hrsg. Die proximale Humerusfraktur. Stuttgart: Thieme; 2006. S. 135–162.

10. Voigt C, Lill H. Primäre Endoprothetik bei proximalen Humerusfrakturen. Orthopäde 2007; 36: 1002–1012.

Distale Radiusfraktur

Pawel Chomej · Ulrich Socha

Über die Ätiologie sowie über Behandlungs- und Heilungsergebnisse der distalen Radiusfraktur wurden seit deren Erstbeschreibung 1783 durch POUTEAU (1) und 1814 durch COLLES (2) unzählige Arbeiten veröffentlicht. Durch die immer besser werdenden diagnostischen Möglichkeiten konnten neue Erkenntnisse bezüglich der Entstehung dieser Verletzung sowie der Frakturformen gewonnen werden. Dies führte oft zu diametralen Veränderungen der Therapieprinzipien. Eine p e r f e k t e Behandlungsmethode der distalen Radiusfraktur konnte bisher jedoch nicht gefunden werden.

Ungeachtet aller Fortschritte ist die unfallchirurgische Versorgung der distalen Radiusfraktur, vor allem beim älteren Menschen, ein ernstes Problem. Der Grund dafür ist nicht nur die Häufigkeit der Verletzung in dieser Altersgruppe, sondern viel mehr der Verlust der Selbstständigkeit. Zusätzliche Schwierigkeiten werden dem Chirurgen durch die oft fortgeschrittene Osteoporose und die eingeschränkte Compliance bereitet. Als Ergebnis finden sich häufig ein deutlicher Repositionsverlust in Form der verminderten Palmarinklination und die Verkürzung des Radius mit konsekutivem Ulnavorschub.

Die Therapieplanung der distalen Radiusfraktur soll sich immer nach bestehenden Instabilitätskriterien richten. Es stellt sich (besonders beim alten Menschen) die Frage, ob es nicht d o c h empfehlenswert wäre, die Therapie zu wählen, die ihm eine frühfunktionelle Beübung und damit schnelle Rückkehr in die häusliche Selbstständigkeit ermöglicht.

Diese Arbeit ist auch als Versuch zu verstehen, anhand des Behandlungsverlaufs bei einer 82-jährigen Patientin mit einer dislozierten beidseitigen distalen Unterarmfraktur die »optimale« Therapieoption der distalen Radiusverletzung bei alten Menschen zu hinterfragen.

Therapeutische Optionen

Auch eine sachgerechte konservative Behandlung der distalen Radiusfraktur birgt ein relativ hohes Risiko von Folgeschäden – um dies zu vermeiden, sollte der behandelnde Unfallchirurg immer folgende Ziele vor Augen halten: Rekonstruktion der Gelenkflächen und Einstellung der anatomischen Achsverhältnisse zum Erhalt der Gelenkmechanik sowie stabile Fixation des Repositionsergebnisses und dadurch Verhinderung eines Ulnavorschubs (3–5).

Trotz der Notwendigkeit einer raschen Wiederherstellung der Handgelenkbeweglichkeit, besonders bei alten Menschen, sollte laut Weller et al. (6) eine operative Therapieoption nicht kritiklos angewendet werden. Besonders die extraartikulären A2-Frakturen sind für die konservative Therapie geeignet (7). Kaps et al. sind der Meinung (8), dass gerade bei älteren Menschen die anatomische Reposition n i c h t unbedingt erzwungen werden muss.

Die funktionellen Ergebnisse nach Gipsruhigstellung und nach Behandlung mittels Fixateur externe zeigten keine signifikanten Unterschiede (9). Andererseits behaupten andere Autoren, dass ausschließlich die operative Versorgung eine exakte Rekonstruktion der Gelenkfläche ermöglicht und eine Redislokation, die praktisch immer in einem Gipsverband stattfindet, verhindert. Dies sei die Voraussetzung für ein gutes funktionelles Ergebnis (10).

Einigkeit besteht in der Meinung, dass instabile Frakturen stets operativ versorgt werden sollen (7,10).

Konservatives Vorgehen

Voraussetzung für eine korrekte Reposition und suffiziente Retention ist eine ausreichende Analgesie. Neben der komplikationsarmen Lokalanästhesie können Regionalblockaden angewendet werden, die zusätzlich zu der Schmerzausschaltung auch über eine muskelrelaxierende Komponente verfügen.

Ebenfalls suffizient, aber kontrovers diskutiert, ist die Bruchspaltanästhesie, die stets unter streng sterilen Bedingungen durchgeführt wird. Zusätzlich ist zu beachten, dass die Stichrichtung schräg von proximal erfolgen muss, um den Bruchspalt korrekt zu treffen. Ein Beweiszeichen der richtigen Lage ist die Aspiration des Frakturhämatoms.

Die Traktion während der Reposition kann p a s s i v durch Aufhängung des 1., 2. und 4. Fingers in Fingerextensionshülsen oder a k t i v durch den Operateur erfolgen. Hierbei hat sich die Repositionstechnik nach Charnley bewährt (11). Durch Dorsalextension wird das distale Fragment mobilisiert, um dann durch Druck von dorsal die axiale Verschiebung auszugleichen. Das Ergebnis kann in leichter Pronation im Gipsverband fixiert werden. Während der Anlage des Gipsverbandes soll auf eine sog. 3-Punkt-Fixation geachtet werden (besonders gute Anmodellierung über der Mittelhand dorsal, dem proximalen Unterarm dorsal und auf Höhe der Fraktur palmar). Dadurch ist die Retention der Fraktur auch nach dem Abschwellen der Weichteile möglich (12).

Operative Möglichkeiten

Bei der operativen Therapie der distalen Radiusfrakturen stehen Kirschner-Draht-, Schrauben- und Plattenosteosynthesen sowie Fixateur externe und deren Kombinationen zur Verfügung. Im Allgemeinen sollte versucht werden, die Eingriffe in Blutsperre durchzuführen. Die zusätzliche Benutzung eines Handextensionsgerätes zur Reposition und temporärer Fixation des Repositionsergebnisses hat sich ebenfalls bewährt.

Kirschner-Draht-Osteosynthese

Dieses schnelle und minimal-invasive Verfahren ist besonders für die Versorgung von A2- und C1-Frakturen geeignet. Um eine ausreichende Rotationsstabilität der Fixation zu gewährleisten, sollten Drahtstärken >1,6 mm gewählt werden (13). Zusätzlich empfehlen manche Autoren zur Schonung des N. radialis (Ramus superficialis) eine halboffene Vorgehensweise mit Spreizung der Weichteile und einem Zugangsweg durch die Tabatière (14). Die diesem Verfahren meist anhängende postoperative Ruhigstellung für etwa 4 Wochen wirkt sich jedoch nachteilig im Sinne einer rasch zu erlangenden Selbstständigkeit aus.

Zugschraubenosteosynthese

Dieses Verfahren eignet sich besonders zur Versorgung von B-Frakturen. Die Reposition und der Zugangsweg sind denen der Kirschner-Draht-Osteosynthese ähnlich (15), wobei auf eine möglichst senkrechte Lage der Schraube zur Frakturebene geachtet werden soll, um eine effiziente Kompression zu erreichen. Eine postoperative Ruhigstellung ist meist nicht mehr erforderlich (10).

Fixateur externe

Damit wird das biomechanische Prinzip der Ligamentotaxis genutzt (16). Die Kapsel-Band-Verbindungen des Handgelenks bleiben auch bei schwerer Fragmentation der Radiusgelenkfläche erhalten und ermöglichen bei einer kontinuierlichen Distraktion die korrekte anatomische Wiederanordnung. Vorzugsweise eignet sich diese Form der Osteosynthese zur Versorgung von offenen und infizierten Verletzungen, C2- und C3-Frakturen mit schmalem Gelenkblock sowie A3-Frakturen mit großer dorsaler Trümmerzone (17).

Die einfache Montage erfordert eine Verbindung zwischen dem 2. Mittelhandknochen und dem Radiusschaft, birgt aber Gefahren einer Pininfektion, der Reizung des N. radialis (Ramus superficialis) sowie einer Fraktur des Os metacarpale II bei Osteoporose. Das Komplikationsrisiko der sympathischen Reflexdystrophie wird besonders bei sehr starker Distraktion als hoch beschrieben. Es empfiehlt sich daher, den Fixateur nach 2–3 Wochen zu dynamisieren.

Plattenosteosynthese

Die Plattenosteosynthese der distalen Radiusfrakturen erlebt nach der Einführung der winkelstabilen Implantate ihre Wiedergeburt. Der komplikationsarme palmare Zugang schont sowohl die Fingerbeugesehnen als auch den N. medianus und kann auch bei Extensionsfrakturen mit größerer dorsaler Trümmerzone angewendet werden (18). Durch die subchondrale Platzierung sowie die sichere winkelstabile Verankerung der Schrauben im Plattenloch wird eine ausreichende Stabilität gewährleistet, sodass wir bei einem längeren Plattenschaft auch eine monokortikale Schraubenbesetzung empfehlen. Das schließt eine mögliche Strecksehnenruptur aus. Trotzdem wird immer wieder von Rupturen der Strecksehnen durch zu lange Schrauben berichtet (19).

Als Hauptvorteil gegenüber dem Fixateur externe bleibt die praktisch immer mögliche frühfunktionelle Nachbehandlung. Dies vermindert sowohl das Risiko des Auftretens der Sudeck-Dystrophie als auch einer Inaktivitätsosteoporose. Eine retrospektive Beurteilung der postoperativen Komplikationen von 332 in unserer Klinik operierten Patienten zeigte eine dreifach niedrigere Wundinfektionshäufigkeit nach Plattenosteosynthese (3%) im Vergleich zur Fixateurversorgung (9%).

Durch die Anwendung von gewebeverträglichen Titanimplantaten erübrigt sich meistens die Entfernung des Osteosynthesematerials; das bedeutet (besonders für alte Menschen wichtig), dass kein erneuter operativer Eingriff notwendig ist.

Die Anwendung der konventionellen Titanplatten bleibt lediglich der Versorgung von Flexionsfrakturen vorbehalten, wo nur die Abstützfunktion (ohne zwingende Notwendigkeit der Winkelstabilität) benötigt wird.

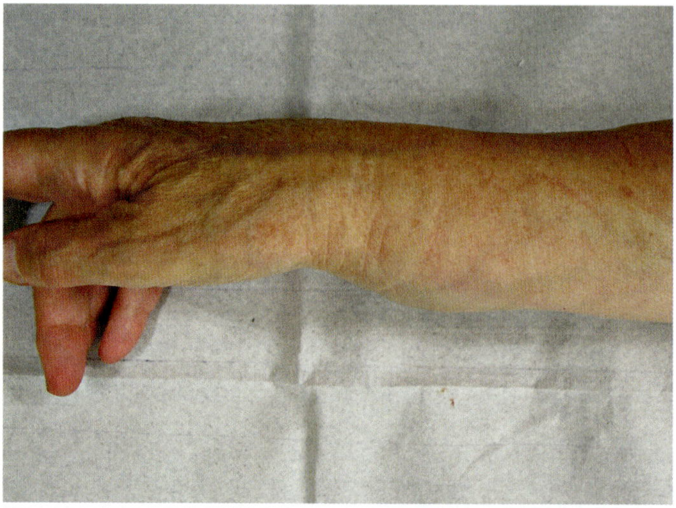

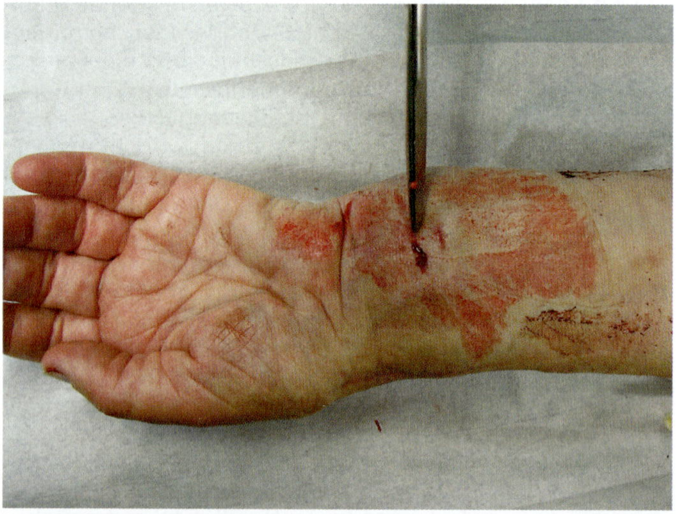

Abb. 1 und 2
Bajonettstellung des rechten Handgelenks sowie die Hautperforationsstelle an der Ventralseite des linken Handgelenks im Sinne einer erstgradig offenen Fraktur

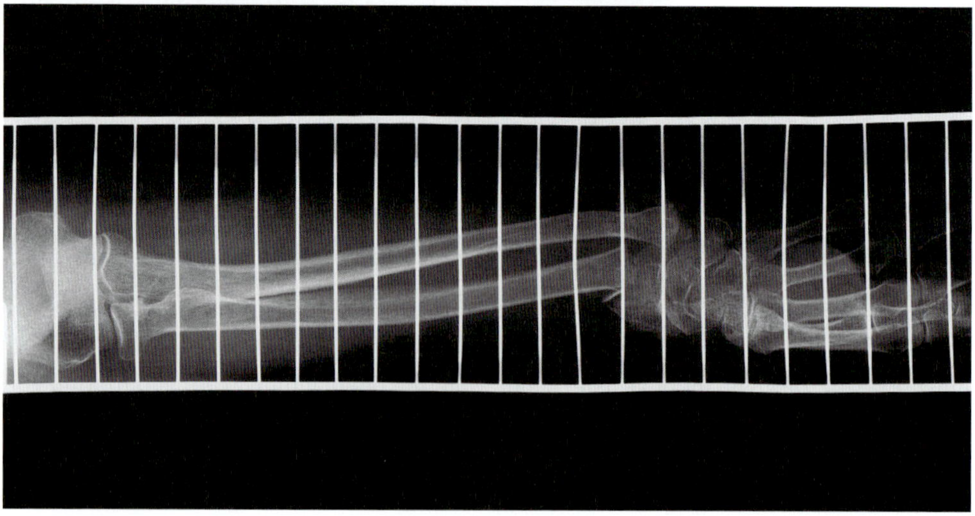

Abb. 3
Präoperative Röntgenaufnahme des linken Handgelenks im p.a. Strahlengang

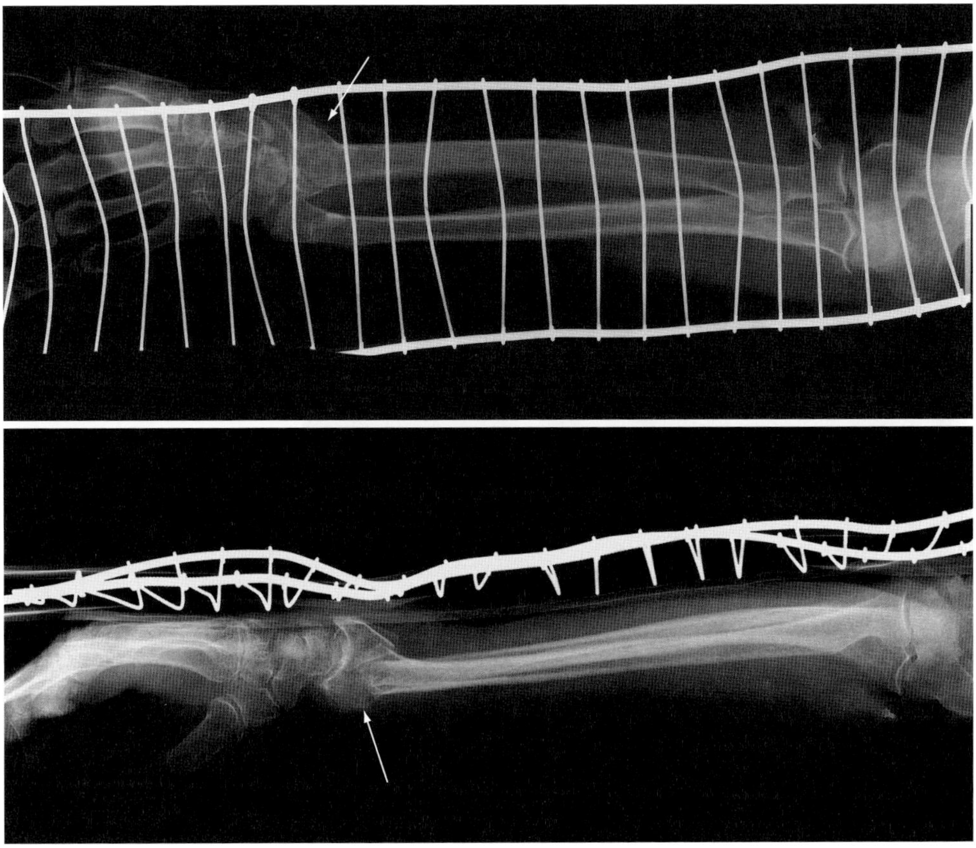

Abb. 4 und 5
Präoperative Röntgenaufnahme des rechten Handgelenks in 2 Ebenen mit der deutlich sichtbaren Auftreibung der Radiusmetaphyse nach alter Fraktur (Pfeile)

Eigene Beobachtung

Eine gesunde 82-jährige Patientin wurde nach einem Sturz auf Glatteis mit einer Fehlstellung (Bajonettstellung) (Abb. 1) und einer starken Schwellung beider Handgelenke in der Notaufnahme unserer Klinik vorgestellt. Die klinische Untersuchung zeigte eine schmerzbedingt deutlich beeinträchtigte Motorik. Es fanden sich jedoch keine Störungen der Durchblutung und der Sensibilität. Zusätzlich fiel eine kleine Wunde an der Ventralseite des linken Handgelenks (Abb. 2) auf. Die Röntgenuntersuchung bestätigte den Verdacht auf eine beidseitige distale Unterarmfraktur (Abb. 3–5). Eine leichte Auftreibung der Radiusmetaphyse rechts mit einem vermehrten Kalk-Salz-Gehalt der Knochensubstanz deutete auf eine ältere Verletzung hin (Abb. 4). Die Patientin bestätigte, vor 7 Jahren einen folgengleichen Unfall gehabt zu haben.

Methode

Nach Untersuchung der Patientin, Analyse der Röntgenbilder sowie Klärung des

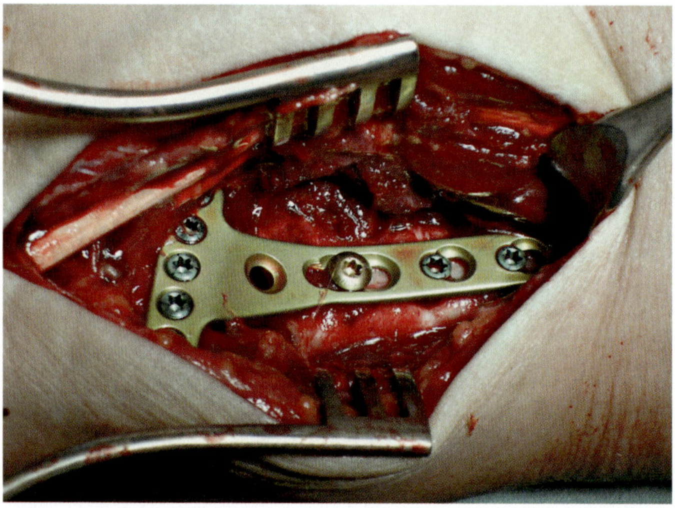

Abb. 6
Der intraoperative Situs mit der 2,4-mm-Titanplatte. Die konventionelle Schraube im langen Kombiloch ermöglicht eine exakte Ausrichtung sowohl der Radiuslänge als auch der Radiusachse. Durch die gute Weichteildeckung und die vollständig versenkbaren Schraubenköpfe besteht für die Beugesehnen keine Gefahr

sozialen Umfeldes entschieden wir uns gleich am Unfalltag für eine operative Versorgung beider Frakturen.

Es erfolgte zunächst die winkelstabile Plattenosteosynthese des rechten Radius über den typischen palmaren Zugang. Das Lig. carpi transversum wurde bei fehlender Klinik der Kompression des N. medianus nicht gespalten. Bei einem relativ schmalen distalen Gelenkfragment wurde hier eine anatomische 2,4-mm-Titanplatte der Firma *Synthes* verwendet.

Intraoperativ wurden zunächst die Schraubenlöcher am Gelenkblock besetzt. Die Bohrung im äußeren (ulnaren) Plattenloch wurde unter starker dorsaler Kompression mit hoher Drehzahl durchgeführt, um das Verschieben des dorso-ulnaren Fragments zu vermeiden. Nach dem Erreichen der Stabilität des distalen Frakturfragments konnte die Platte über dem Schaft exakt ausgerichtet und dadurch der frontale Radiusgelenkwinkel eingestellt werden.

Das Ergebnis wurde zunächst temporär mit einer konventionellen Kortikalisschraube fixiert, um bei Bedarf die Radiuslänge korrigieren zu können (den Operationssitus zeigt Abb. 6). Die distale Ulnafraktur wurde minimal-invasiv vom Proc. styloideus aus mittels einer KIRSCHNER-Draht-Osteosynthese versorgt.

Die Behandlung des linken Handgelenks erfolgte nach dem Débridement der Weichteilperforationsstelle in gleicher Weise, wobei die distale Ulnafraktur von proximal mittels zweier intramedullärer TEN *(Titanium Elastic Nail,* Firma *Synthes)* versorgt wurde. Es resultierte eine übungsstabile Osteosynthese beider Verletzungen.

Ergebnis

Nach Entfernung der REDON-Drainagen am 1. postoperativen Tag erfolgte unmittelbar die frühfunktionelle physiotherapeutische Nachbehandlung mit aktiven und passiven Bewegungsübungen. Zur Behandlung der postoperativen Weichteilschwellung wurden Lymphdrainagen durchgeführt und ein Kompressionshandschuh verordnet. Die Röntgenkontrolle zeigte die achsengerechte Frakturreposition bei korrekter Lage der Implantate (Abb. 7–10). Die besonders auf der Aufnahme des rechten Handgelenks sichtbare, deutlich negative Palmarinklination resultierte aus

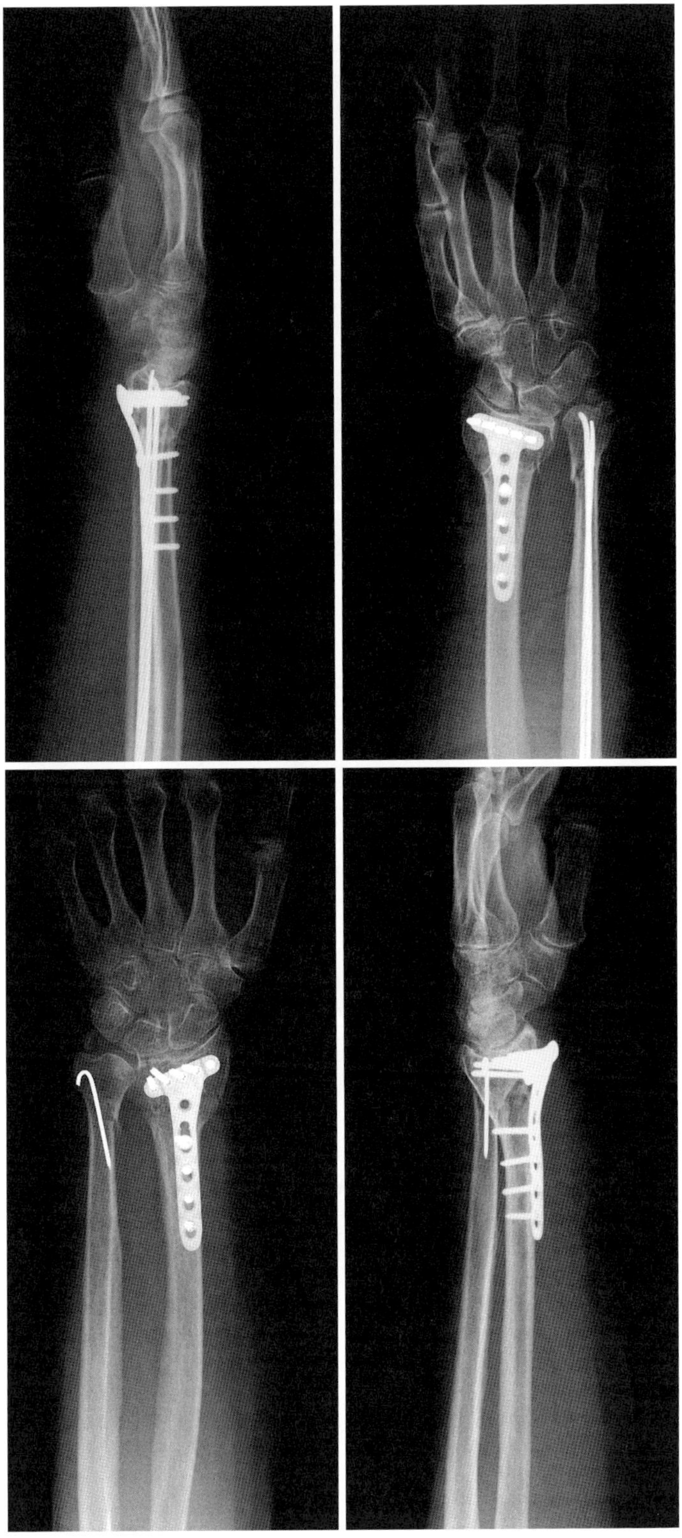

Abb. 7–10
Postoperative Röntgenkontrolle mit beidseitiger Ulna-(plus-)minus-Variante sowie durch die stattgehabte Fraktur besonders auf der rechten Seite sichtbare negative Palmarinklination

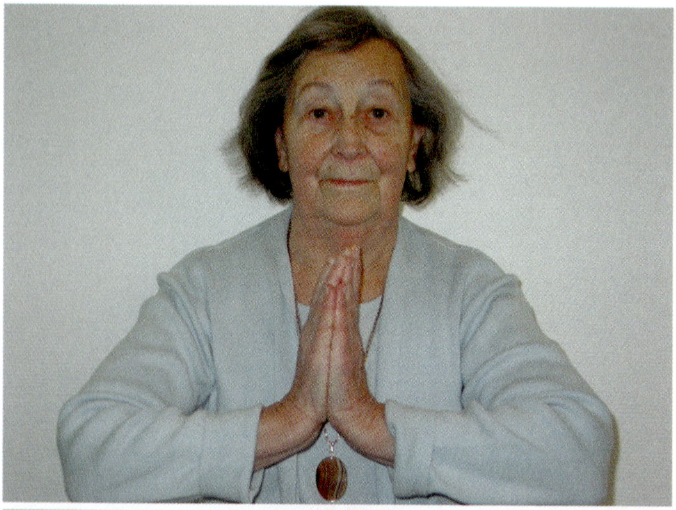

Abb. 11–15
Funktionelles Ergebnis mit einem leichten rechtsseitigen Flexionsdefizit. Die Unterarmrotationsfähigkeit ist beidseitig uneingeschränkt. Sehr gutes kosmetisches Ergebnis

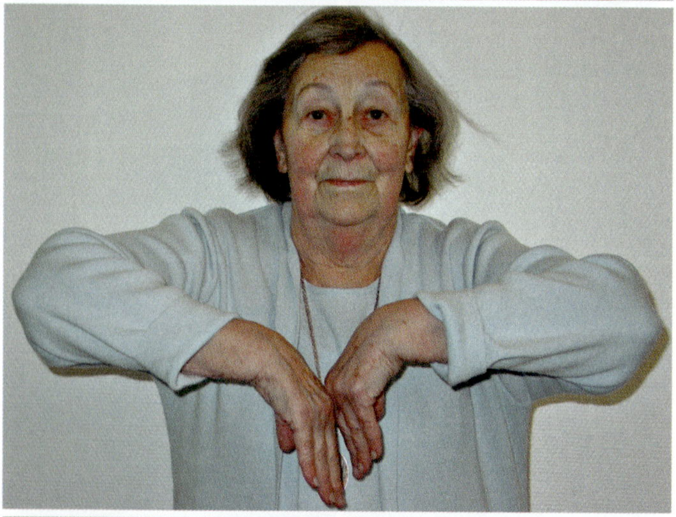

Abb. 12

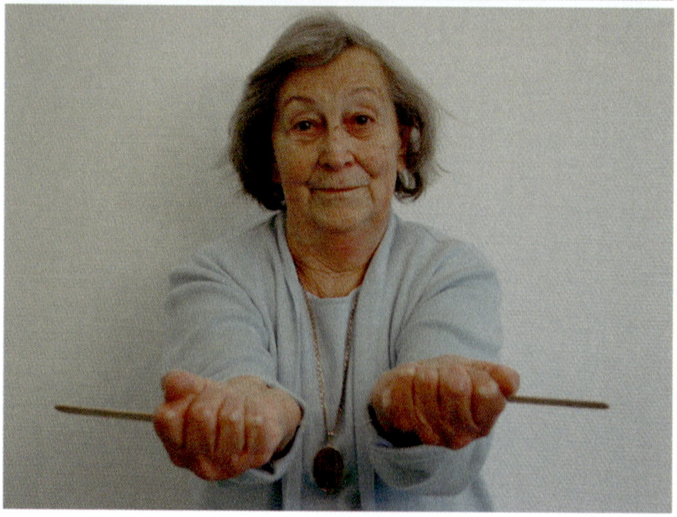

Abb. 13

Abb. 14

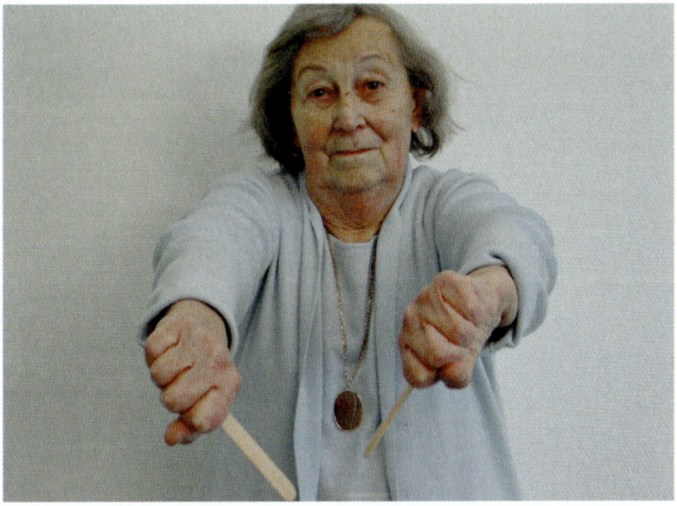

Abb. 15

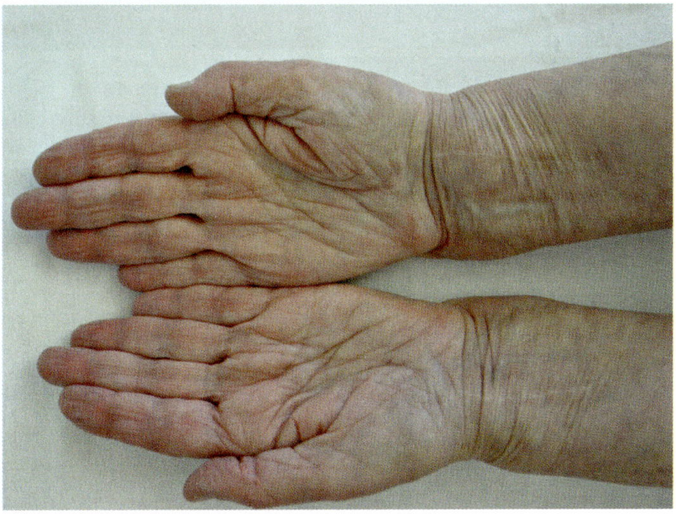

einer konservativ behandelten und suboptimal ausgeheilten Fraktur vor 7 Jahren (Abb. 9 und 10).

Ergebnis der frühfunktionellen Therapie: Die Patientin war bereits nach kurzer Zeit in der Lage, einfache häusliche Tätigkeiten, wie z. B. das Zubereiten einer Schnitte, durchzuführen. Das Bewegungsausmaß von Flexion/Extension 25°–0–5° am ersten postoperativen Tag verbesserte sich auf Flexion/Extension 40°–0–20° am 5. postoperativen Tag. Es wurden keine schweren Komplikationen beobachtet. Die Wunden heilten primär.

Bei der Nachuntersuchung der Patientin nach 1½ Jahren konnte folgende Beweglichkeit der Handgelenke festgestellt werden: rechts Flexion/Extension 70°–0–80°; links Flexion/Extension 60°–0–80°. Die Drehbeweglichkeit beider Unterarme war uneingeschränkt (Abb. 11–15). Die Röntgenkontrollaufnahmen zeigten eine voll-

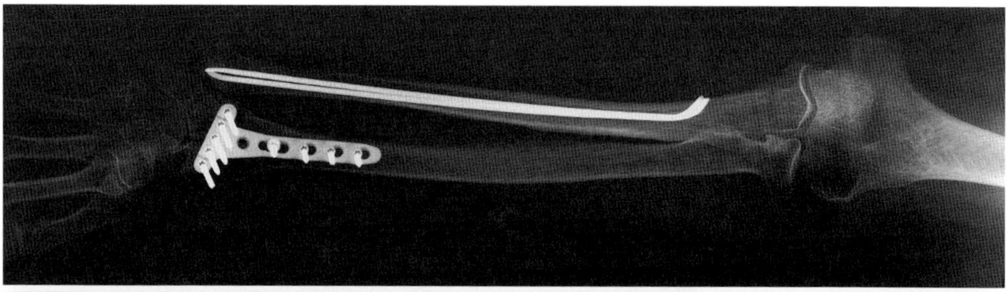

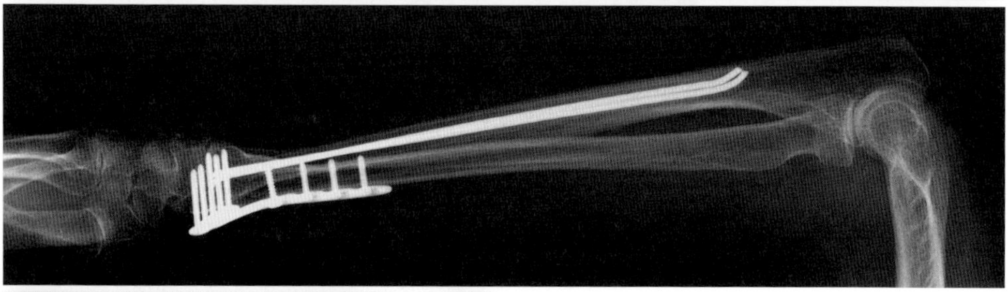

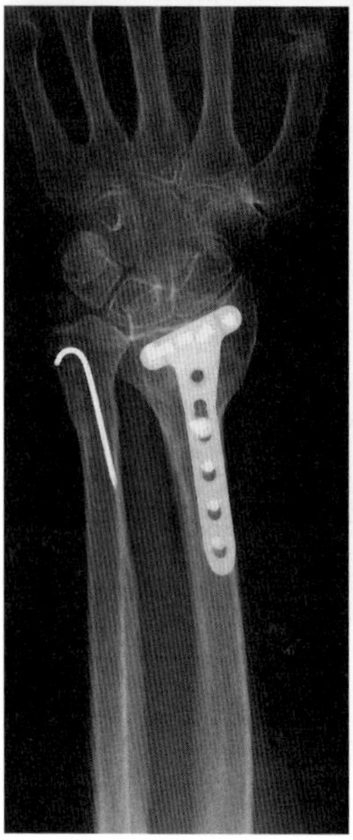

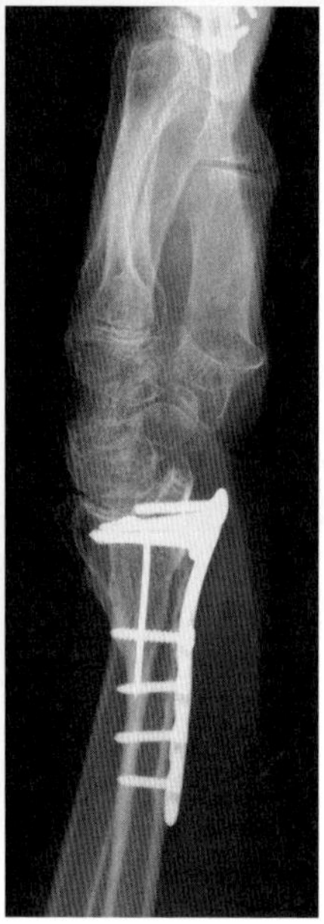

Abb. 16–19
Verlaufskontrolle nach 1,5 Jahren mit vollständig durchbauten Frakturen ohne Zeichen einer Materiallockerung

ständige Ausheilung beider Frakturen ohne Repositionsverlust (Abb. 16–19).

Die Patientin ist mit dem Endergebnis zufrieden und klagt über keine wesentlichen Beschwerden – weder in Ruhe noch unter Belastung. Sie kann wieder ihren normalen Aktivitäten nachgehen. Das Ergebnis des DASH-Scorings (**d**isabilities of the **a**rm, **s**houlder and **h**and) betrug 9,2 und bestätigt die subjektive Zufriedenheit der Patientin (20). Die Entfernung des Osteosynthesematerials haben wir zu diesem Zeitpunkt nicht für notwendig gehalten.

Diskussion

Durch die steigende Lebenserwartung hat sich die Zahl osteoporotisch bedingter Frakturen vervielfacht. Auch wenn die Kompensationsfähigkeit der akuten Bewegungsdefizite beim älteren Menschen sicherlich eingeschränkt ist – er hat den gleichen medizinischen Anspruch auf Rekonstruktion und Rehabilitation wie jüngere Patienten. Dieses Ziel kann jedoch nur durch eine sichere und komplikationsarme chirurgische Behandlung mit anschließender problemloser Wiedereingliederung in die soziale Umwelt des alten Menschen erreicht werden.

Aufgrund der oft unbefriedigenden funktionellen Ergebnisse, die je nach Literaturangabe 15–47% betragen (21, 22), wird seit dem Anfang der 1990er-Jahre eine differenzierte operative Therapie der distalen Radiusfraktur postuliert (7, 23). Die Anwendung einer stadiengerechten Therapie (24) gestaltet sich gerade bei alten Patienten oft sehr schwierig, sodass individuelle Therapiekonzepte erstellt werden müssen, die sich in ihrer Planung an der Lebenserwartung und an realistischen Langzeitprognosen orientieren müssen.

Bei der hier vorgestellten Patientin handelt es sich um eine gesunde, sich selbst versorgende Frau. Was aber wäre, wenn sich die beiden Radiusfrakturen für eine konservative Therapie eignen würden?

- Eine stadiengerechte Behandlung würde für die Patientin eine 6 Wochen lange »Auszeit« bedeuten.
- Sie wäre in dieser Zeit mit Sicherheit auf die Hilfe anderer angewiesen.
- Die Betreuung in einer Kurzzeitpflege würde für sie eine große finanzielle Mehrbelastung bedeuten.
- Die täglichen hygienischen Maßnahmen wären nicht durchführbar.
- Nach der Frakturkonsolidierung wäre eine intensive Physiotherapie unvermeidlich, um die lange immobilisierten Gelenke wieder beweglich zu machen.

In unserem Beispiel kam es zu keiner wesentlichen Behinderung der Patientin, die sich ab dem ersten postoperativen Tag zunehmend selbst versorgen konnte.

Fazit für die Praxis

○ Mit der winkelstabilen Plattenosteosynthese ist (neben der anatomiegerechten Rekonstruktion und der gesicherten biomechanischen Stabilität der distalen Radiusfraktur) die Möglichkeit der frühfunktionellen Nachbehandlung gegeben.

○ Durch die erhalten gebliebene Selbstständigkeit vermindert sich das Risiko einer dauerhaften Pflegebedürftigkeit und sozialer Isolation.

○ Auch die Kosten für Kurzzeitpflege und ambulante Hilfen können gesenkt werden.

○ Dieser Therapievorteil ist gerade auch beim alten Menschen in der Therapieplanung der distalen Radiusfraktur von großer Bedeutung.

○ Aus diesem Grund ist es – vor allem bei älteren Patienten – überlegenswert, sich (selbst dann, wenn eine medizinische Indikation für ein konservatives Vorgehen gegeben ist) für die operative Versorgung zu entscheiden.

Literatur

1. Pouteau C. Memoire, contenant quelques reflexions sur quelques fractures de l'avant-bras sur les luxations incomplette du poignet sur les diastasis. In: Oeuvres Posthumes de M Pouteau. Paris: Ph.-D. Pierres; 1783.

2. Colles A. On the fracture of the carpal extremity of the radius. Edinburgh Med Surg J 1814; 19: 182–186.

3. Pechlaner S. Distale intraartikuläre Radiusfraktur – Indikation und Technik der offenen Reposition und Plattenosteosynthese. Orthopäde 1993; 22: 46–51.

4. Tscherne H, Jähe J. Aktueller Stand der Therapie der distalen Radiusfraktur. Unfallchirurg 1990; 93: 157–164.

5. Pechlaner S, et al. Distale Radiusfrakturen – Ätiologie, Behandlungsmethoden und Ergebnisse. Handchir Mikrochir Plast Chir 2006; 39: 19–28.

6. Weller S. Die konservative Behandlung Bericht über die unfallchirurgische Tagung im ICC 1990. Unfallmedi-

zinische Tagung der Landesverbände der gewerblichen Berufsgenossenschaften 1990; Heft 73: 201–208.
7. Langenberg R. Die differenzierte Behandlung von distalen Radiusfrakturen. Unfallchirurg 1991; 94: 482–485.
8. Kaps HP. Wann konservativ, wann operativ, wie akut, wie langfristig behandeln? Krankenhausarzt 1994; 67: 405–414.
9. Solgaard S, Bünger C, Solund U. Displaced distal radius fractures. Arch Orthop Trauma Surg 1989; 109: 34–38.
10. Hoffmann TF, Ruppert R, Renneker D. Operative Therapie distaler Radiusfrakturen. Behandlungskonzept und Ergebnisse. chir praxis 1994; 48: 445–460.
11. Charnley J. Die konservative Therapie der Extremitätenfrakturen. Berlin-Heidelberg-New York: Springer; 1968.
12. Oestern HJ. Distale Radiusfrakturen. Teil I – Grundlagen und konservative Therapie. Chirurg 1999; 70: 1180–1192.
13. Oestern HJ. Distale Radiusfrakturen. Teil II – Operative Therapien. Chirurg 1999; 70: 1381–1394.
14. Hotz K. Osteosynthese distaler Radiusfrakturen mit der Kirschner-Draht-Osteosynthese. OP-Journal 2003; 19: 21–27.
15. Wüster-Hoffmann M, Hoffmann AK, Kinzl L. Behandlung der einfachen intraartikulären Radiusfraktur (Typ B1–B3). Chirurg 1993; 64: 889–883.
16. Vidal J, et al. Une méthode originale dans le traitement des fractures comminutives du radius: le taxis ligamentaire. Acta Orthop Belg 1977; 43: 781–789.
17. Oestern HJ. Osteosynthese mit Fixateur externe. OP-Journal 2003; 19: 28–32.
18. Schmelzer-Schmied N, Martini AK, Jung M. Die palmare winkelstabile Plattenosteosynthese bei distaler Radiusfraktur. Obere Extremität 2007; 2: 150–155.
19. Walz M, Kolbow B, Auerbach F. Was leistet die winkelstabile Plattenosteosynthese bei der distalen Radiusfraktur des alten Menschen? Unfallchirurg 2004; 107: 664–670.
20. Germann G, Wind G, Harth A. Der DASH-Fragebogen – Ein neues Instrument zur Beurteilung von Behandlungsergebnissen an der oberen Extremität. Handchir Mikrochir Plast Chir 1999; 31: 149–152.
21. Gartland JJ, Werley CW. Evaluation of healed Colles fractures. J Bone J Surg (Am) 1951; 33: 895–907.
22. Kording J, Lessing U, Thaiss S. Behandlung instabiler distaler Radiusfrakturen mit dem Fixateur externe. chir praxis 1993; 46: 79–88.
23. Rueger JM, Linhardt W, Sommerfeld DW. Differentialindikation zur Behandlung der distalen Radiusfraktur. Trauma Berufskrankheiten 1998; 1: 6–14.
24. Pilz F, et al. Distale Radiusfrakturen, Behandlungskonzept und Erfahrungen. Trauma Berufskrankheiten 2000; 2: 313–319.

Thoraxchirurgie

Alexandra Schramm · Tina Ranneberg · Gunda Leschber

Die Thoraxchirurgie ist vorwiegend eine onkologisch orientierte Chirurgie, da der Großteil der Patienten entweder an einem primären oder sekundären Tumorbefall der Lunge leidet. Andere Erkrankungen, die thoraxchirurgisch behandelt werden und gehäuft bei älteren Menschen auftreten, sind der sekundäre Pneumothorax auf der Basis einer chronisch obstruktiven Lungenerkrankung (COPD), parapneumonische Pleuraempyeme und maligne Pleuraergüsse bei diversen Malignomen. Angeführt wird die Liste der behandlungsbedürftigen Erkrankungen jedoch auch beim alten Menschen vom Lungenkarzinom.

Die Inzidenz des Lungenkarzinoms liegt in Deutschland für Männer konstant bei 47,3/100 000, bei Frauen ist sie derzeit noch niedriger, tendenziell aber stark steigend. Jährlich versterben etwa 40 000 Menschen in Deutschland an den Folgen eines Lungenkarzinoms (1). Aufgrund eines fortgesetzten, bis vor wenigen Jahren gesellschaftlich akzeptierten Nikotinkonsums und dem zunehmenden Alter der Patienten steigt die Inzidenz des Lungenkarzinoms, wie für alle Karzinome, da mit zunehmender Expositionsdauer das Risiko einer malignen Entartung wächst.

Im Jahr 2007 waren gut 21% der Deutschen zwischen 60 und 80 Jahre und gut 5% >80 Jahre alt. Gemäß dem Statistischen Bundesamt lag der Altenquotient (Verhältnis der 60-Jährigen und Älteren zu je 100 20–60-Jährigen) im Jahr 2010 bei 46,3% und wird bis zum Jahr 2050 je nach Variante der Bevölkerungsvorausberechnung 60 oder 64 erreichen (Abb. 1).

Aufgrund der Verschiebung der Altersstruktur und einer damit bedingten Zunahme der Krebserkrankungen wird die Frage nach operativen Therapiemöglichkeiten für Patienten in höherem Alter immer wichtiger, vor allem auch in der Thoraxchirurgie.

Patientenkollektiv

Patienten >70 Jahre haben in der Thoraxchirurgie gewöhnlich ein recht eindrucksvolles Risikoprofil. Die meisten haben jahrelang geraucht und leiden an einer COPD, zusätzlich haben sie die aus dem Nikotinkonsum resultierenden Folgeerkrankungen (Arteriosklerose, koronare und hypertensive Herzkrankheit, pulmonale Hypertonie, Herzinsuffizienz, Niereninsuffizienz etc.). Deutlich häufiger als jüngere Patienten hat das ältere Kollektiv einen Myokardinfarkt erlebt und damit ein erhöhtes Operationsrisiko. Eine holländische Arbeitsgruppe zeigt jedoch, dass es 6 Monate nach einem Myokardinfarkt sicher ist, eine Operation an der Lunge durchzuführen ohne signifikant erhöhtes Risiko für einen Re-Infarkt (2).

Um die funktionellen Voraussetzungen für einen resezierenden Eingriff zu testen, werden die Patienten routinemäßig präoperativ kardiopulmonalen Belastungsuntersuchungen (Ekg, Blutgasanalyse, Bodyplethysmographie, Spiroergometrie) unterzogen. Wenn nötig, werden diese durch eine Echokardiographie oder eine Myokardszintigraphie zur zuverlässigen Risikoabschätzung ergänzt. Leitlinienkonform erfolgt die Abklärung nach dem Schema von Bolliger (3).

Operationen bei Lungenkarzinom

Das Ziel ist grundsätzlich die kurative Operation, als anatomische Resektion oder wenn funktionelle Limitationen vorliegen als eingeschränkt radikaler Eingriff, immer in Kombination mit einer systematischen Lymphadenektomie. Dabei besteht die Möglichkeit des offenen (Abb. 2) oder des thorakoskopischen Vorgehens (Abb. 3).

Die offene Operation (Thorakotomie) bietet alle Optionen von der atypischen Keilresektion über die anatomische Segmentresektion, die Lobektomie und Bilobektomie bis hin zur erweiterten Pneumonektomie (4). Standard bei den Lungenkrebsoperationen ist die Lobektomie, da die meisten Tumoren auf einen Lappen beschränkt sind. Alternativ tritt bei funktionell limitierten Patienten eine Segmentresektion an die Stelle der Lobektomie, um als eingeschränkt radikaler Eingriff eine

Abb. 1
Alterspyramide für das Jahr 2006 und 2050 in Deutschland im Vergleich (Statistisches Bundesamt)

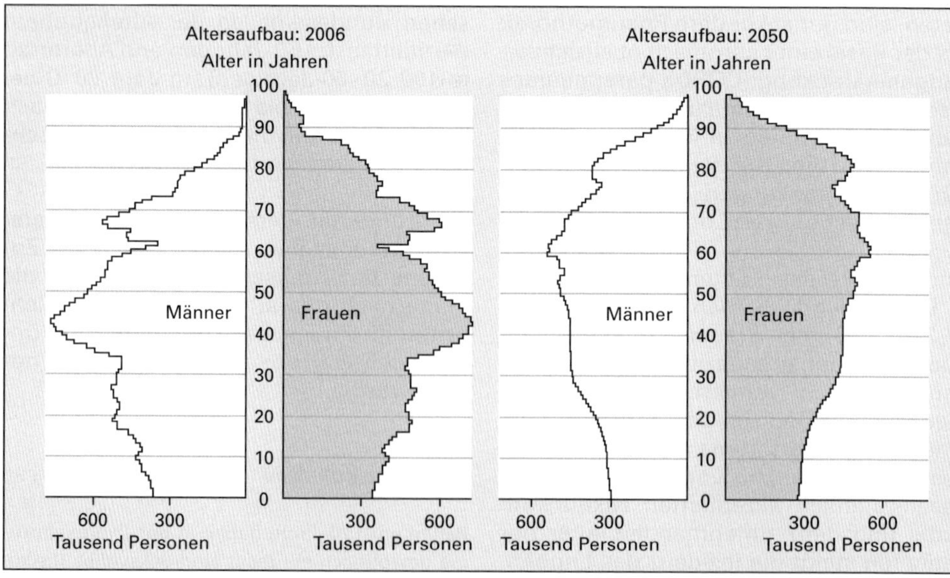

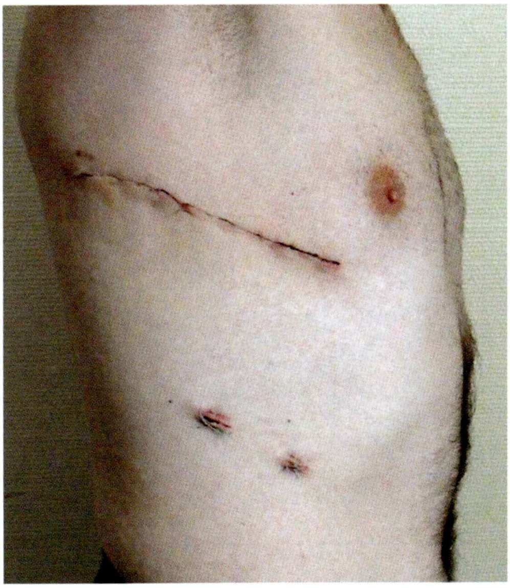

Abb. 2
Postoperatives Bild eines Patienten 7 Tage nach einer Thorakotomie rechts

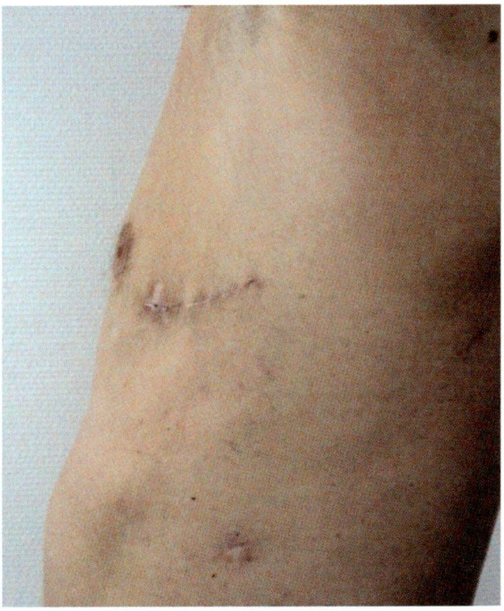

Abb. 3
Postoperatives Bild eines Patienten nach thorakoskopisch assistierter Lobektomie links

gute lokale Tumorkontrolle unter Erhalt von möglichst viel Restlungengewebe zu gewährleisten. Es wurde in Singlecenterstudien gezeigt, dass ein Teil der Patienten, vor allem bei begrenzter Lebenserwartung, schon einen Überlebensvorteil durch eine anatomische Segmentresektion gegenüber einer reinen Keilresektion davonträgt, da bei einer Keilresektion das Risiko des Lokalrezidivs aufgrund der teilweise knappen Sicherheitsabstände höher ist (5).

Im Gegensatz zur Resektion des Primärtumors scheint für Patienten im fortgeschrittenen Lebensalter die Durchführung einer systematischen Lymphadenektomie nicht prognoserelevant zu sein. Die Lymphadenektomie kann sich sogar prognostisch negativ auswirken, wenn es zum Auftreten von Komplikationen kommt, wie eine japanische Arbeitsgruppe bei >80-jährigen Patienten zeigte (6). Prinzipiell sind solche Komplikationen jedoch selten, dabei handelt es sich vor allem um eine prolongierte Drainagedauer und bei extremen Verläufen um die Entwicklung eines Chylothorax.

Ein erhöhtes Lebensalter ist aufgrund der aktuellen Studienlage auch keine Kontraindikation für eine Pneumonektomie, sofern diese aufgrund der Tumorlokalisation notwendig erscheint. Es konnte kein Einfluss der Größe des Eingriffs auf das Überleben der Patienten festgestellt werden. Neue Untersuchungen zeigen, dass die Pneumonektomie für einen >70-jährigen Patienten mit akzeptablem Risiko durchführbar ist, wenn auch mit einer erhöhten Morbidität und Mortalität (2, 7). Besonders ist die als komplikationsbehaftet geltende rechtsseitige Pneumonektomie nicht mit einem schlechteren Überleben verbunden (2).

Parenchymsparenden Resektionen, wie der Manschettenlobektomie etc., sollte immer Vorrang gegeben werden. Diese Eingriffe erlauben einen maximalen Parenchymerhalt durch eine technisch anspruchsvolle rekonstruktive Operations-

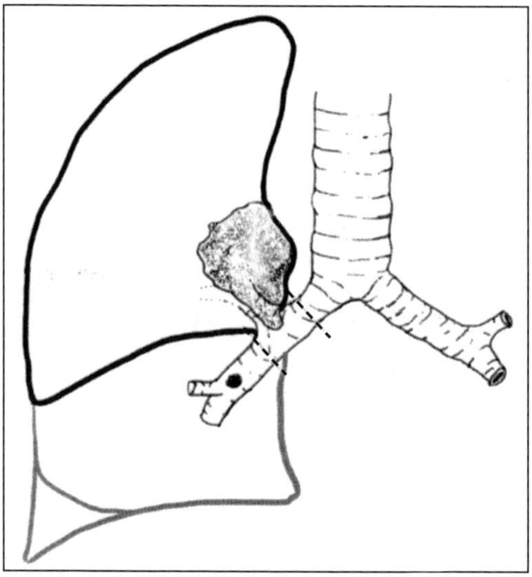

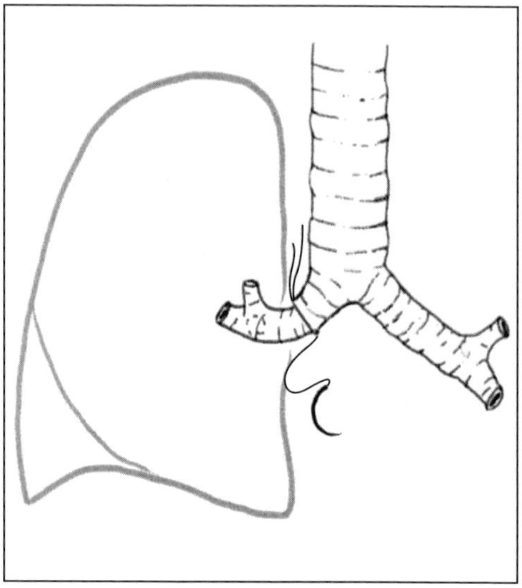

Abb. 4 und 5
Schematische Darstellung einer Oberlappenmanschettenresektion rechts vor und nach Operation

technik (Abb. 4 und 5). Bei einer Manschettenlobektomie wird der tumortragende Lappen unter Mitnahme eines Teils des Bronchialbaumes reseziert und im Anschluss die Kontinuität des Bronchialsystems wieder hergestellt. Gelegentlich muss eine Gefäßmanschette gleichzeitig erfolgen, wenn der Tumor nicht nur einen zentralen Bronchus, sondern auch die Wand der begleitenden Pulmonalarterie infiltriert. In der Hand des erfahrenen Thoraxchirurgen lassen sich so Pneumonektomien bei vielen Patienten vermeiden und die Rate der Pneumonektomien kann auf weit <20% reduziert werden.

In den vergangenen Jahren ist der Anteil der Patienten, die in einem multimodalen – also neoadjuvanten – Therapiekonzept behandelt werden, deutlich gestiegen. Durch eine neoadjuvante Chemotherapie ist entweder bei einem großen initial inoperabel erscheinenden Tumor ein Regress und damit die Operabilität erreichbar oder die Durchführung einer neoadjuvanten Chemotherapie ist bei einem nachgewiesenen N2-Status vor der geplanten Operation nötig. Allerdings bleibt zu bedenken, dass alte Patienten, die im multimodalen Setting behandelt werden, ein doppelt so hohes Risiko haben eine Komplikation zu entwickeln (8).

In der Thoraxchirurgie haben sich in den letzten Jahren Methoden etabliert, die durch einen kleineren Zugang ein geringeres Gewebetrauma verursachen. Zunächst wurde die muskelsparende anteriore Thorakotomie eingeführt, doch inzwischen konnte das Operationstrauma durch thorakoskopische Verfahren weiter minimiert werden.

Das thorakoskopische Operieren bietet die gleichen Vorteile wie ein laparoskopisches Vorgehen in der Allgemeinchirurgie. Die Patienten haben kleine Schnitte und keine großen, muskeldurchtrennenden Narben. Das Operationstrauma bleibt bei thorakoskopischen Eingriffen gering, da kein Rippenspreizer verwendet wird und dadurch keine Verrenkungen an den Rippengelenken durch die Aufweitung der Interkostalräume auftreten. Bei Bedarf erfolgt lediglich eine kleine Hilfsinzision im Bereich eines Trokarzugangs. Die Operation wird u. U. in Hybridtechnik beendet. Diese modernen Verfahren sollten bei der Planung von operativen Eingriffen immer in Erwägung gezogen werden. Die thorakoskopischen Eingriffe sind inzwischen soweit optimiert worden, dass eine onkologische Lobektomie per Videothorakoskopie (videoassistierte Thorakoskopie [VATS]) komplikationslos einschließlich der Lymphadenektomie durchgeführt werden kann.

So ist die VATS-Lobektomie in spezialisierten Lungenzentren zu einem Standardeingriff geworden, von dem Patienten außerordentlich profitieren. Minimal-invasiv ist eine onkologische Resektion auch für Patienten möglich, die eine Thorakotomie nur schlecht bis gar nicht tolerieren würden. Die Gleichwertigkeit der Methode ist inzwischen bewiesen, durch die geringere Zytotoxizität und verminderte Onkotaxis ist das Überleben der Patienten sogar besser (9).

Der thorakoskopische Ansatz scheint besonders für das Kollektiv älterer Menschen aufgrund der niedrigen Morbidität und vor allem der resultierenden kürzeren Liegezeiten einen Vorteil zu bringen, von dem besonders Patienten >75 und sogar 80 Jahren profitieren (10, 11). Dabei sind palliative und onkologische Eingriffe gleichermaßen möglich.

Bei einem funktionell beeinträchtigten Patienten kann die eingeschränkt radikale Resektion eines pulmonalen Malignoms ebenfalls auf thorakoskopischem Zugangsweg erfolgen und mit einer Lymphadenektomie kombiniert werden.

Operationen bei anderen Erkrankungen

Bei Patienten mit einem extrathorakalen Malignom in der Anamnese kommt es im Verlauf der Erkrankung häufig zu einer pleuralen Metastasierung mit resultierendem malignem Pleuraerguss. Die Entlastung des Ergusses und Rezidivprophylaxe ist nachgewiesenermaßen am sichersten durch eine Talkumpleurodese zu erreichen. Der Eingriff wird in einer kurzen Narkose thorakoskopisch durchgeführt. Allerdings muss man die mit einer Talkumpoudrage verbundenen Risiken kennen, vor allem die häufig stark ausgeprägte gewollte, aber auch gefürchtete Entzündungsreaktion (SIRS), die in der frühpostoperativen Phase eine nicht zu unterschätzende Gefahr für die Patienten ist, gelegentlich mit letalem Ausgang.

Eine Sondergruppe sind alte Patienten mit einer schweren COPD oder Lungenemphysem und einem sekundären Pneumothorax mit persistierender Fistelsymptomatik. Sie profitieren von einer thorakoskopischen Versorgung, die die Fistel beseitigt und durch eine partielle Pleurektomie eine stabile Verklebung der Lunge mit der Thoraxwand erzielt und damit ein lebensbedrohliches Rezidiv verhindert. Durch den minimal-invasiven Zugangsweg kann der Krankheitsherd, bei diesen Patienten die gegebenenfalls rupturierten Bullae, gut entfernt werden.

Ein weiteres oft lebensbedrohliches Erkrankungsbild ist das Pleuraempyem, das zumeist parapneumonisch auftritt und zu schweren septischen Verläufen führen kann. Bei rechtzeitiger Diagnosestellung im exsudativen oder putriden Stadium ist die operative Therapie auf thorakoskopischem Wege möglich. Bei der Thorakoskopie erfolgt neben der Entfernung des liquiden Empyems eine sog. Frühdekortikation der Lunge, bei der die viszerale und parietale Pleura dekortiziert werden. Im Spätstadium mit kompletter Fesselung der Lunge durch den dicken Empyemsack mit teilweise zentimeterdicker Wand, ist die Sanierung meist nur durch eine offene Dekortikation zu erreichen. Dieser Eingriff ist allerdings aufgrund des Risikoprofils der Patienten mit einem hohen Komplikationspotenzial behaftet.

Komplikationen thoraxchirurgischer Operationen

An erster Stelle stehen neben der Arrhythmie die prolongierte Luftfistel aufgrund derer die Patienten im Krankenhaus bleiben müssen. Sie sind dabei durch die längere Drainagedauer einem erhöhten Pneumonierisiko ausgeliefert, außerdem steigt die Gefahr der Entwicklung eines Pleuraempyems. Schmerzbedingte Einschränkungen nach einer Thorakotomie können zu einer geminderten postoperativen Sekretmobilisation führen und das Risiko einer Beatmungspflichtigkeit erhöhen (12). Eine gute Schmerztherapie sowie der Einsatz thorakoskopischer Operationsverfahren können die Entwicklung von Komplikationen verhindern. Alte Patienten benötigen eine noch sorgfältigere postoperative Mobilisation und Krankengymnastik als jüngere Patienten.

Fazit für die Praxis

○ Älteren Patienten darf die Operation alleine aufgrund ihres kalendarischen Alters nicht verwehrt werden. Ergebnisse einer holländischen Arbeitsgruppe zeigten, dass das Überleben alter Patienten nach onkologischer Resektion beim Lungenkarzinom nicht durch den Tumor bestimmt wird, sondern sich dem der Altersgruppe anpasst. Das bedeutet, dass die Patienten durch die mit ihrem Lebensalter verbundenen Krankheiten versterben und nicht durch die Folgen der Tumorerkrankung. Ihre Operationsrisiken und ihr Langzeitüberleben sind dem von jüngeren Patienten vergleichbar (8).

○ Alte Menschen profitieren von einem thorakoskopischen Vorgehen besonders, da die Einschränkungen durch das geringere Operationstrauma geringer ausfallen. Sie haben nach onkologischer Resektion eine gute Prognose. Für funktionell inoperable Patienten sollte altersunabhängig ein eingeschränkt radikales Vorgehen in Betracht gezogen werden, um den Patienten ihre Lebensqualität zu erhalten und die soziale Isolation zu ersparen, die durch einschmelzende Tumoren entstehen kann.

○ Operationen bei nicht-malignen Erkrankungen sind auch bei alten Menschen notwendig und sollten dann bevorzugt thorakoskopisch erfolgen, um die Vorteile des geringeren Operationstraumas mit dem besseren postoperativen Verlauf zu nutzen.

Literatur

1. Sommer B. Bevölkerungsentwicklung bis 2050. Statistisches Bundesamt, Wirtschaft und Statistik; 2003.

2. Birim OE, et al. Lung resection for non-small cell lung in patients older than 70: mortality, morbidity, and late survival compared with the general population. Ann Thorac Surg 2003; 76: 1796–1801.

3. Bolliger CT, Perruchoud AP. Functional evaluation of the lung resection candidate. Eur Respir J 1998; 11: 198–212.

4. Breyer RH, et al. Thoracotomy in patients over age 70 years: 10-year experience. J Thorac Cardiovasc Surg 1981; 81: 187–193.

5. Kilic A, et al. Anatomic segmentectomy for stage I non-small cell lung cancer in the elderly. Ann Thorac Surg 2009; 87: 1662–1668.

6. Okami J, et al. Japanese Joint Committee of Lung Cancer Registry. Pulmonary resection in patients aged 80 years or over with clinical stage I non-small cell lung cancer: prognostic factors for overall survival and risk factors for postoperative complications. J Thorac Oncol 2009; 4: 1247–1253.

7. Amnessi V, et al. Is age over 70 years a risk factor for pneumonectomy? Asian Cardiovas Thorac Ann 2009; 17: 272–277.

8. Cerfoloi RJ, Bryant AS. Survival and outcome of pulmonary resection for non-small cell lunge cancer in elderly: a nested case-control study. Ann Thorac Surg 2006; 82: 424–430.

9. Whitson BA, et al. Thoracoscopic versus thoracotomy approaches to lobectomy: differential impairment of cellular immunity. Ann Thorac Surg 2008; 86: 1735–1744.

10. Jaklitsch MT, et al. Video-assisted thoracic surgery in the elderly. Chest 1996; 110: 751–758.

11. Mun M, Kohno T. Video-assisted thoracic surgery for clinical stage I non-small cell lunge cancer in octogenarians. Ann Thorac Surg 2008; 85: 406–411.

12. Sardelli P, Lopez C, Loizzi M. Lung resection in the elderly: some limits. Ann Ital Chir 2003; 74: 295–298.

Kapitel 4

Haut- und Wund-management

Pruritus beim geriatrischen Patienten

Differenzialdiagnose und Therapie

Sonja A. Grundmann · Sonja Ständer

Die medizinischen und technologischen Fortschritte haben schrittweise zu einer immer längeren Lebenserwartung und zu einer älter werdenden Gesellschaft, vor allem in den Industrienationen beigetragen. Die Generation der über 65-Jährigen ist das am schnellsten wachsende Segment der Bevölkerung. Wegen dieses demografischen Wandels gewinnen Erkrankungen mit geriatrischem Profil eine immer größere Bedeutung (1, 2).

Obwohl dermatologische Erkrankungen alle Lebensdekaden betreffen, nimmt die Wahrscheinlichkeit an einer Hauterkrankung zu leiden im letzten Lebensdrittel besonders zu. Schätzungsweise jeder zweite Patient >70 Jahre hat eine behandlungsbedürftige Dermatose. Dazu tragen u. a. die physiologischen Alterungsprozesse der Haut wesentlich bei, welche die Entstehung von Dermatosen begünstigen.

Als Symptom kommt dem Pruritus dabei eine besondere Bedeutung zu. Pruritus zählt zu den häufigsten Beschwerden, die vom Hautorgan ausgehen und ist definiert als eine unangenehme Sinneswahrnehmung, die mit einer mechanischen Bewegung (Kratzen, Reiben etc.) beantwortet wird (3–5).

Kurzdauernder Pruritus ist eine Schutzfunktion und tritt bei Kontakt der Haut mit störenden Parasiten, Pflanzenbestandteilen oder anderen Fremdkörpern auf und dient dazu, diese von der Hautoberfläche zu entfernen.

Chronischer Pruritus hingegen (>6 Wochen) ist ein oft sehr quälendes und die Lebensqualität einschränkendes Symptom, das bei verschiedenen Dermatosen und vielen Systemerkrankungen, neurologischen und psychiatrischen Erkrankungen auftreten kann (6–8).

Bei geriatrischen Patienten findet sich dieses Symptom daher nicht nur häufig im dermatologischen Klientel, sondern ist auch oft eine interdisziplinäre Herausforderung.

Häufigkeit von chronischem Pruritus

Durch die höhere Lebenserwartung nimmt die Prävalenz von Hauterkrankungen, ebenso wie die des Pruritus, zu. Obwohl Pruritus als das häufigste Symptom des dermatologischen und allgemeinmedizinischen Patientenguts beschrieben wird, liegen nur sehr limitierte epidemiologische Daten vor.

Anhand einer norwegischen Querschnittsstudie konnte per Fragebogen ermittelt werden, dass 8,4% der Erwachsenen in einer Großstadt an Pruritus leiden und dieser in allen Altergruppen das dominierende Symptom war (7), wobei die Altersstrukturen nicht berücksichtigt wurden.

In einer großen französischen Studie zeigten 42% der Patienten mit Hauterkrankungen eine Pruritussymptomatik (9). Eine deutsche Pilotstudie zeigte, dass die Lebenszeitprävalenz von chronischem Pruritus in der Bevölkerung etwa 23% beträgt (10). Es gibt nur wenige Studien, die Prävalenz und Inzidenz des chronischen Pruritus gezielt bei Älteren untersucht haben. Eine türkische Studie mit 4099 älteren Patienten beschreibt bei 11,5% der Patienten eine Pruritussymptomatik, wobei die höchste Prävalenz in der Altersgruppe der >85-Jährigen bestand (11). Obwohl Geschlechtseinflüsse wenig untersucht sind, wurde eine höhere Pruritusrate bei Frauen beschrieben (10, 12). Aufgrund der relativen Häufigkeit älterer Patienten ist daher zur optimalen, ökonomisch

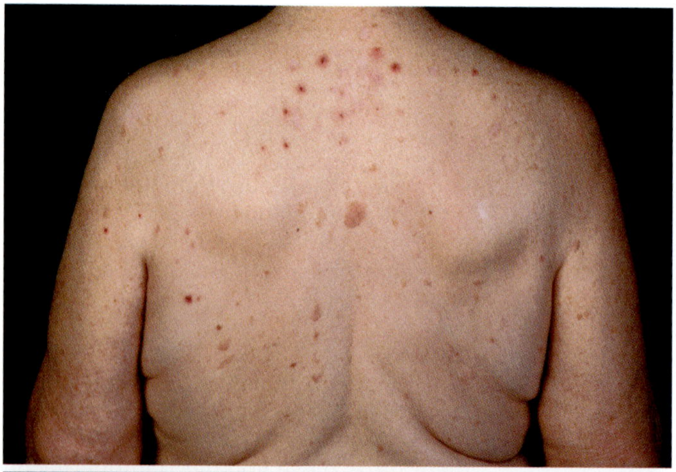

Abb. 1
80-jährige Patientin mit langjährigem Pruritus auf primär unveränderter Haut bei chronischer Hepatitis C und Diabetes mellitus. Durch häufiges Kratzen finden sich am oberen Rücken erosive und krustige Papeln sowie hypopigmentierte Närbchen im Sinne von sekundären Kratzläsionen

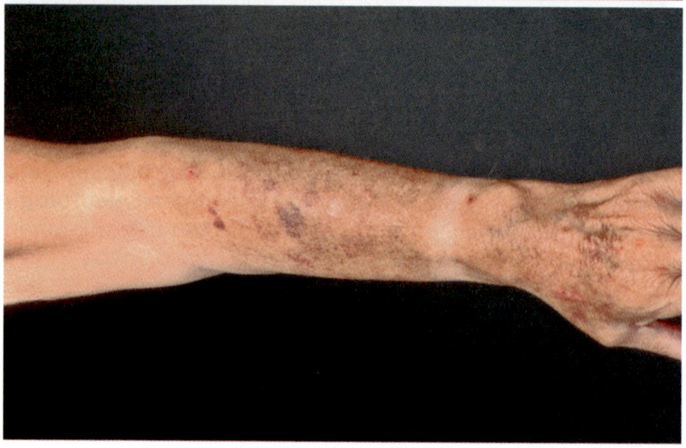

Abb. 2
Bei diesem 68-jährigen Patienten besteht ein Pruritus bei schlecht eingestelltem Diabetes mellitus. Die Kratzläsionen sind sehr diskret und von anderen Alterungsphänomenen – wie die Einblutungen bei fragiler Haut (»Purpura senilis«) – überlagert

Auslöser	Diagnose (Auswahl)
»Unsichtbare Dermatosen«: Minimalvarianten dermatologischer Erkrankungen	Asteatose, »seniler Pruritus«: Xerosis cutis am Unterschenkel, Initialstadium vom bullösen Pemphigoid, Mastozytose, Porphyrien
Endokrine und metabolische Erkrankungen	Chronische Niereninsuffizienz, Hepatopathien mit Cholestase (primäre biliäre Zirrhose, primär sklerosierende Cholangitis, Hepatitis C, medikamentöse Cholestase), Diabetes mellitus, Hyperthyreose, Hypothyreose, Hyperparathyreoidismus
Infekte	Heliobacter pylori, HIV, intestinale Helminthen, Parasiten
Hämatologische und lymphoproliferative Erkrankungen	Eisenmangel, Hämochromatose, Polyzythämia vera, myelodysplastisches Syndrom, M. HODGKIN, Non-HODGKIN-Lymphom, Plasmozytom
Solide Malignome	Zervix-, Prostata-, Dickdarmkarzinom, Karzinoid
Neurologische und psychogene Erkrankungen	Brachioradialer Pruritus, Notalgia paraesthetica, postzosterische Neuralgie, Vulvodynie, Neuropathien unterschiedlicher Genese, multiple Sklerose, Tumoren, Abszesse, Minderperfusion, Infarkte des ZNS oder des Rückenmarks; psychiatrische Erkrankungen (z. B. Depression, Schizophrenie, taktile Halluzinosen)
Medikamente	siehe Tab. 2

Tab. 1
Ursachen für generalisierten Pruritus auf nicht-entzündlicher Haut bei geriatrischen Patienten; modifiziert nach (13)

angepassten Versorgung die Kenntnis der Ursachen sowie eine gezielte Diagnostik und Therapie unerlässlich.

Um alterspezifische Aspekte gezielt zu erfassen sind umfassendere epidemiologische Studien nötig. Empfehlungen zum standardisierten Vorgehen wurden in aktuellen dermatologischen Leitlinien verfasst (13).

Klassifikation und Ursachen

Die Klassifikation des chronischen Pruritus kann hinsichtlich der verschiedenen Ursachen oder Morphologien erfolgen (14–16). Bewährt hat sich dabei ein klinischer Algorithmus, der hinsichtlich der weiteren Diagnostik und Therapie richtungweisend ist (13).

Klinische Gruppe bei chronischem Pruritus

- Pruritus auf primär n i c h t - e n t z ü n d e t e r Haut (ohne initiale Hautveränderungen);
- Pruritus auf primär e n t z ü n d e t e r Haut (bei einer Hauterkrankung);
- Pruritus mit c h r o n i s c h e n Kratzläsionen.

Substanzklassen	Wirkstoffe
ACE-Hemmer	Captopril, Enalapril, Lisinopril
Antiarrhythmika	Amiodaron, Disopyramid, Flecainid
Antibiotika	Amoxicillin, Ampicillin, Cefotaxim, Ceftriaxon, Chloramphenicol, Ciprofloxacin, Clarithromycin, Clindamycin, Co-trimoxazol, Erythromycin, Gentamicin, Metronidazol, Minocyclin, Ofloxacin, Penicillin, Tetracyclin
Antidepressiva	Amitriptylin, Citalopram, Clomipramin, Desipramin, Doxepin, Fluoxetin, Fluvoxamin, Imipramin, Lithiumsalze, Maprotilin, Mirtazapin, Nortriptylin, Paroxetin, Sertralin
Antidiabetika	Glimepirid, Metformin, Tolbutamid
Antihypertensiva	Clonidin, Doxazosin, Hydralazin, Methyldopa, Minoxidil, Prazosin, Reserpin
Antikonvulsiva	Carbamazepin, Clonazepam, Gabapentin, Lamotrigin, Phenobarbital, Phenytoin, Topiramat, Valproinsäure
Antiphlogistika	Acetylsalicylsäure, Celecoxib, Diclofenac, Ibuprofen, Indometacin, Ketoprofen, Naproxen, Piroxicam
AT-II-Antagonisten	Irbesartan, Telmisartan, Valsartan
Betablocker	Acebutolol, Atenolol, Bisoprolol, Metoprolol, Nadolol, Pindolol, Propranolol
Bronchodilatatoren, Broncholytika, Respirationsstimulanzien	Aminophyllin, Doxapram, Ipratropiumbromid, Salmeterol, Terbutalin
Kalziumantagonisten	Amlodipin, Diltiazem, Felodipin, Isradipin, Nifedipin, Nimodipin, Nisoldipin, Verapamil
Diuretika	Amilorid, Furosemid, Hydrochlorothiazid, Spironolacton, Triamteren
Hormone	Clomifen, Danazol, Östrogene, Progesterone, Steroide, Testosteron und Derivate, Tamoxifen
Immunsuppressiva	Cyclophosphamid, Cyclosporin, Methotrexat, Mycophenolatmofetil, Tacrolimus (bis 36%), Thalidomid
Lipidsenker	Clofibrat, Fenofibrat, Fluvastatin, Lovastatin, Pravastatin, Simvastatin
Neuroleptika	Chlorpromazin, Haloperidol, Risperidon
Opioide und Opiatantagonisten	Codein, Fentanyl, Levomethadon, Morphin und Derivate, Naloxon, Pentazocin, Sufentanil (bis 25%), Tramadol
Plasmaexpander, durchblutungsfördernde Mittel	Hydroxyethylstärke, Pentoxifyllin
Tranquilizer	Alprazolam, Chlordiazepoxid, Lorazepam, Oxazepam, Prazepam
Urikostatika, Urikosurika	Allopurinol, Colchizin, Probenecid, Tiopronin

Tab. 2
Medikamente, die Pruritus induzieren und unterhalten können (Auswahl); modifiziert nach (13)

Auslöser	Diagnose
Entzündliche Dermatosen	Atopische Dermatitis, irritative und allergische Kontaktdermatitis, Exsikkationsdermatitis, nummuläre Dermatitis, Lichen planus, LSA, polymorphe Lichtdermatose, Psoriasis vulgaris, Arzneimittelexantheme, persistierende Arthropodenreaktion
Infektiöse Dermatosen	Mykosen, bakterielle und virale Infektionen, Skabies, Pediculosis, Follikulitiden
Autoimmundermatosen	Bullöses Pemphigoid, paraneoplastischer Pemphigus, Dermatitis herpeliformis DUHRING
Neoplasien	Kutanes T-Zell-Lymphom (besonders erythrodermatische Verläufe)

Tab. 3
Generalisierter Pruritus auf entzündlicher Haut bei geriatrischen Patienten; modifiziert nach (13)

Bei letzterem herrschen sekundäre Kratzläsionen (z. B. Prurigo, Lichen simplex) vor, die eine Einteilung in die erste oder zweite Gruppe nicht ermöglichen.

Für den differenzialdiagnostischen Ansatz wird eine Klassifizierung entsprechend der pruritogenen Erkrankungen vorgeschlagen, die dermatologische, systemische, neurologische und psychiatrische bzw. psychosomatische Ursachen abgrenzt. Patienten mir mehr als einer ursächlichen Erkrankung werden der Gruppe gemischter Ursachen zugeordnet, was besonders bei älteren, multimorbiden Patienten nicht selten zutrifft. Lässt sich trotz umfangreicherer Diagnostik keine genaue Ursache herausarbeiten, spricht man vom Pruritus unklarer Ursache (Pruritus of unknown origin [PUO]) (6).

Pruritus auf primär nicht-entzündeter Haut

Bei Pruritus auf primär unveränderter Haut lässt der Hautzustand keinen Rückschluss auf die Genese des Pruritus zu. In erster Linie müssen innere, neurologische und psychiatrische Erkrankungen sowie die Einnahme von pruritogenen Medikamenten in Betracht gezogen werden.

Viele ältere Patienten leiden unter einzelnen oder multiplen Systemerkrankungen, die zu Pruritus führen können. Häufig sind Nierenerkrankungen mit Niereninsuffizienz und Dialysepflicht (17–20), hämato- und lymphoproliferative Erkrankungen (z. B. chronisch lymphatische Leukämie, M. HODGKIN, Polyzythämia vera) (21, 22), solide Malignome, metabolische und endokrinologische Störungen, vor allem der Diabetes mellitus (23, 24) sowie infektiöse Krankheiten ursächlich (Abb. 1 und 2, Tab. 1).

Cholestatische Lebererkrankungen, wie die primäre biliäre Zirrhose manifestieren sich häufig mit intensivem Pruritus, der besonders Handflächen und Fußsohlen betrifft, sie können aber auch mit generalisiertem Pruritus einhergehen (25–27). Häufig besteht bei älteren Patienten nicht nur eine Erkrankung, sondern verschiedene Kofaktoren begünstigen und verschlechtern

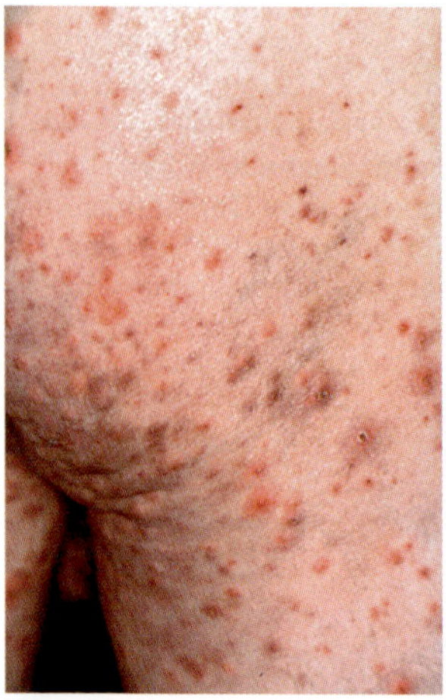

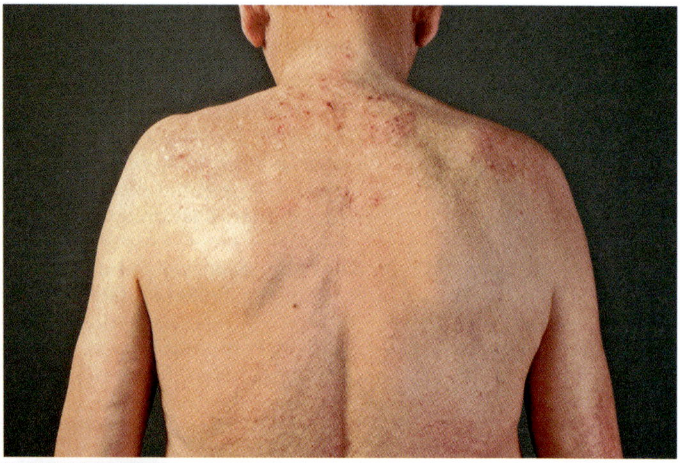

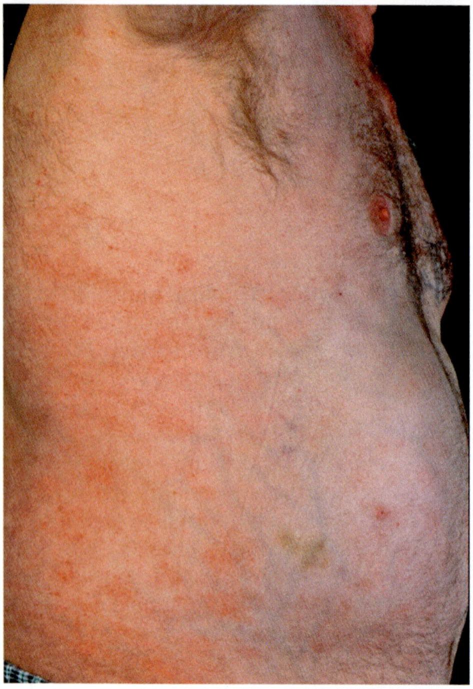

Abb. 3
Die Skabies und deren protrahierte Verläufe, wie das postskabiöse Ekzem, welches bei diesem Patienten am Gesäß zu sehen ist, müssen bei geriatrischen Patienten immer in der Differenzialdiagnose erwogen werden

Abb. 4
Im Rahmen eines kutanen T-Zell-Lymphoms vom Typ Mycosis fungoides trat bei diesem 78-jährigen Patienten ein massiver Pruritus auf. Im Nacken finden sich erosive Plaques und atrophe Närbchen als Ausdruck des starken Kratzens

Abb. 5
Mycosis fungoides im Initialstadium. Diskrete, bereits stark juckende längliche Maculae am Rumpf

den Pruritus. Hier sind vor allem häufig verabreichte Medikamente (Tab. 2) zu nennen, die einen bestehenden Pruritus verschlechtern oder weiter unterhalten; dazu zählen, u. a. Allopurinol, Statine, ACE-Hemmer oder Betablocker (28). Durch Infusionen von Hydroxyethylstärke, wie sie bei einer Hörsturztherapie oder zur Volumensubstitution verabreicht werden, kann ebenfalls ein hartnäckiger, mechanisch induzierbarer Pruritus ausgelöst werden (29).

Darüber hinaus können psychische Veränderungen mit Pruritus einhergehen (7, 30). Diesen Zusammenhang sollte man in erster Linie wegen der hohen Prävalenz von psychischen Erkrankungen im Alter, wie z. B. Depressionen und Angststörungen, berücksichtigen. Ebenso kommen Polyneuropathien und Residualzustände nach zerebrovaskulären Ereignissen bei älteren Patienten häufig vor, die für einen neuropathischen Pruritus ursächlich sein können (31). Obwohl beim Pruritus auf primär nicht-entzündlicher Haut keine spezifischen Hautläsionen vorliegen, können im Langzeitverlauf sekundäre Läsionen, wie Exkorationen, Prurigo oder Lichenifikationen, auftreten.

Pruritus auf primär entzündeter Haut

Die natürlichen Hautalterungsprozesse (Verlust von Kollagen, elastischen Fasern, Feuchtigkeit) sowie der langjährige Einfluss schädlicher Umweltfaktoren (z. B. UV-Licht, Luftverschmutzung, Nikotin) bewirken eine Einschränkung der strukturellen Integrität, der Immunkompetenz und der Barrierefunktion der älteren Haut (32–37). Dies trägt wesentlich zu einer Verschlechterung vieler Dermatosen im Alter bei (Tab. 3).

Das asteatotische Ekzem ist eine der häufigsten dermatologischen Erkrankungen des älteren Patienten und ist regelhaft mit Pruritus vergesellschaftet (38, 39). Charakteristischerweise zeigt sich eine ausgeprägte Xerosis. Die oberflächlichen Risse und die polygonalen Muster haben den Begriff »Ekzema craquelé« geprägt. Die saisonale Austrocknung der Haut erklärt, warum die Patienten besonders in den Wintermonaten mit Pruritus auffallen (40).

Nummuläre Ekzeme und die chronisch venöse Insuffizienz sind ebenfalls häufig bei älteren Patienten zu finden. Nummuläre (juckende, münzförmige) Ekzeme betreffen häufig die Extremitäten, den Stamm und die Handrücken. Die chronisch venöse Insuffizienz, vor allem der Unterschenkel, kann sich schon vor sichtbaren Hautveränderungen durch Pruritus und mit brennenden Sensationen zeigen.

Die atopische Dermatitis ist primär eine Erkrankung von Kindern und Jugendlichen, bei älteren Patienten ist sie selten zu beobachten, kann dann aber als Rötung der gesamten Haut (sog. Erythrodermie) auftreten. Eine Ausnahme bilden Patienten, die während ihres gesamten Lebens das atopische Ekzem nie verloren haben. Ein Wiederauftreten eines atopischen Ekzems im Alter bei positiver Anamnese in der Kindheit ist möglich, aber selten. Hierbei ist Pruritus dann ein Kardinalsymptom (41).

Bei anderen Pruritusformen stehen die charakteristischen Symptome der zugrunde liegenden Dermatose im Vordergrund, wie beispielsweise bei den im Alter zu-

Abb. 6
Prurigo nodularis. Durch jahrelangen chronischen Pruritus und Kratzen entwickeln sich persistente hyperkeratotische Knoten

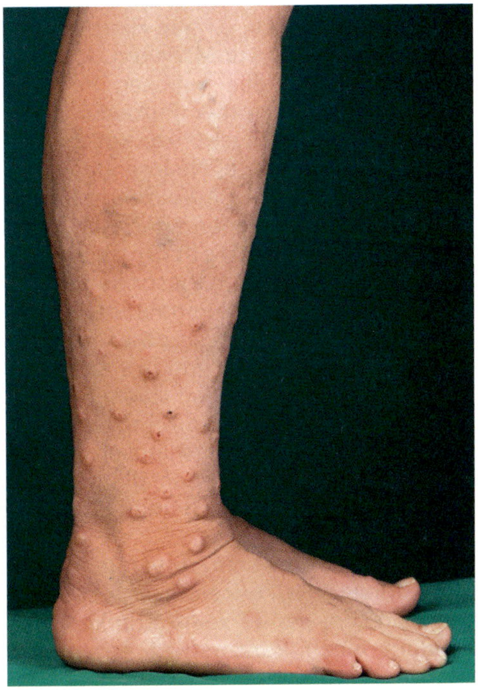

nehmenden Ekzemformen (irritativ-toxische Kontaktdermatitis), der Psoriasis vulgaris (häufig im Alter, meist chronisch-stationärer Typ), beim Lichen planus (häufig bis zum 60. Lebensjahr), bei bakteriellen Infektionen (z. B. Intertrigo), Mykosen und Follikulitiden.

Viralen Infektionen, wie Herpes simplex oder Herpes zoster, geht oft ein brennender Pruritus oder Schmerz voraus. Bei Skabies (Abb. 3) und Pediculosis bemerken die Patienten häufig zuerst das Jucken, das in Bettwärme charakteristischerweise intensiver ist (5, 42). An Skabies sollte vor allem bei älteren Patienten in Pflegeeinrichtungen gedacht werden, da die Übertragung dort erleichtert ist und die Diagnose häufig erst verzögert gestellt wird.

Autoimmunerkrankungen der Haut treten ebenfalls gehäuft im höheren Lebensalter auf. Besonders bullöse (blasenbildende) Erkrankungen sind mit einer hohen Morbidität und Mortalität verbunden (43). Das bullöse Pemphigoid ist dabei die häufigste Erkrankung und geht mit gespannten Blasen, vor allem an Extremitäten und Unterbauch, einher. Hierbei kann der Pruritus lange vorausgehen. Medikamentöse Trigger des bullösen Pemphigoids, wie ACE-Hemmer, Furosemid, Penizilline und Antipsychotika, sollten bedacht werden (44). Bei Neumanifestation einer blasenbildenden Autoimmundermatose im fortgeschrittenen Alter sollte auch an einen paraneoplastischen Pemphigus gedacht werden, besonders dann, wenn eine Mundschleimhautbeteiligung im Vordergrund steht. Der paraneoplastische Pemphigus ist obligat mit malignen Krankheiten assoziiert (Leukämien, Lymphome, Thymome, solide Tumoren). Weitere tumorassoziierte Dermatosen wie die Dermatomyositis sind ebenfalls häufiger im Alter und prognostisch ungünstiger.

Unter Erythrodermie versteht man eine universelle, generalisierte Rötung der Haut, die per se keine Krankheit ist, sondern einen Hautzustand beschreibt, der durch verschiedene Hauterkrankungen hervorgerufen werden kann. Die Ursachen für eine Erythrodermie im höheren Lebensalter können vielfältig sein, z. B. eine Psoriasis vulgaris, eine Neurodermitis, ein kutanes T-Zell-Lymphom (Mycosis fungoides oder SÉZARY-Syndrom) (Abb. 4 und 5) sowie schwere Arzneimittelreaktionen. Häufig ist eine Alterserythrodermie lediglich bei einem asteatotischen Ekzem zu beobachten. Unabhängig von der Grunderkrankung besteht bei den meisten Patienten ein schwerer, ausgedehnter, oft therapieresistenter Pruritus. Eine Abklärung der Ursache bei einer Erythrodermie sollte immer unabhängig vom Alter durchgeführt werden.

Pruritus mit chronischen Kratzläsionen

Pruritus ruft Scheuern, Kratzen, Rubbeln, Reiben, Drücken oder Kneten der Haut hervor. Der dadurch verursachte Schmerz reduziert jedoch nur kurzfristig die Juckwahrnehmung und fördert dadurch weiteres Kratzen. Die Hautschädigung führt zur Aufrechterhaltung oder gar Verstärkung von Entzündungsvorgängen, die wiederum Pruritus fördern. Es entsteht ein Circulus vitiosus aus Pruritus mit mechanischer Reizbeantwortung.

Abhängig von der Intensität des Pruritus und des Kratzens entwickeln sich an den betroffenen Hautstellen Erosionen, Exkoriationen, Ulzerationen, hämorrhagische, zum Teil lineare Krusten; bei fortgeführtem Kratzen flächige oder papulöse Lichenifikation, Hyper- bzw. Depigmentierungen, Vernarbungen, umschriebener Haarausfall der Augenbrauen oder polierte Nägel.

Bei protrahiertem, jahrelang persistierendem Pruritus mit Anwendung von Kratzgegenständen (Hände, Fingernägel, Instrumente unterschiedlicher Art bis hin zu Metallbürsten) entwickeln sich Papeln, Plaques oder Knoten (erosiv, hyperkeratotisch, livid-rot, hyperpigmentiert). Diese sekundären reaktiven Veränderungen sind kratz-induzierte Hautveränderungen, von denen einige früher als eigenständige Dermatosen angesehen wurden, wie z. B.

1. Schritt ○ Diagnostik der zugrunde liegenden Krankheit und ursächliche Therapie ○ Triggerfaktoren und schädigende Therapiemaßnahmen absetzen ○ Pflegende Basistherapie, feuchte oder kühlende Umschläge, Schwarzteeumschläge ○ Cremes und Lotionen zur kurzfristigen Prurituslinderung (Lokalanästhetika, z. B. Polidocanol, Kampfer, Menthol, Harnstoff, Gerbstoffe etc.) ○ Antihistaminika (einzeln oder in Kombination); Lokalsteroide
2. Schritt ○ Antipruritische Therapie mit hohem Evidenzlevel: spezifische Empfehlungen zu einzelnen Pruritusformen in der Leitlinie
3. Schritt ○ Symptomatische topische und/oder systemische Therapie, z. B. Antihistaminika (einzeln oder in Kombination), Naltrexon, Gabapentin, UV-Therapie, Lokalsteroide, Capsaicin, Calcineurininhibitoren, Cannabinoidagonisten ○ Bei schwersten Verläufen: systemische Steroide, Immunsuppressiva (Cyclosporin A)
Begleitende Therapie bei jedem Schritt ○ Bei Schlafstörung: sedierende Antihistaminika, Tranquilizer, trizyklische oder tetrazyklische Antidepressiva oder Neuroleptika ○ Psychosomatische Betreuung ○ Bei erosiven Kratzläsionen: desinfizierende Substanzen (z. B. Lavasept), Lokalsteroide

Tab. 4
Therapeutisches Vorgehen bei chronischem Pruritus; modifiziert nach (13)

Lichen simplex chronicus, Lichen VIDAL, Prurigo nodularis (Abb. 6), Lichen amyloidosus oder die makuläre Amyloidose. Wichtig ist die Abgrenzung dieser sekundären Hautveränderungen vom primären, dem Pruritus zugrunde liegenden, Hautzustand.

Therapie bei chronischem Pruritus

Aufgrund der oft komplexen, multifaktoriellen Genese des Pruritus im Alter gibt es keine allgemeingültigen Therapieverfahren (45). Des Weiteren werden bei älteren Patienten die speziellen Anforderungen der Altersgruppe häufig nicht berücksichtigt. So leiden die Patienten häufig an zahlreichen Begleiterkrankungen, die die pharmakologischen Therapien limitieren können. Ebenso kann die Compliance durch physische und geistige Alterungsprozesse wesentlich eingeschränkt sein.

Da Pruritus viele unterschiedliche Ursachen haben kann, gehören vor jede Therapie die genaue Diagnose und Behandlung der auslösenden Grunderkrankung (Tab. 4). Unabhängig von der Therapie der Grunderkrankung ist zumeist ein individuell abgestimmtes, meist kombiniertes, symptomatisches Vorgehen, bestehend aus topischer und systemischer Therapie notwendig. Bei der symptomatischen Therapie ist ein schrittweises Vorgehen, angepasst an Alter, Vorerkrankungen und Wechselwirkungen mit bestehender Medikation anzuraten. Ziel einer erfolgreichen Therapie muss die prompte und nachhaltige Linderung des Pruritus sein (46, 47).

»Erste Hilfe« bei chronischem Pruritus

Zunächst sollten Triggerfaktoren (Hauttrockenheit) und schädigende Therapiemaßnahmen (Kontakt mit irritierenden Stoffen, entfettende Alkoholumschläge) sowie bestimmte Genussmittel (scharfe Gewürze, heiße Getränke u. a.) aufgedeckt und vermieden werden. Angepasste, luftige Kleidung aus Baumwolle, kaltes Duschen, feuchte oder kühlende Umschläge, Rückfettung der Haut – das alles vermag den Pruritus kurzfristig zu lindern und kann vom Patienten, individuell oder bei schwerem, nächtlichen Pruritus, selbstständig angewendet werden.

In Abhängigkeit vom klinischen Bild (Superinfektion, Intertrigo) können auch antimikrobielle, antiparasitäre Substanzen oder entzündungshemmende Wirkstoffe notwendig sein.

Viele Substanzen können kurzfristig (Minuten bis einzelne Stunden) eine gute Pruritusreduktion erreichen und erleichtern das Ein- und Durchschlafen sowie die Wiederaufnahme gesellschaftlicher Verpflichtungen. Dazu zählen Menthol, Kampfer, Harnstoff und Lokalanästhetika (48). Hier steht ein großes Repertoire kommerzieller Produkte zur Auswahl, die jedoch nicht rezeptierbar sind.

Wenn der Pruritus trotz der Allgemeinmaßnahmen weiter besteht, wird zunächst eine Kombinations- oder sequentielle Stufentherapie erforderlich (Tab. 4).

Topische Therapie

Eine geeignete Lokaltherapie ist die Basis jeder erfolgreichen Pruritustherapie. Die individuellen Voraussetzungen, z. B. betroffene Körperregion und der Hautzustand, müssen bei der Wahl der geeigneten topischen Therapie beachtet werden. Darüber hinaus sollte eine geeignete Trägersubstanz (Salbe, Lotion, Gel, Creme) gewählt werden. Die Lokaltherapie erfordert ein hohes Maß an Compliance, was von geriatrischen Patienten häufig durch körperliche Einschränkungen, vor allem bei mehr als einmaliger Applikation pro Tag an schwer zugänglichen Stellen, nicht geleistet werden kann.

Die klinische Erfahrung zeigt, dass Lokalsteroide sehr erfolgreich eingesetzt werden können, um Pruritus schnell zu unterdrücken. Die Langzeitanwendung ist jedoch aufgrund der Nebenwirkungen wie Atrophisierung der Haut limitiert. Bei sekundären entzündlichen Kratzläsionen können topische Glukokortikoide mit gutem Erfolg kurzfristig eingesetzt werden. Hierbei sollten topische Steroide mit einem vorteilhaften therapeutischen Index (TIX; hohe antiphlogistische Wirkung, geringe systemische und allergene Effekte) verwendet werden, wie z. B. Methylprednisolonaceponat und Mometason (TIX 2) (13).

Bei der atopischen Dermatitis hat sich in neueren Untersuchungen der Einsatz von topischen Calcineurininhibitoren, wie Tacrolimus (*Protopic* Salbe) und Pimecrolimus (*Elidel* Creme), als sehr gut antipruritisch wirksam erwiesen. Innerhalb von 1–3 Tagen berichten die meisten Patienten über eine signifikante Besserung des Pruritus, gefolgt von einer raschen Abheilung der Erytheme.

Mittlerweile wurden weitere juckende Erkrankungen beschrieben, die sehr gut mit den topischen Calcineurininhibitoren behandelt werden können (49–51). Hier ist der häufig hartnäckige und ohne Ursache auftretende genito-anale Pruritus zu nennen.

Weiterhin zeigen sich gute Ergebnisse bei Prurigo nodularis, Lichen sclerosus et atrophicus und weiteren Dermatosen. Wegen des günstigen Nebenwirkungprofils, im Vergleich zu topischen Steroiden, können Calcineurininhibitoren bei der Behandlung inflammatorischer Dermatosen der Älteren empfohlen werden, wobei die höheren Therapiekosten zu berücksichtigen sind.

Eine weitere effektive topische Therapie – besonders bei hartnäckigem, lokalisiertem Pruritus – ist Capsaicin, ein Alkaloid, das aus scharfen Chillischoten gewonnen wird. In den ersten Tagen der Anwendung kommt es zu einer neurogenen Entzündung mit Brennen, Erythem und Wärmegefühl, die aber bei kontinuierlicher Applikation (4–6-mal/d) nachlässt. Juckreiz und Brennschmerz werden unterdrückt. Capsaicin wird zunächst in niedrigster Konzentration (0,025%; Rp. 2,5g Extractum Capsici 1% in Unguentum Leniens ad 100g) eingesetzt und je nach Sistieren des Juckreizes alle 5–7 Tage um je 0,025% auf maximal 0,1% gesteigert (52, 53).

Ebenso wurde eine antipruritische Wirkung bei der topischen Anwendung von Cannabinoidrezeptoragonisten (N-Palmitoylethanolamin [PEA], *Physiogel A.I.* Creme/Lotion) beschrieben (54–59).

Systemische Therapien

Meist müssen bei generalisiertem, aber auch stärkerem lokalisierten Pruritus zusätzlich gezielt systemische Antihistaminika (60–65) (zur Nacht bevorzugt mit sedierendem Effekt, tagsüber nicht-sedierende Antihistaminika, wenn nötig hochdosiert; z. B. Desloratadin, 4 Tabletten/d), Antidepressiva (z. B. Mirtazapin, Amitriptylin) (66–72) oder Antikonvulsiva (z. B. Gabapentin, Pregabalin) (73–76) eingesetzt werden.

Bei schweren Verlaufsformen von Dermatosen wird erst die Unterdrückung der entzündlichen Vorgänge mit Steroiden, Cyclosporin A (atopisches Ekzem) oder anderen Immunsuppresiva zu einer Besserung des Juckens führen. Weitere Arbeiten berichten über die antipruritische Wirksamkeit von oral verabreichten Serotonin-Wiederaufnahmehemmern (z. B. Paroxetin, Fluvoxamin), Opiatrezeptoragonisten (z. B. oral Naltrexon bzw. Naloxon als i.v. Gabe zur schnellen Durchbrechung des Pruritus) (77–84) oder Leukotrienrezeptorantagonisten (Montelukast) (85, 86).

Gerade im höheren Lebensalter ist der Einsatz von Serotonin-Wiederaufnahmehemmern aufgrund potenzieller kardialer Nebenwirkungen jedoch kritisch zu bewerten. Häufig ist eine Kombination verschiedener Therapien, die auf kutaner (Antihistaminika, Steroide), spinaler (Nemexin, Gabapentin oder Pregabalin) oder zerebraler (Antidepressiva etc.) Ebene wirken, notwendig. Das differenzierte Vorgehen sowie Empfehlungen zu einzelnen Pruritusformen ist in der aktuellen AWMF S2k-Leitlinie detailliert dargelegt (13). Bei Kontraindikationen gegen eine systemische Therapie hat sich besonders bei älteren Patienten der Einsatz einer Lichttherapie (UVB/UVA) bewährt (87–89).

Literatur

1. Bray H. 2006-based national populations projections. London: Office for National Statistics; 2006.

2. Bevölkerung Deutschlands bis 2050. Wiesbaden: Statistisches Bundesamt; 2006.

3. Greaves MW, Khalifa N. Itch: more than skin deep. Int Arch Allergy Immunol 2004; 135: 166–172.

4. Ständer S, et al. Neurophysiology of pruritus: cutaneous elicitation of itch. Arch Dermatol 2003; 139: 1463–1470.

5. Ständer S, et al. Pruritus – pathophysiology, clinical features and therapy – an overview. J Dtsch Dermatol Ges 2003; 1: 105–118.

6. Ständer S, et al. Clinical classification of itch: a position paper of the International Forum for the Study of Itch. Acta Derm Venereol 2007; 87: 291–294.

7. Dalgard F, Lien L, Dalen I. Itch in the community: associations with psychosocial factors among adults. J Eur Acad Dermatol Venereol 2007; 21: 1215–1219.

8. Sommer F, et al. Underlying diseases and co-factors in patients with severe chronic pruritus: a 3-year retrospective study. Acta Derm Venereol 2007; 87: 510–516.
9. Wolkenstein P, et al. French people and skin diseases: results of a survey using a representative sample. Arch Dermatol 2003; 139: 1614–1619; discussion 1619.
10. Matterne U, et al. Measuring the prevalence of chronic itch in the general population: development and validation of a questionnaire for use in large-scale studies. Acta Derm Venereol 2009; 89: 250–256.
11. Yalcin B, et al. The prevalence of skin diseases in the elderly: analysis of 4099 geriatric patients. Int J Dermatol 2006; 45: 672–676.
12. Meding B, Liden C, Berglind N. Self-diagnosed dermatitis in adults. Results from a population survey in Stockholm. Contact Dermatitis 2001; 45: 341–345.
13. Ständer S, et al. AWMF Sk2-Leitlinie Chronischer Pruritus. Internet (http://wwwawmforg/uploads/tx_szleitlinien/013-048_S2k_Chronischer_Pruritus_Version_2-1.pdf); 2011.
14. Bernhard JD. Itch and pruritus: what are they, and how should itches be classified? Dermatol Ther 2005; 18: 288–291.
15. Ständer S, et al. Clinical classification of chronic pruritus. Interdisciplinary consensus proposal for a diagnostic algorithm. Hautarzt 2006; 57: 390–394.
16. Twycross R, et al. Itch: scratching more than the surface. QJM 2003; 96: 7–26.
17. Keithi-Reddy SR, et al. Uremic pruritus. Kidney Int 2007; 72: 373–377.
18. Masi CM, Cohen EP. Dialysis efficacy and itching in renal failure. Nephron 1992; 62: 257–261.
19. Mistik S, et al. An epidemiology study of patients with uremic pruritus. J Eur Acad Dermatol Venereol 2006; 20: 672–678.
20. Murphy M, Carmichael AJ. Renal itch. Clin Exp Dermatol 2000; 25: 103–106.
21. Feiner AS, Mahmood T, Wallner SF. Prognostic importance of pruritus in Hodgkin's disease. JAMA 1978; 240: 2738–2740.
22. Robak E, Robak T. Skin lesions in chronic lymphocytic leukemia. Leuk Lymphoma 2007; 48: 855–865.
23. Neilly JB, et al. Pruritus in diabetes mellitus: investigation of prevalence and correlation with diabetes control. Diabetes Care 1986; 9: 273–275.
24. Yosipovitch G, et al. The prevalence of cutaneous manifestations in IDDM patients and their association with diabetes risk factors and microvascular complications. Diabetes Care 1998; 21: 506–509.
25. Bergasa NV. Pruritus in primary biliary cirrhosis: pathogenesis and therapy. Clin Liver Dis 2008; 12: 385–406.
26. Bergasa NV, Mehlman JK, Jones EA. Pruritus and fatigue in primary biliary cirrhosis. Baillieres Best Pract Res Clin Gastroenterol 2000; 14: 643–655.
27. Heathcote EJ. Management of primary biliary cirrhosis. The American Association for the Study of Liver Diseases practice guidelines. Hepatology 2000; 31: 1005–1013.
28. Sullivan JR, Shear NH. Drug eruptions and other adverse drug effects in aged skin. Clin Geriatr Med 2002; 18: 21–42.
29. Ständer S, et al. Differential storage of hydroxyethyl starch (HES) in the skin: an immunoelectron-microscopical long-term study. Cell Tissue Res 2001; 304: 261–269.
30. Schneider G, et al. Psychosomatic cofactors and psychiatric comorbidity in patients with chronic itch. Clin Exp Dermatol 2006; 31: 762–767.
31. Kimyai-Asadi A, et al. Poststroke pruritus. Stroke 1999; 30: 692–693.
32. Farage MA, et al. Structural characteristics of the aging skin: a review. Cutan Ocul Toxicol 2007; 26: 343–357.
33. Farage MA, et al. Functional and physiological characteristics of the aging skin. Aging Clin Exp Res 2008; 20: 195–200.
34. Farage MA, et al. Intrinsic and extrinsic factors in skin ageing: a review. Int J Cosmet Sci 2008; 30: 87–95.
35. Saurat JH. Dermatoporosis. The functional side of skin aging. Dermatology 2007; 215: 271–272.
36. Waller JM, Maibach HI. Age and skin structure and function, a quantitative approach (I): blood flow, pH, thickness, and ultrasound echogenicity. Skin Res Technol 2005; 11: 221–235.
37. Waller JM, Maibach HI. Age and skin structure and function, a quantitative approach (II): protein, glycosaminoglycan, water, and lipid content and structure. Skin Res Technol 2006; 12: 145–154.
38. Norman RA. Xerosis and pruritus in elderly patients, Part 1. Ostomy Wound Manage 2006; 52: 12–14.
39. Norman RA. Xerosis and pruritus in elderly patients, Part 2. Ostomy Wound Manage 2006; 52: 18–20.
40. Akimoto K, et al. Quantitative analysis of stratum corneum lipids in xerosis and asteatotic eczema. J Dermatol 1993; 20: 1–6.
41. Wahlgren CF. Itch and atopic dermatitis: clinical and experimental studies. Acta Derm Venereol Suppl (Stockh) 1991; 165: 1–53.
42. Weisshaar E, Kucenic MJ, Fleischer AB Jr. Pruritus: a review. Acta Derm Venereol Suppl (Stockh) 2003: 5–32.
43. Mutasim DF. Autoimmune bullous dermatoses in the elderly: diagnosis and management. Drugs Aging 2003; 20: 663–681.

44. Lee JJ, Downham TF 2nd. Furosemide-induced bullous pemphigoid: case report and review of literature. J Drugs Dermatol 2006; 5: 562–564.
45. Stander S, Weisshaar E, Luger TA. Neurophysiological and neurochemical basis of modern pruritus treatment. Exp Dermatol 2008; 17: 161–169.
46. Fleischer AB. The clinical management of itching. New York: Parthenon Publishing Group; 2000.
47. Hagermark O, Wahlgren CF. Treatment of itch. Semin Dermatol 1995; 14: 320–325.
48. Bromm B, et al. Effects of menthol and cold on histamine-induced itch and skin reactions in man. Neurosci Lett 1995; 187: 157–160.
49. Aguilar-Bernier M, et al. Successful treatment of pruritus with topical tacrolimus in a patient with primary biliary cirrhosis. Br J Dermatol 2005; 152: 808–809.
50. Ständer S, Luger TA. Antipruritic effects of pimecrolimus and tacrolimus. Hautarzt 2003; 54: 413–417.
51. Ständer S, et al. Treatment of pruritic diseases with topical calcineurin inhibitors. Ther Clin Risk Manag 2006; 2: 213–218.
52. Ständer S, Luger T, Metze D. Treatment of prurigo nodularis with topical capsaicin. J Am Acad Dermatol 2001; 44: 471–478.
53. Wallengren J, Klinker M. Successful treatment of notalgia paresthetica with topical capsaicin: vehicle-controlled, double-blind, crossover study. J Am Acad Dermatol 1995; 32: 287–289.
54. Eberlein B, et al. Adjuvant treatment of atopic eczema: assessment of an emollient containing N-palmitoylethanolamine (ATOPA study). J Eur Acad Dermatol Venereol 2008; 22: 73–82.
55. Phan NQ, et al. Adjuvant topical therapy with a cannabinoid receptor agonist in facial postherpetic neuralgia. J Dtsch Dermatol Ges 2010; 8: 88–91.
56. Grundmann SA, Ständer S. Cannabinoids and Pruritus. In: Rawlings AV, Leyden JJ, editors. Skin Moisturization. 2nd ed. New York: Taylor & Francis; 2009. p. 377–390.
57. Rukwied R, et al. Cannabinoid agonists attenuate capsaicin-induced responses in human skin. Pain 2003; 102: 283–288.
58. Dvorak M, et al. Histamine induced responses are attenuated by a cannabinoid receptor agonist in human skin. Inflamm Res 2003; 52: 238–245.
59. Szepietowski JC, Reich A, Szepietowski T. Emollients with endocannabinoids in the treatment of uremic pruritus. Ther Apher Dial 2005; 9: 277–279.
60. Nykamp D. Comparison of H1-antihistamines for pruritus in end-stage renal disease. Drug Intell Clin Pharm 1986; 20: 806–807.
61. Andoh T, Kuraishi Y. Inhibitory effects of azelastine on substance P-induced itch-associated response in mice. Eur J Pharmacol 2002; 436: 235–239.
62. Aubia J, et al. Dialysis pruritus: effect of cimetidine. J Dial 1980; 4: 141–145.
63. Kanai H, et al. The effect of azelastin hydrochloride on pruritus and leukotriene B4 in hemodialysis patients. Life Sci 1995; 57: 207–213.
64. Matsui C, et al. Effects of azelastin on pruritus and plasma histamine levels in hemodialysis patients. Int J Dermatol 1994; 33: 868–871.
65. Schulz S, et al. Antipruritic efficacy of a high-dosage antihistamine therapy. Results of a retrospectively analysed case series. Hautarzt 2009; 60: 564–568.
66. Biondi M, Arcangeli T, Petrucci RM. Paroxetine in a case of psychogenic pruritus and neurotic excoriations. Psychother Psychosom 2000; 69: 165–166.
67. Davis MP, et al. Mirtazapine for pruritus. J Pain Symptom Manage 2003; 25: 288–291.
68. de Boer T. The effects of mirtazapine on central noradrenergic and serotonergic neurotransmission. Int Clin Psychopharmacol 1995; 10 (Suppl 4): 19–23.
69. Gupta MA, Guptat AK. The use of antidepressant drugs in dermatology. J Eur Acad Dermatol Venereol 2001; 15: 512–518.
70. Ständer S, et al. Treatment of chronic pruritus with the selective serotonin re-uptake inhibitors paroxetine and fluvoxamine: results of an open-labelled, two-arm proof-of-concept study. Acta Derm Venereol 2009; 89: 45–51.
71. Tefferi A, Fonseca R. Selective serotonin reuptake inhibitors are effective in the treatment of polycythemia vera-associated pruritus. Blood 2002; 99: 2627.
72. Zylicz Z, Smits C, Krajnik M. Paroxetine for pruritus in advanced cancer. J Pain Symptom Manage 1998; 16: 121–124.
73. Backonja M, Glanzman RL. Gabapentin dosing for neuropathic pain: evidence from randomized, placebo-controlled clinical trials. Clin Ther 2003; 25: 81–104.
74. Bueller HA, et al. Gabapentin treatment for brachioradial pruritus. J Eur Acad Dermatol Venereol 1999; 13: 227–228.
75. Scheinfeld N. The role of gabapentin in treating diseases with cutaneous manifestations and pain. Int J Dermatol 2003; 42: 491–495.
76. Winhoven SM, Coulson IH, Bottomley WW. Brachioradial pruritus: response to treatment with gabapentin. Br J Dermatol 2004; 150: 786–787.
77. Bergasa NV, et al. Effects of naloxone infusions in patients with the pruritus of cholestasis. A double-blind, randomized, controlled trial. Ann Intern Med 1995; 123: 161–167.
78. Bergasa NV, et al. Oral nalmefene therapy reduces scratching activity due to the pruritus of cholestasis: a controlled study. J Am Acad Dermatol 1999; 41: 431–434.

79. Bergasa NV, et al. Open-label trial of oral nalmefene therapy for the pruritus of cholestasis. Hepatology 1998; 27: 679–684.
80. Wolfhagen FH, et al. Oral naltrexone treatment for cholestatic pruritus: a double-blind, placebo-controlled study. Gastroenterology 1997; 113: 1264–1269.
81. Brune A, et al. Antipruritic therapy with the oral opioid receptor antagonist naltrexone. Open, non-placebo controlled administration in 133 patients. Hautarzt 2004; 55: 1130–1136.
82. Pauli-Magnus C, et al. Naltrexone does not relieve uremic pruritus: results of a randomized, double-blind, placebo-controlled crossover study. J Am Soc Nephrol 2000; 11: 514–519.
83. Peer G, et al. Randomised crossover trial of naltrexone in uraemic pruritus. Lancet 1996; 348: 1552–1554.
84. Wikstrom B, et al. Kappa-opioid system in uremic pruritus: multicenter, randomized, double-blind, placebo-controlled clinical studies. J Am Soc Nephrol 2005; 16: 3742–3747.
85. Carucci JA, et al. The leukotriene antagonist zafirlukast as a therapeutic agent for atopic dermatitis. Arch Dermatol 1998; 134: 785–786.
86. Friedmann PS, et al. A double-blind, placebo-controlled trial of montelukast in adult atopic eczema. Clin Exp Allergy 2007; 37: 1536–1540.
87. Szepietowski JC, Morita A, Tsuji T. Ultraviolet B induces mast cell apoptosis: a hypothetical mechanism of ultraviolet B treatment for uraemic pruritus. Med Hypotheses 2002; 58: 167–170.
88. Lazrak S, et al. Phototherapy and hemodialysis pruritus. Nephrologie 2004; 25: 293–295.
89. Samson Yashar S, et al. Narrow-band ultraviolet B treatment for vitiligo, pruritus, and inflammatory dermatoses. Photodermatol Photoimmunol Photomed 2003; 19: 164–168.

Wundmanagement

Ann-Kathrin Meyer

Wunden (vor allem chronische) treten im höheren Lebensalter häufiger auf. Die Behandlung ist aufwändig und langwierig, für die Patienten belastend und für das Gesundheitssystem mit erheblichen Kosten verbunden. Wenn möglich, beginnt die medizinische Therapie mit der Prävention, und es bedarf grundsätzlich einer strukturierten Wundbehandlung, die sich an Ursache und Schweregrad der Wunde ausrichtet.

Der Patient mit seinen Ressourcen (z. B. Anleitungs- und Schulungsvermögen) und seinen Defiziten (z. B. reduzierte Mobilität oder kognitive Einbußen) darf nicht außer Acht gelassen werden. Die Datenlage bezüglich Prävalenz und Inzidenz von Wunden ist dünn; ebenso wie jene zur Ergebnisqualität und zur Kosteneffektivität von Therapieregimen in Deutschland.

Als prognostisch ungünstig gelten Multimorbidität im Alter, Kachexie und Mangelernährung, Exsikkose, Durchblutungsstörungen und kognitive Defizite.

Inzidenzen – Prävalenzen

Absolut betrachtet steht das arterielle Ulkus (Gangrän) mit einer Inzidenz von 12–16/1 000 Einwohner jährlich in Deutschland an 1. Stelle der chronischen Wunden. Bis zu 5% der über 50-Jährigen sind betroffen. Das Ulcus cruris folgt mit einer Inzidenz von 2–10/1 000 Einwohner. Etwa 400 000 Menschen entwickeln nach vorsichtiger Schätzung jedes Jahr einen Dekubitus. Die Prävalenz für das Druckgeschwür im Krankenhaus wird auf bis zu 10% geschätzt.

Jährlich werden in Deutschland mehr als 30 000 Amputationen durchgeführt; 70% der Betroffenen sind Diabetiker. Das diabetische Fußsyndrom ist postoperativ 2 Jahre nach einer Amputation mit einer Sterblichkeit von ~50% assoziiert.

Ätiologie und Klinik der Gangrän

Die Gangrän entsteht durch arterielle Minderperfusion auf dem Boden einer Arteriosklerose, seltener durch arterielle Embolien (z. B. kardioembolisch, Poplitea-Aneurysma) oder durch Vaskuliti-

I	Asymptomatisch
IIa	Gehstrecke $>$300 Meter
IIb	Gehstrecke $<$300 Meter
III	Ruheschmerz
IV	Gangrän

Tab. 1
Die Stadieneinteilung der peripheren arteriellen Verschlusskrankheit (pAVK) erfolgt nach FONTAINE

△

▽

Tab. 2
Auswahl wichtiger Risikofaktoren

- Immobilität, besonders Bettlägerigkeit
- Körperliche Fixierung
- Operationen, besonders längere chirurgische Eingriffe
- Inkontinenz
- Mangelernährung
- Kachexie
- Exsikkose
- Diabetes mellitus
- Demenz
- Sedierung
- Lähmungen
- Durchblutungsstörungen
- Herz-Kreislauf-Erkrankungen
- Anämie
- Knöcherne Deformitäten

den. Als wichtige Risikofaktoren gelten Diabetes, Hyperlipoproteinämie, arterielle Hypertonie und Nikotinabusus. Der Patient klagt über Claudicatio intermittens oder Ruheschmerz, besonders nachts (Tab. 1). Bei der Inspektion ist die Haut livide, zum Teil weißlich verfärbt, die Akren sind kühl. Pulse sind reduziert oder nicht mehr palpabel. Mit dem CW-Doppler kann der Verschlussdruck bestimmt werden. Hieraus wird der Knöchel-Arm-Index als Quotient RR Knöchel zu RR Arm ermittelt (Norm 0,9–13).

Diagnostik und Therapie

Die weiterführende apparative Diagnostik mit Duplexsonographie und Angiographie (gegebenenfalls auch Bestimmung der peripheren O_2-Sättigung) ist therapeutischer Standard. Das primäre Therapieziel ist die Revaskularisierung, folglich baldige Vorstellung des Patienten beim Angiologen und Gefäßchirurgen, um nach gegebenenfalls interventioneller Maßnahme die Nekrosenabtragung und die feuchte Wundtherapie einzuleiten.

Bei trockener Mumifizierung erfolgt ausnahmsweise eine ausschließlich trockene Wundbehandlung.

Die chronisch-venöse Insuffizienz beginnt im Stadium I mit reversiblen geringen Knöchelödemen. Im Stadium II dann Ausdehnung des Ödems bis in den Unterschenkel, Hyperpigmentierung und ekzematöse Hautveränderungen sowie Verhärtung des subkutanen Fettgewebes. Im Stadium III dann Ausbildung eines Geschwürs (III a abgeheilt, III b floride).

Die kausale Behandlung besteht aus der (Dauer-)Kompression zur Beseitigung des Ödems und der Verbesserung der Mobilität (Muskelpumpe). Häufig erfolgen chirurgische Interventionen mit Unterbindung der Perforansvenen und Varizenstripping.

Der Dekubitus tritt besonders oft bei alten Menschen auf. Es existiert eine Vielzahl von Risikofaktoren (Tab. 2). Beim Dekubitus handelt es sich um eine Gewebsschädigung durch unphysiologischen Druck inklusive Reibungs- und Scherkräfte über

Tab. 3
Einteilung des Schweregrades nach SEILER

Grad 1	Persistierende Hautrötung = nicht wegdrückbare Rötung (Fingertest)
Grad 2	Oberflächenläsion der Haut (Blase, Hautabschürfung oder flaches Geschwür)
Grad 3	Tiefenschädigung des Gewebes mit Muskel-, Sehnen- und/oder Bänderbeteiligung (offenes, tiefes Geschwür)
Grad 4	Schädigung aller Schichten mit Knochenbeteiligung (Osteomyelitisgefahr)
Stadium A	Wunde »sauber«, Granulationsgewebe, keine Nekrosen
Stadium B	Wunde schmierig belegt, Restnekrosen, keine Infiltration des umgebenden Gewebes
Stadium C	Wunde wie Stadium B, aber mit Infiltration des umgebenden Gewebes und/oder Allgemeininfektion (Sepsis)

einen längeren Zeitraum. Durch direkte mechanische und sekundäre Ischämie bei anhaltender Druckeinwirkung werden Haut und Weichteile geschädigt. Dabei reagieren Fettgewebe und Muskulatur deutlich empfindlicher als die Oberhaut – somit ist die Nekrose in der Tiefe häufig ausgedehnter als der oberflächlich an der Haut erkennbare Defekt. Die Einteilung des Schweregrades durch SEILER (1979) ist der Tab. 3 zu entnehmen.

Für die Diagnostik und die Therapie ist neben der Anamnese (gegebenenfalls auch Fremdanamnese) die vollständige Hautinspektion notwendig. An sich simpel, ist dies unter den gegebenen ärztlichen Arbeitsbedingungen durchaus eine Herausforderung im klinischen Alltag.

Zur Einschätzung des Dekubitusrisikos hat sich die NORTON-Skala bewährt (Tab. 4).

Der Befund wird ergänzt durch die Röntgendiagnostik wegen einer möglichen Knochenbeteiligung oder einer radiologischen Fisteldarstellung. Die regelmäßige Erfassung der Wundverhältnisse und die Dokumentation mit Dekubitusstadium und -größe, Angaben zu Schwellungen, Art und Ausmaß von Belägen sowie die Beurteilung von Wundgrund und Wundrand, das Sondieren von Wundtaschen und vermuteten Fisteln sind für eine strukturierte Wundbehandlung unerlässlich.

Die Kausaltherapie ist die Druckentlastung; individuelle Lagerungs- und Bewegungspläne sind verpflichtende Dokumentationen für das Pflegepersonal. Spezielle Lagerungsmaßnahmen auf Antidekubitusmatratzen sowie Sitzkissen, Schaumstoffauflagen u. ä. können helfen, die Druckbelastung zu reduzieren, sie ersetzen jedoch nie die konsequente Lagerung.

Die Beseitigung der Risikofaktoren ist ebenfalls wichtig, allerdings häufig schwierig bis unmöglich. Vereinzelt kommt bei großem Dekubitus auch die chirurgisch-plastische Deckung zum Tragen.

Die Verantwortlichkeit für das Erkennen eines Dekubitusrisikos liegt beim Pflege-

Motivation, Kooperationsbereitschaft		Alter (Jahre)		Hautzustand (je nach Ausprägungsgrad)		Zusatzerkrankung (je nach Ausprägungsgrad)	
Voll	4	<10	4	Normal	4	Keine	4
Wenig	3	<30	3	Schuppig, trocken	3	Fieber, Diabetes, Anämie	3
Teilweise	2	<60	2	Feucht	2	Multiple Sklerose, Karzinom, Kachexie, Adipositas	2
Keine	1	>60	1	Allergie, Risse	1	Arterielle Verschlusskrankheit	1
Summe		Summe		Summe		Summe	

Tab. 4
Erweiterte NORTON-Skala zur Einschätzung eines Dekubitusrisikos. Gefährdung bei Werten ≤25 Punkte

personal und bei den Ärzten, die Verantwortung für die Therapie des Dekubitus liegt beim Arzt und ist n i c h t delegierbar. Die beste Therapie ist die Prävention. Zur Einschätzung des Dekubitusrisikos hat sich die NORTON-Skala bewährt.

Forensik

Auch rechtliche Aspekte sind wichtig. Strafrechtliche Folgen (Tatbestand »Körperverletzung« oder »Tötung«) sind wohl eher nicht zu erwarten; zivilrechtlich droht allerdings die Beweislastumkehr gegen den Beklagten. Erste Verurteilungen mit erheblichen Summen an Schmerzensgeld sind rechtskräftig (Gesundheitsbericht).

Das diabetische Fußsyndrom

Davon betroffen sind vorrangig Menschen jenseits des 65. Lebensjahres bei unbefriedigender Stoffwechsellage und langer Diabetes-mellitus-Anamnese. In Deutschland sind etwa 300 000 Patienten betroffen. Bestehende Fußdeformitäten sowie fehlende soziale Einbindung und frühere Fußläsionen prädisponieren ebenfalls zur Ausbildung von Ulzerationen an den Füßen.

Auch hier ist die Inspektion der Haut (also der Füße) in der klinischen Untersuchung unerlässlich.

- Wie sind Haut und Nägel beschaffen?
- Bestehen Hyperkeratosen oder Ulzerationen?
- Gibt es Druckstellen in den Schuhen oder an den Einlagen?

Dabei ist zu bedenken, dass etwa 60% der über 60-jährigen Diabetiker ihre Füße nicht selbst inspizieren können (reduziertes Sehvermögen, reduzierte Beweglichkeit).

Die Pulse beim diabetischen Fußsyndrom sind meist palpabel, die Füße sind nicht

Tab. 4 (Fortsetzung)

Körperlicher Zustand		**Geistiger Zustand**		**Aktivität**		**Beweglichkeit**		**Inkontinenz**	
Gut	4	Klar	4	Geht ohne Hilfe	4	Voll	4	Keine	4
Leidlich	3	Apathisch, teilnahmslos	3	Geht mit Hilfe	3	Kaum eingeschränkt	3	Manchmal	3
Schlecht	2	Verwirrt	2	Rollstuhlbedürftig	2	Sehr eingeschränkt	2	Meistens (Harn)	2
Sehr schlecht	1	Stuporös	1	Bettlägerig	1	Voll eingeschränkt	1	Harn und Stuhl	1
Summe		Summe		Summe		Summe		Summe	

kühl wie bei alleiniger peripherer arterieller Verschlusskrankheit (pAVK), aber oft sehr trocken wegen reduzierter bzw. aufgehobener Schweißsekretion bei der autonomen diabetischen Polyneuropathie. Das Schmerzempfinden ist durch die sensible diabetische Polyneuropathie reduziert oder gar aufgehoben.

Die Testung des Vibrationsempfindens durch das Aufsetzen einer angeschlagenen Stimmgabel auf das Großzehengrundgelenk oder den Knöchel ist eine einfache klinische Untersuchung. Mindestens 4/8 sollen von den möglichen 8/8 deutlich wahrgenommen werden.

Eine weitere Möglichkeit ist der Einsatz des 10-g-Monofilamentes nach Weinstein zur Testung der Sensibilität.

Da ~60% des diabetischen Fußsyndroms auf dem Boden einer diabetischen Polyneuropathie entstehen und nur 15% durch eine vorrangige pAVK, ist die Testung von Sensibilität, Temperatur und Schmerzempfinden im klinischen Verlauf wichtig. 25% des diabetischen Fußsyndroms entstehen durch eine Kombination aus diabetischer Polyneuropathie und AVK.

Die Stadieneinteilung erfolgt nach Wagner und Amstrong (Tab. 5). Die Kausaltherapie ist möglich; sie besteht aus einer individuell optimierten Blutzuckereinstellung, leitliniengerechten Diabetesbehandlung, zeitweise Immobilisation, konsequenten Hautpflege, medizinischen Fußpflege und weichen Schuhen, gegebenenfalls aus orthopädischen Einlagen und Schuhzurichtungen sowie gegebenenfalls Infektbehandlung und Revaskularisierungsmaßnahmen.

Bei den sekundär heilenden Defekten ist eine Wundkonditionierung mit Reinigung, Wundtoilette, Stimulierung der Granulation bis hin zur möglichen plastischen Deckung sinnvoll.

Die Zielvorgabe in der Palliativmedizin ist nicht die Wundheilung. Im Vordergrund stehen hier die Schmerzreduktion, die Hemmung von belästigender Geruchsbildung durch Gewebszerfall und Wundsekret mittels antiseptischer Lösungen und geruchsbindender Auflagen (Aktivkohle/Silber) und Saugkompressen oder Schaumverbänden und damit die Ausrichtung der Wundtherapie an der Lebensqualität des Patienten.

Die physiologische Wundheilung benötigt etwa 21 Tage und gliedert sich in 3 Phasen:

- Reinigungsphase (~1.–3. Tag);
- Granulationsphase (~2.–14. Tag);
- Epithelisierungs- und Organisationsphase (~4.–21. Tag).

Wundheilungsstörungen können lokal bedingt sein, z. B. vorgeschädigtes Gewebe, Druck- und Scherkräfte im Wundgebiet, verbleibende Nekrosen und Beläge, auch Fremdkörper, Infektionen, Ödembildung, Austrocknung oder Unterkühlung.

Systemische Störfaktoren sind z. B. eine vorliegende Malnutrition oder Exsikkose, eine Anämie, eine unzulängliche Stoffwechsellage bei Diabetes mellitus, Kortisonmedikation, Nikotinabusus, Herzinsuffizienz, Durchblutungsstörung, chronisch-entzündliche Erkrankungen u. a.

Grundsätzlich ist zu beachten, dass primär die Ursache zu behandeln ist, z. B. durch Druckentlastung, Verbesserung der arteriellen Perfusion oder Entstauung durch Kompression bzw. verbesserter Stoffwechsel bei Diabetes mellitus.

Nach KAMMERLANDER werden Wundstadien farblich unterschieden:

- Schwarz: Nekrose.
- Gelb: Beläge, z. B. Eiter, Fibrin oder Fettgewebe.
- Rot: Granulationsgewebe.
- Rosa: Epithelisierende Wunde.

Tab. 5
Stadieneinteilung des diabetischen Fußsyndroms nach WAGNER und ARMSTRONG

		ARMSTRONG-Klassifikation nach dem Beitrag von Ischämie und Infektion			
		A	**B**	**C**	**D**
WAGNER-Klassifikation nach der Läsionstiefe	**0**	Prä- oder postulzerative Läsion	Mit Infektion	Mit Ischämie	Mit Infektion und Ischämie
	1	Oberflächliche Wunde	Mit Infektion	Mit Ischämie	Mit Infektion und Ischämie
	2	Wunde bis zur Ebene von Sehne und Kapsel	Mit Infektion	Mit Ischämie	Mit Infektion und Ischämie
	3	Wunde bis zur Ebene von Knochen und Gelenk	Mit Infektion	Mit Ischämie	Mit Infektion und Ischämie
	4	Nekrose von Fußteilen	Mit Infektion	Mit Ischämie	Mit Infektion und Ischämie
	5	Nekrose des gesamten Fußes	Mit Infektion	Mit Ischämie	Mit Infektion und Ischämie

Abb. 1
Tibiales Ulkus mit nekrotischen Belegen und erkennbarer Granulation

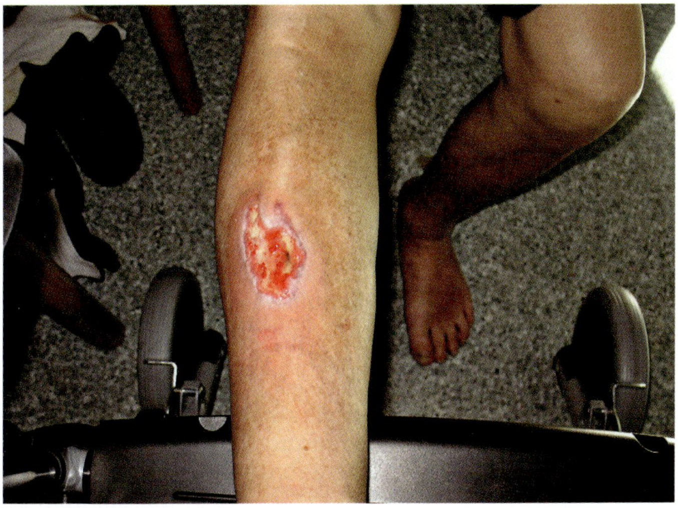

Abb. 2
Plastische Deckung des Sternums nach einer Wundinfektion bei Zustand nach Sternotomie

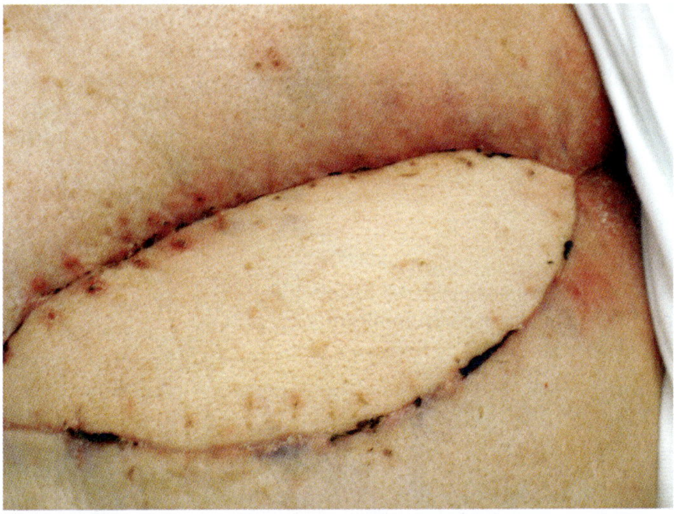

Abb. 3
»Platzbauch« – saubere Wundverhältnisse, gute Granulation

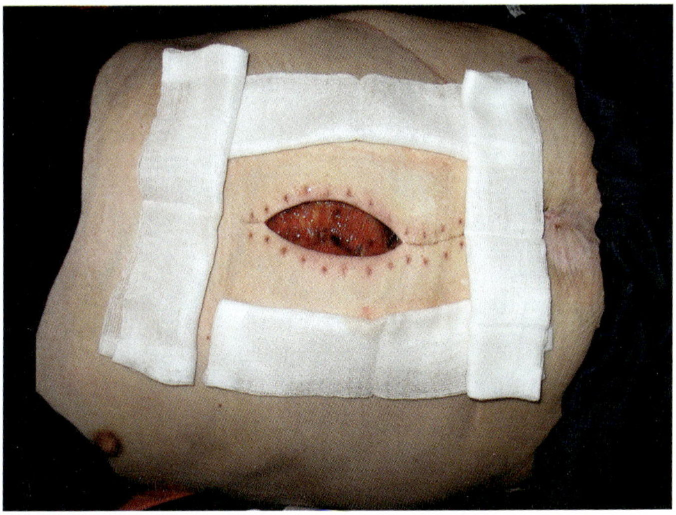

Nekrosen und Beläge sind avitales Gewebe und müssen entfernt werden, um einen sauberen Wundgrund als Basis für das Granulationsgewebe zu schaffen. Hierzu bestehen verschiedene Möglichkeiten: Skalpell, Pinzette und Schere, scharfer Löffel; biochirurgisch mit Maden; autolytisch mittels Hydrogelanwendung.

Die große Ausnahme sind mumifizierte akrale Läsionen bei pAVK. Hier gilt es, die Wunde trocken zu halten, um eine Progression zu reduzieren.

Immer ist für eine angemessene Analgetikagabe zu sorgen. Größere chirurgische Wundtoiletten erfolgen im Operationssaal.

Das Granulationsgewebe besteht aus neu gebildetem zell- und gefäßreichem Bindegewebe und ist leicht verletzlich. Es bereitet durch Auffüllen von Gewebsdefekten die Epithelisierung vor und schützt vor bakterieller Invasion. In dieser Phase soll die Wunde vor Auskühlung, Austrocknung und vor Verkleben sowie vor erneuten Verletzungen geschützt werden. Möglicherweise überschüssiges Sekret führt zur Mazeration der Wundumgebung und sollte abgesaugt werden.

Abb. 4
Amputation Oberschenkel, Hautdefekt mit Blasenbildung nach Stumpfformung mittels »Liner«

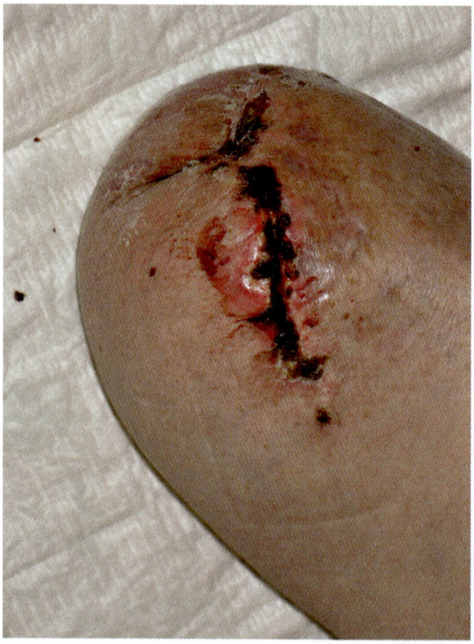

Bei überschießender Granulation sollte die Wundtherapie trockener gestaltet werden durch Flüssigkeitssenkung mit z. B. sterilen Kompressen oder Wunddistanzgitter und gegebenenfalls lokalem Druckverband.

Mit der Epithelisierung wird der Wunddefekt geschlossen. Bis zur Abblassung und Anhebung des neuen Gewebes auf Hautniveau vergehen regelhaft Wochen. Ziel der Therapie mit transparenten Hydrokolloiden oder Folienverbänden ist der Schutz vor mechanischen Beeinträchtigungen sowie vor Austrocknung.

Infizierte Wunden sind i m m e r Problemwunden. Bei oberflächlichen Infekten bestehen übelriechende schmierige Beläge. Lokale Entzündungsreaktion mit Ödemen und Rötung sind selten; dies trifft auch auf deutliche systemische Reaktionen mit Anstieg von Entzündungsparametern zu. Da das Wundsekret abfließen muss, k e i n e Okklusion, Verbandswechsel ein- bis zweimal täglich mit Wundspülung mittels Antiseptika, gegebenenfalls Duschen mit körperwarmem Wasser.

Fußbäder – früher häufig angewendet – sind aus hygienischen Gründen problematisch und nur noch in Ausnahmesituationen indiziert. Auch die Verwendung lokaler Antibiotika hat sich nicht bewährt.

Bei Infekten mit Wundtaschen ist die Nekrose an der Haut oft nur »die Spitze des Eisberges« – unter der Nekroseplatte befinden sich oft größere Mengen von Eiter, was eine massive Geruchsentwicklung und eine Schwellung des Wundrandes mit deutlicher Schmerzhaftigkeit zur Folge hat. Diese tiefe Infektion führt nicht selten zur systemischen Infektion mit Fieber,

Leukozytose, BSG- und CRP-Anstieg, womit die Indikation zur systemischen Antibiose gegeben ist. Sinnvoll ist ein ausgiebiges chirurgisches Wunddebridement (zumeist im Operationssaal).

Nicht selten lehnen Patienten eine (wiederholte) Wundtoilette unter Narkosebedingungen ab. Hier ist die Madentherapie eine gute Alternative, die sich allerdings bei tiefer Taschenbildung, bei welcher die Maden wegen unzureichender Sauerstoffzufuhr absterben, kaum durchführen lässt.

Unerlässlich sind die Probengewinnung und die Entnahme von Abstrichen vor Antiseptikaanwendung für die mikrobiologische Diagnostik. Tägliche Verbandswechsel ohne Okklusion, Wundspülung mit Antiseptika und Antiseptikagel unter neutraler Fettgaze sind indiziert, gegebenenfalls auch Röntgen zum Ausschluss einer knöchernen Beteiligung.

Infizierte arterielle Gangräne weisen die typische Trias »Rubor, Calor, Dolor« auf, oft begleitet von üblem Geruch und systemischen Entzündungsreaktionen. Auch hier sind die Probengewinnung und die Abstrichentnahme vor Antiseptikaanwendung für die Mikrobiologie essenziell. Verbandswechsel mit Antiseptika ein- bis zweimal täglich; keine lokale Antibiose.

Cave: Sepsis-Gefahr – daher bei Phlegmonen und systemischen Entzündungsparametern (bei Diabetikern eigentlich immer) eine systemische Antibiose. Anzustreben ist eine möglichst zügige Revaskularisation, nicht selten kommt es zur Amputation.

Typisch für das Malum perforans des diabetischen Fußsyndroms sind eine kleine Eintrittstelle und eine darunter liegende, deutlich größere, oft mit Eiter gefüllte Wundhöhle. Trotz Ödem und Rötung bestehen typischerweise wenig Schmerzen aufgrund der diabetischen Polyneuropathie. Auch hier sind Wunderöffnung, Débridement, Probengewinnung, Abstrichentnahme, lokale Antiseptikaspülung und Antiseptikagel wichtig; keine Okklusion, Verbandswechsel ein- bis zweimal täglich

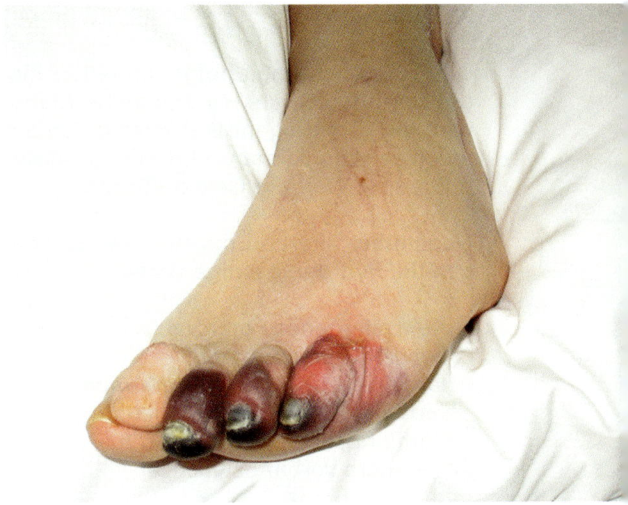

Abb. 5
pAVK-Stadium IV, beginnend feucht mit der Kleinzehe

mit antiseptischer Wundauflage oder Fettgaze. Röntgenuntersuchung zum Ausschluss knöcherner Beteiligung und systemische Antibiose gehören zur strukturierten Behandlung. Besonders beim diabetischen Fußsyndrom ist die Ruhigstellung der Gliedmaße ein wichtiger Bestandteil der Therapie.

Lokaltherapeutika

Lokaltherapeutika müssen eine Zulassung als Arzneimittel oder als Medizinprodukt haben; ein off label use ist nur selten vertretbar.

Ungeeignete Lokaltherapeutika, die allerdings in den letzten Jahrzehnten vielfältig verwendet worden sind (auszugsweise): Zink- und Nystatinpasten, Melkfett, Glukose- und Aminosäurelösungen, Insulin, Heparin- oder Vitamin-C-Spülungen, Zucker und Honig, Heilerde, Glyzerin, Teebaumöl, Farbstoffe wie Brilliantgrün oder Kristallviolett, Ichthyol, Jodoform, Jodtinktur DAB 6, Phenol, Perubalsam, Tannin und Silbernitrat.

Wundreinigung

Die Wundreinigung erfolgt entweder chirurgisch oder durch Hydrogele (dabei wird die körpereigene Autolyse durch ein feuchtes Wundklima und den neutralisierenden pH-Wert der Gele gefördert).

Gegenüber älteren Enzympräparaten haben die Hydrogele einige Vorteile:

- Kein allergenes Potenzial;
- bessere Tiefenwirkung;
- längerer Verbleib auf der Wunde (im Mittel 3–4 Tage) möglich;
- damit Kostenreduktion durch seltenere Verbandswechsel.

Die Abdeckung erfolgt mit Folie oder mit Hydrokolloidverband. Auf eine mögliche Mazeration des Wundrandes ist zu achten.

Die biochirurgische Therapie mit gezüchteten sterilen Maden ermöglicht die Nekrosektomie bei fehlender Narkosefähigkeit oder -willigkeit bei infizierten Nekrosen. Die Maden werden lose oder in Biobags (in sich geschlossene Filterbeutel) geliefert. Der Biobag trägt erheblich zur Akzeptanz durch Patienten und Pflegepersonal bei. Allerdings ist die Therapie mit ~1 € pro Made teuer, denn 50–100 Maden sind üblicherweise eine mindestens benötigte Menge. Der Biobag kann 3–4 Tage auf der feuchten Wunde belassen werden. Um ein Ersticken der Maden zu verhindern, keine Okklusion, sondern lediglich mit Mull abdecken und diesen gegebenenfalls wechseln, da von den Maden ein Sekret mit mäßig unangenehmem Geruch gebildet wird.

Selten berichten die Patienten über ein brennendes Gefühl im Wundbereich, sehr selten muss die Therapie deshalb beendet werden. Die Maden tragen selektiv nekrotisches Gewebe ab und sind insgesamt eine Therapie von hoher Effizienz.

Abb. 6
Akrale, feuchte Läsion der Zehen I–III bei fortgeschrittener pAVK

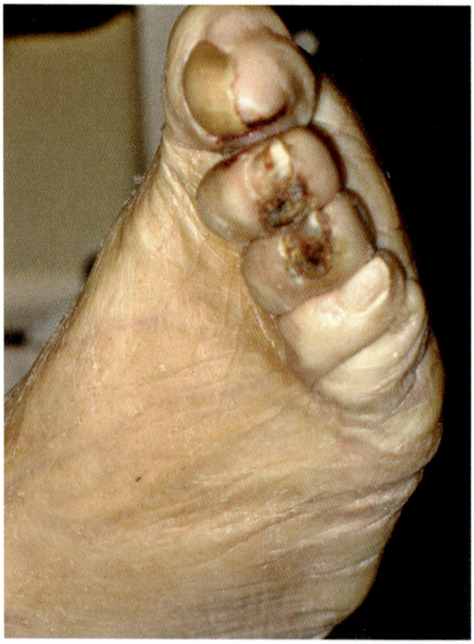

Wundspülung

Geeignet sind sowohl die RINGER- und die 0,9%ige NaCl-Lösung als wirkstofffreie Lösungen als auch Antiseptika wie octenidin- und polyhexamidhaltige Lösungen. Die Spüllösung sollte möglichst körperwarm sein, sie darf weder Reizungen noch Schmerzen erzeugen, und die Wirkstoffe sollen nicht-resorbierbar sein. Farbstoffe oder Zusätze sind ungeeignet, da sie eine exakte Wundbeurteilung zumindest erschweren. Ebenfalls ungeeignet sind u. a. Wasserstoffperoxid, Ethanol, destilliertes Wasser, Glukose und Jodlösungen.

Nach dem Ausduschen einer Wunde sollte immer eine antiseptische Wundspülung durchgeführt werden. Wundbäder sind aus hygienischen Gründen als eher problematisch anzusehen.

Wundantiseptika

Wundantiseptika werden bei infizierten Wunden eingesetzt sowie bei infektionsgefährdeten Patienten (z. B. mit diabeti-

Abb. 7
Druckulkus durch Prothese bei Zustand nach Amputation; saubere Granulation

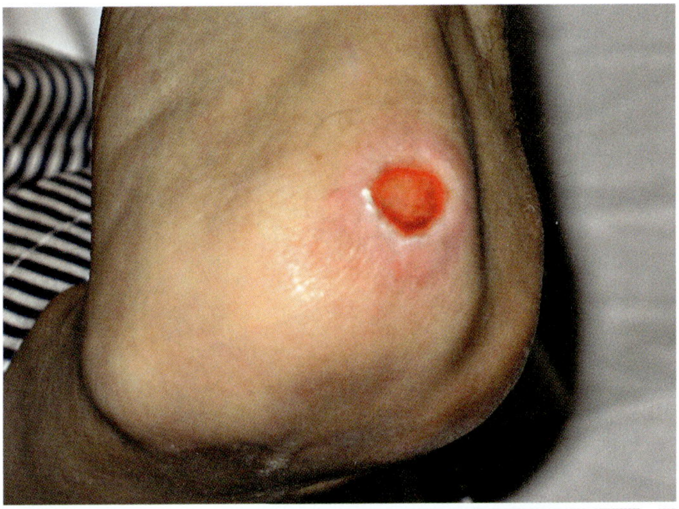

Abb. 8
Chronisch venöses Ulkus, noch nekrotische Belege, zum Teil Granulation, Wundränder sauber (Stauungsdermatose)

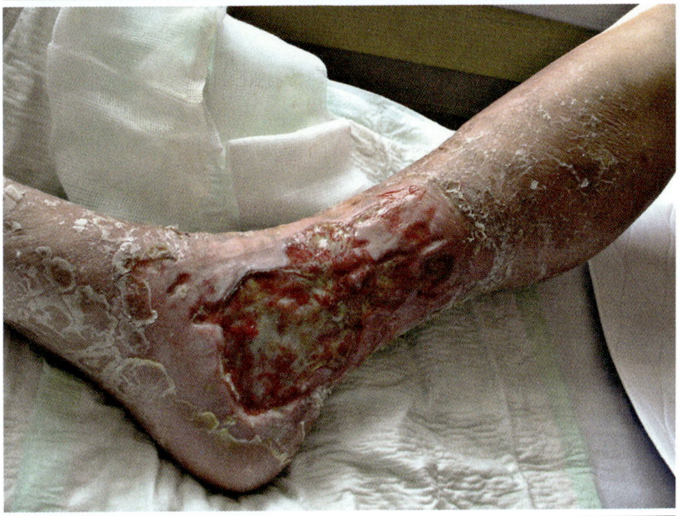

Abb. 9
Chronische Stauungsdermatose

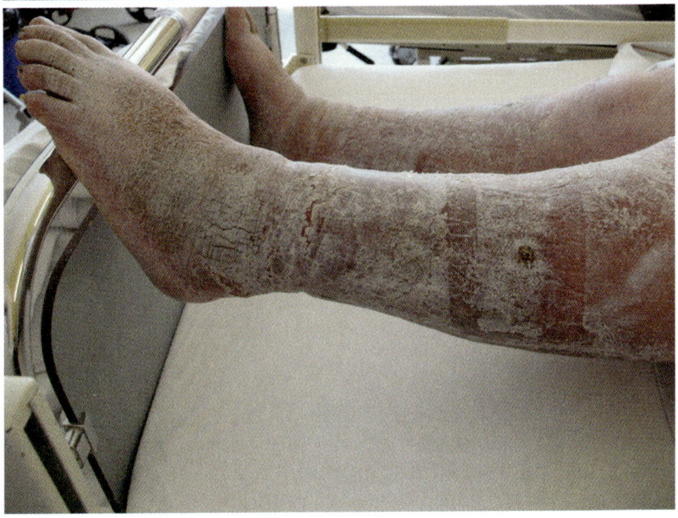

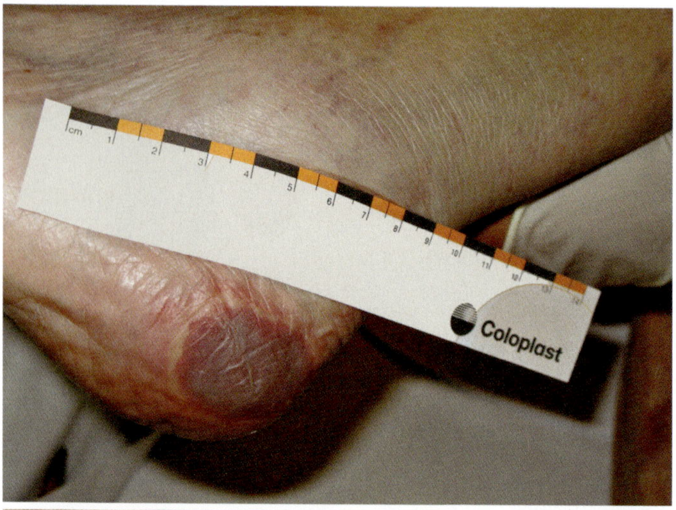

Abb. 10
Dekubitus Stadium II (Blasenbildung mit Einblutung)

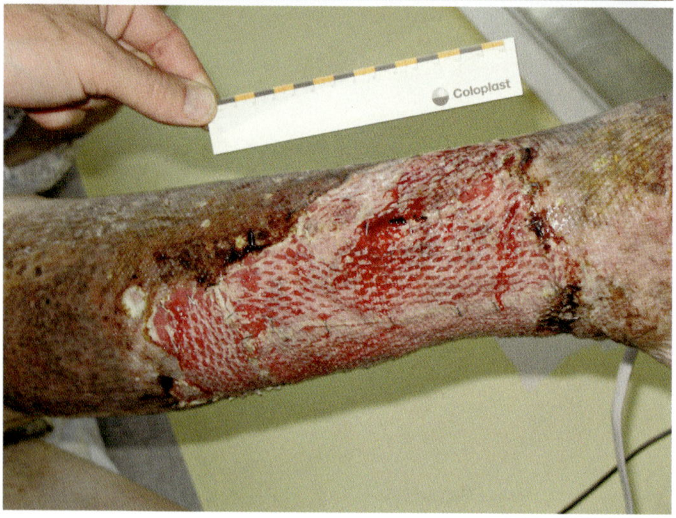

Abb. 11
Gemischtes arterielles und venöses Ulkus; Zustand nach Hauttransplantation mittels Mesh-Graft

schem Fußsyndrom) oder bei MRSA-positiven Wundabstrichen. Sie sollten immer farblos sein, keine Hemmung der Wundheilung bewirken, das volle Keimspektrum erfassen (inklusive der üblichen Pilze) und keine Hautreizung hervorrufen. Generell ist die Anwendung problematisch bzw. kontraindiziert auf offenem Knorpel, im zentralen Nervensystem oder im Innenohr und Bauchraum.

Jodlösungen (10%ig) dienen der Desinfektion intakter Haut und Schleimhaut sowie der Therapie infizierter Wunden. Sie erzeugen Verfärbungen (Cave: Wundbeurteilung!) und hemmen bereits nach nur 3 Tagen Anwendung die Granulation entscheidend. Darüber hinaus sind sie kontraindiziert bei Schwangerschaft, Hyperthyreose, Allergie u. a.

Silberverbände in Kombination mit Aktivkohle sind gut geeignet zur Geruchshemmung, jedoch ziemlich teuer; sie sollten daher nur sehr gezielt eingesetzt werden. Ein wichtiges Einsatzgebiet ist die Palliativmedizin. Die Wunde wird mit der Silber-Kohle-Platte belegt, mit einem geeigneten Klebestreifen fixiert und mit körperwarmer 0,9%iger Natrium-

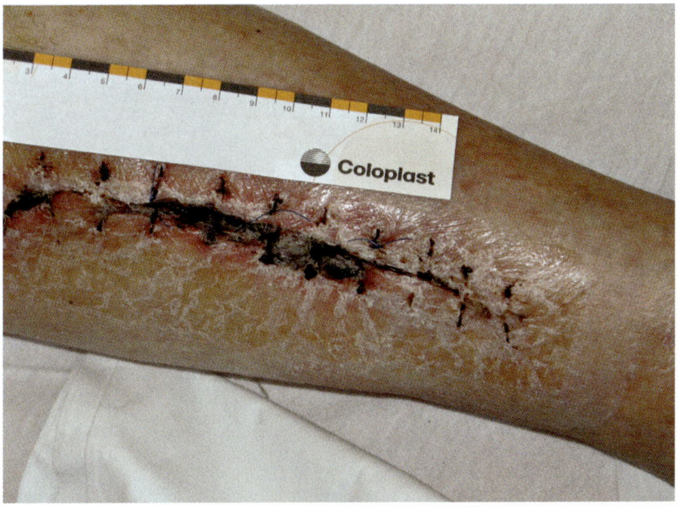

Abb. 12
Wundheilungsstörung Unterschenkel; Sekundärheilung mit Borkenbildung, Restfäden in situ

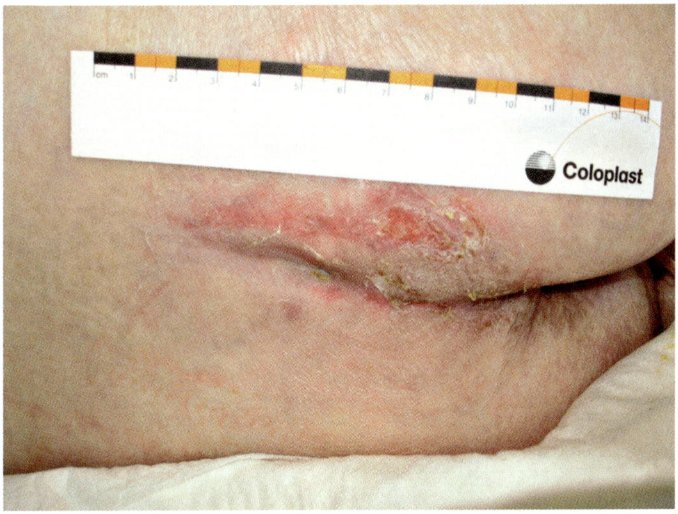

Abb. 13
Dekubitus am Gesäß, Stadium II

chloridlösung befeuchtet, wobei der Kontakt der Kanüle zum Verband nötig ist, da ansonsten die Natriumchloridlösung abperlt. Mit Mull oder Saugkompressen abdecken; gegebenenfalls Nachfeuchten des Verbandes, um ein Austrocknen zu vermeiden. Es gibt auch Folien, Hydrokolloide, Schäume und Distanzgitter mit Silberzusatz. Reine Aktivkohleverbände werden bei besonders stark riechenden Wunden eingesetzt.

Als obsolet sind Quecksilberprodukte *(Mercuchrom),* Silbersalzlösungen oder Ethacridinlactat *(Rivanol)* anzusehen.

Proteasefänger kommen bei sauberen Wundverhältnissen und dennoch mangelhafter Granulation zum Einsatz. Das Produkt ähnelt einem Fleece, das unter einem Okklusivverband verwendet wird. Bei zu trockener Wunde mit 0,9%igem NaCl anfeuchten. Bei strenger Indikationsstellung ist diese Maßnahme trotz des hohen Preises sinnvoll.

Lokalanästhetika vor der Wundtoilette müssen mindestens 30–60 Minuten lang einwirken; ein Okklusivverband unter Folie erhöht die Wirksamkeit im perinekrotischen Gewebe deutlich, nicht jedoch im

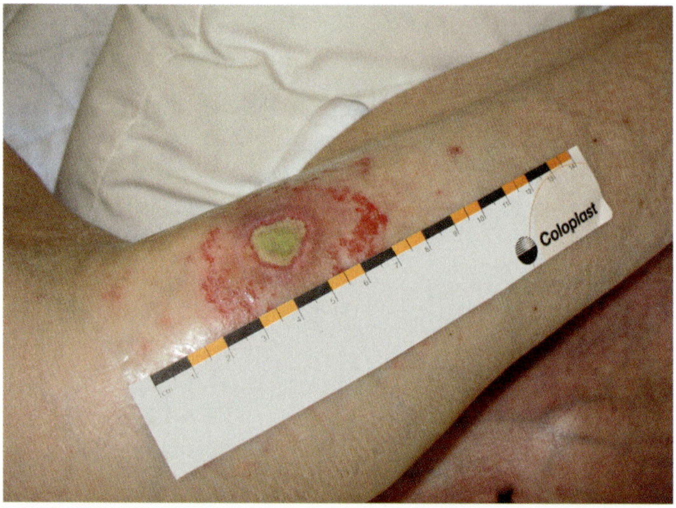

Abb. 14
Druckulkus Unterschenkel proximal lateral; nekrotische Beläge

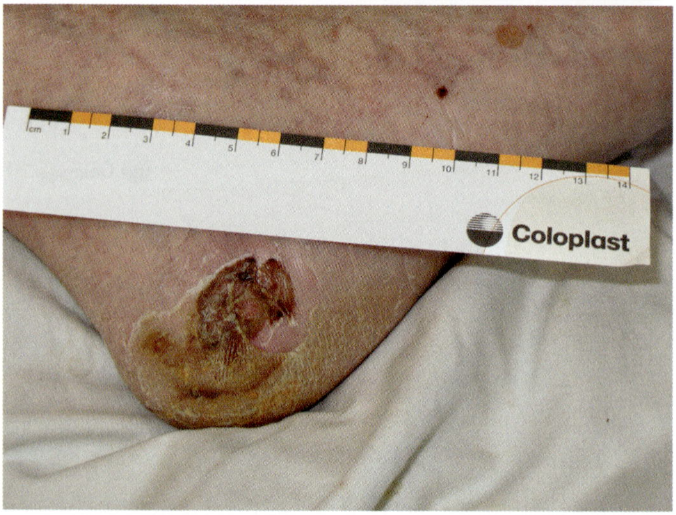

Abb. 15
Dekubitus mit Blasenbildung, zum Teil in Ablösung, am Wundgrund epithelisiert

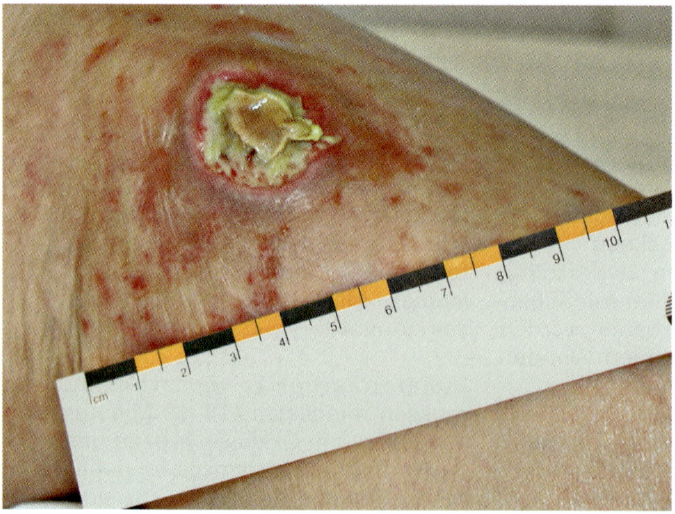

Abb. 16
Ulkus, deutliche Nekrosen (Dekubitus Grad III)

Nekrosebereich, keine Zulassung zur Dauertherapie.

Relativ neu ist die ultraschallassistierte Wundreinigung. Mit 25 kHz werden die Schwingungen durch physiologische und antiseptische Spüllösung in das Gewebe übertragen. Der Ultraschallkopf muss ständig über der Wunde bewegt werden, um Überhitzungen zu vermeiden. Durch den Ultraschall werden kleine Bläschen erzeugt, die zur Ablösung von avitalem Gewebe, Belägen und Biofilm führen. Häufig ist eine systemische oder lokale Analgesie (z. B. *EMLA*-Creme) nötig. Zurückhaltung ist bei sehr tiefen Wunden mit freiliegenden Sehnen, Knochen oder Gefäßen geboten.

Bei der Vakuumversiegelung wird ein Schwamm in die Wunde eingelegt (individueller Zuschnitt). Die Abdichtung erfolgt mit Klebefolie, in die die Drainageableitung luftdicht integriert ist. Die Vakuumpumpe erzeugt einen Unterdruck von 20–80 kPa (entsprechend 150–600 mmHg). Die Einhaltung des Druckes muss überwacht werden, da es bei einem Sogabfall zum Verstopfen des Schwammes kommen kann. Durch den Unterdruck wird die Exsudatbildung angeregt, das Bakterienwachstum wird gemildert und das nekrotische Material sowie die Bakterien werden abgesaugt. Feuchtes Wundmilieu und eine konstante Temperatur beschleunigen die Wundheilung.

Geeignet ist die teure Vakuumtherapie für tiefe infizierte Wunden mit Taschenbildung. Kontraindiziert ist sie bei großen Fistelgängen, erhöhter Blutungsneigung, metastasierenden Tumoren und bei fest haftenden Wundbelägen.

Verbandmaterialien der feuchten Wundtherapie

Hydrokolloide bestehen aus flexibler Polyurethanabdeckung – diese ist durchlässig für Wasserdampf und Gase, aber gleichzeitig undurchlässig für Wasser, Harn, Bakterien und andere Verschmutzungen.

In die Matrix sind hydroaktive Partikel eingebunden, die bei Kontakt mit Wundsekret aufquellen und im Wundbett ein Gel erzeugen. Das Gel stimuliert die Bildung des Granulationsgewebes. Über dem Wundbett entsteht eine Blase, die sich mit der Zeit vergrößert und bei Austritt von Wundsekret zur Erneuerung des Verbandes zwingt. Grundsätzlich soll nach spätestens 7 Tagen ein Verbandswechsel erfolgen. Durch leichtes Anwärmen des Hydrokolloidverbandes (z. B. zwischen den Händen) ist dieser besser anmodulierbar.

Indikation: Oberflächlich saubere und eher wenig sezernierende Wunden.

Kontraindikation: Ischämie, Infektion sowie frei liegende Sehnen und Knochen.

Hydrokolloidverbände werden seltener verwendet, Schaumverbänden ist der Vorzug gegeben.

Schaumverbände kommen bei stark sezernierenden Wunden zum Einsatz, z. B. bei Ödemwunden oder bei mazerierter Wundumgebung. Sie bestehen aus chemisch und biologisch reizlosem Polyurethanschaum. Es gibt kleinporige Schwämme, die eine Adhäsion im Wundbett besonders gut verhindern, jedoch nicht in der Lage sind, Fibrinbeläge aufzulösen. Eine Kompressionstherapie ist über dem Schaumverband möglich. Für Wundhöhlen gibt es Spezialschwämme, die sehr schnell aufquellen und deshalb die Wundhöhle bei ihrer Einlage nur bis maximal einem Drittel ausfüllen dürfen. Der Verband ist dann zu wechseln, wenn das Sekret den Rand des Schaumverbandes erreicht hat, spätestens jedoch nach 7 Tagen. Keine Anwendung der Schaumverbände bei trockenen oder infizierten Wunden.

Alginate bestehen aus einem zelluloseähnlichen Polysaccharid. Durch Kontakt mit Wundsekret quellen die Alginatfasern erheblich auf und werden gelartig. In diesem Gel werden nekrotisches Material und Bakterien eingeschlossen. Kalzium wird freigesetzt und wirkt im Wundbett blutstillend. Die Anwendung ist indiziert bei mittel- bis stark exsudierenden Wunden. In tiefe Wunden kann Alginat als Tamponade, bei oberflächlichen Wunden als Kompresse angewendet werden. Eine bräunliche Verfärbung der Alginate und eine Geruchsbildung sind als normal anzusehen. Es gibt sog. Superabsorber zumeist aus Polyacrylat, die bei sehr stark sezernierenden Wunden zum Einsatz gebracht werden können.

Folienverbände ermöglichen die Abgabe von Gasen und Wasserdampf, ohne selbst Wundsekret aufnehmen zu können. Folien schützen die Wunde vor Externa jeglicher Art. Sinnvoll sind sie als kostengünstige Abdeckung z. B. über Alginate oder Hydrogel, in der Epithelisierungsphase oder zum Schutz auch primär heilender Wunden.

Zur Befeuchtung trockener Wunden und zur Ablösung von Fibrinbelägen und nekrotischem Material sind Hydrogele geeignet, Abdeckung z. B. mit Folienverband, kein Einsatz bei pAVK-bedingten Nekrosen. Auf die Mazerationsgefahr ist zu achten.

Bei infizierten Wunden können hydrophobe Bakterien, wie z. B. Pseudomonas und Staphylococcus aureus, durch hydrophobe Wundauflagen gebunden werden. Diese Wundauflagen bestehen zumeist aus Dialkylcarbamoylchlorid. Fetthaltige Gazen sind für Verbandwechsel (1–2-mal/d) in Kombination mit beispielsweise desinfizierendem Polyhexanidgel geeignet. Der häufige Verbandwechsel verhindert das Verkleben mit der Wunde. Silikonhaltige hydroaktive oder lipokolloide Distanzgitter können bis zu 7 Tage auf der Wunde bleiben.

Spezielle Pflasterlöser oder Wundbenzin ermöglichen eine schonende und schmerzlose Ablösung klebender Wundverbände. Zu prüfen ist, ob Wundverbände ohne klebenden Rand mit Mullbinde fixiert nicht die bessere Alternative sind. Bei Inkontinenz und Pflegeabhängigkeit ist auf eine konsequente Hautkontrolle und Dekubituskontrolle zu achten. Auch Dauerkatheter oder Analtamponaden können helfen, die Haut zu schützen.

Elektrostimulation

Die unverletzte Haut bildet eine Barriere zwischen einer inneren positiven und einer äußeren negativen Ladung. Durch eine Wunde wird diese elektrische Isolierung zerstört und es entstehen Kurzschlussströme. Die Elektrostimulation arbeitet mit gepulstem Gleichstrom und wird genutzt, um die Wundheilung zu aktivieren. Eine spezielle Einweisung der Anwender ist unbedingt notwendig. Mögliche Anwendungsgebiete sind chronische und therapieresistente Wunden, die sich anderweitig nicht beeinflussen lassen, wie etwa Wundkonditionierung vor eventueller plastischer operativer Deckung.

Methoden wie Sauerstoffüberdruck in der Druckkammer oder Laserbehandlung sowie auch die Verwendung von Wachstumsfaktoren sollten nicht routinemäßig verwendet werden, da die wissenschaftlichen Untersuchungen hierfür (noch) keine Grundlage bieten.

Analgesie

Für eine angemessene Analgesie ist bei jedem Verbandswechsel (natürlich auch in der Zwischenzeit) zu sorgen. Psychoemotional geprägtes Schmerzerleben und Vorerfahrungen bestimmen die Auswahl der oralen Analgetika bis hin zu leichten bis mittelstarken Opioiden (gegebenenfalls Paracetamol oder Metamizol i.v.), auch Leitungsanästhesie, Regionalanästhesie und PDA-Katheter sind probate Methoden.

Die umfassende Wunddokumentation, die exakte Therapiebeschreibung und eine kontinuierliche Fotodokumentation (für die allerdings das Einverständnis des Patienten bzw. seines Betreuers vorliegen muss) sind für eine erfolgreiche Wundbehandlung wichtig.

Mikrobiologie

Die exakte Beschreibung des eingesandten Probematerials ist leider nicht immer eine Selbstverständlichkeit. Nicht nur Patientenname und Zeitpunkt, sondern auch der genaue Ort der Entnahme sind anzugeben. Die Probenentnahme muss immer v o r der Antiseptikaanwendung erfolgen. Sekrete sind in sterile Gefäße abzufüllen; Gewebe ist in steriler physiologischer NaCl-Lösung zur Untersuchung zu bringen. Abstriche machen nur dann Sinn, wenn eine ausreichende Sekretmenge vorhanden ist. Der Abstrich sollte vom Zentrum der Wunde zum Wundrand hin erfolgen. Ein MRSA-Screening bei chronischen Wunden ist als Standard zu fordern.

Ernährung

30–35 kcal/kg und 1,5 g Protein/kg KG/d gelten als angemessen und ausreichend. Je nach Wundgröße steigt der Bedarf auf 40 kcal und 2 g Protein/kg KG/d an. Mineralstoffe und Vitamine müssen in ausreichenden Mengen zugeführt werden. Ideal als Nahrungsmittel sind Milch, Milchprodukte und Trockenfrüchte (gegebenenfalls ist eine Vitamin- und Mineralstoffsubstitution zu diskutieren). Die Flüssigkeitsmenge sollte 1,5 l/d nicht unterschreiten. Ein individueller Ernährungsplan, begleitet von einer individuellen Ernährungsberatung, ist hilfreich. Trinknahrung kann als Nahrungsergänzung gute Dienste leisten; wenn es bei unzureichender oraler Flüssigkeits- und Nahrungsaufnahme zur Indikationsstellung »perkutane endoskopische Gastrostomie« kommt, sollte rechtzeitig darauf zurückgegriffen werden.

Mangelernährung lässt sich durch standardisierte Tests erfassen, z. B. durch den Anamnesebogen *Mini Nutrional Assessment.* Die Bestimmung des BMI sollte folgendermaßen erfolgen: kg ÷ KG in m^2; z. B. 67 kg ÷ $(1{,}81)^2$. Ein BMI $<$18,5 bedeutet Untergewicht, bei alten Patienten gilt dies bereits ab einem BMI von 20.

Multimorbidität

Die Multimorbidität, die gerade im Alter eine schlechte Rahmenbedingung für die Wundheilung ist, wird über das (auf evaluierten Testverfahren basierende) geriatrische Assessment standardisiert.

Schlussbetrachtung

Die Behandlung von Patienten im interdisziplinären geriatrischen Team ermöglicht den multimodalen Therapieansatz über ärztlich-medizinische Therapie, frührehabilitative Aspekte durch Krankengymnastik und Ergotherapie sowie über aktivierende Pflegemaßnahmen und Ernährungsmedizin. Dennoch bleibt die Wundbehandlung – vor allem im hohen Lebensalter – eine große Herausforderung in der täglichen ärztlichen Praxis.

Fazit für die Praxis

○ Wunden sind bei älteren Patienten häufig; die Therapie verläuft nicht immer strukturiert und häufig frustran, ohne eine Abheilung zu erzielen. Zwar steht eine große Palette von Externa (Tinkturen, Salben, Wundauflagen etc.) zur Verfügung, jedoch fehlen aussagekräftige klinische Studien zum Wundmanagement.

○ Nach gründlicher Wundtoilette sichert die konsequente feuchte Wundbehandlung die bestmögliche Granulation und schafft somit die Voraussetzung für eine Wundabheilung.

○ Gangrän bei peripherer arterieller Verschlusskrankheit, Ulkus bei chronisch venöser Insuffizienz und Dekubitus bilden die größten Problemgruppen. Patienten mit diabetischem Fußsyndrom sind besonders oft durch Amputation bedroht.

Dekubitusprophylaxe

Palliativmedizin

Hans-Dieter Klimm · Susanne Klimm · Frank Peters-Klimm · Peter Engeser

Der hausärztlich tätige Arzt, dem mehr als 70% aller Patienten bescheinigen (1), er sei ihr primärer Ansprechpartner in allen gesundheits- bzw. krankheitsbezogenen Fragen, wurde und wird auch mit den Extremen des Lebens, den unheilbar kranken und sterbenden Patienten sowie mit den daraus resultierenden speziellen Problemen konfrontiert.

Liegen weit progrediente Erkrankungen mit begrenzter Lebenserwartung vor, können Erkrankungen nicht mehr kurativ behandelt werden, dann liegt im Zentrum hausärztlicher Tätigkeit (neben der Beherrschung von Schmerzen sowie psychologischem und menschlichem Beistand) das Hauptaugenmerk darauf, Folgeerkrankungen wie Dekubitus zu verhindern und/oder adäquat zu behandeln.

Als palliativmedizinisch zu versorgende Patienten werden oft nur onkologisch erkrankte Patienten angesehen, die in der Einzelpraxis aber eher zu den Ausnahmen zählen – in den Praxen dominieren zunehmend »austherapierte Patienten« mit anderen Grunderkrankungen, die einer kurativen Behandlung nicht mehr zugänglich sind und nur noch eine begrenzte Lebenserwartung aufweisen.

Zu nennen sind hier u. a. kardiovaskuläre Erkrankungen wie schwere chronische Herzinsuffizienz, schwerste pulmonale Erkrankungen wie pulmonale Globalinsuffizienz bei Fibrose, COPD oder Mukoviszidose, diabetisches Spätsyndrom, chronisch progredientes Leberversagen bei Leberzirrhose im Endstadium, amyotrophische Lateralsklerose (ALS), Patienten mit Zustand nach Schlaganfall mit schweren sekundären Lähmungen und Funktionsverlusten, zunehmend auch demenzielle Probleme, vor allem auch M. Alzheimer mit ständig steigender Tendenz (2).

Definition

Palliativmedizin

»Palliativmedizin ist ein Ansatz zur Verbesserung der Lebensqualität von Patienten und ihren Fami-

lien, die mit Problemen konfrontiert sind, die mit einer lebensbedrohlichen Erkrankung einhergehen, und zwar durch Vorbeugen und Lindern von Leiden, durch frühzeitiges Erkennen und untadelige Einschätzung und Behandlung von Schmerzen sowie anderen Problemen körperlicher, psychosozialer und spiritueller Art« (WHO 2002) (3).

- Reibung und Feuchtigkeit provozieren Störungen der Mikrozirkulation mit daraus resultierender Ischämie und sekundärer Dekubitalgeschwürbildung.
- Ein erhöhter Auflagedruck von mehr als 2 Stunden führt bereits zu i r r e v e r s i b l e n Zellveränderungen!

Dekubitus

»Ein Dekubitus (Druckgeschwür) ist die Folge einer ischämischen Nekrose der Haut und der darunter liegenden Gewebe aufgrund anhaltender Druckbelastung. Eine gefährliche Druckeinwirkung ist dann gegeben, wenn Arteriolen und Venolen während mehr als 2 Stunden an der gleichen Stelle mit einem Druck komprimiert werden, der den mittleren Kapillardruck übersteigt« (4).

Epidemiologie

Bei 1–2% dieser schwerkranken Patienten im häuslichen Bereich oder in Pflegeeinrichtungen werden Druckgeschwüre beobachtet (5). Diese treten am häufigsten bei Patienten mit Bettlägerigkeit auf. Allerdings gibt es weder exakte Zahlen über die Häufigkeit der Patienten noch über die sekundäre Dekubitusentwicklung mit den daraus resultierenden finanziellen Belastungen. Fest steht nur, dass sich durch prophylaktische Maßnahmen sowie spezielle Therapieverfahren das Risiko, an einem Dekubitus zu erkranken, ebenso senken lässt wie die finanziellen Ausgaben – von den positiven Wirkungen auf die Lebensqualität der Patienten einmal ganz abgesehen.

Ursachen

Für die Entstehung von Dekubitalulzera gibt es eine Vielzahl pathogenetischer Faktoren, die (einzeln oder in Kombination) ursächlich infrage kommen:

Pathogenetische Faktoren

- Ein Auflagedruck über dem arteriellen Kapillardruck (≥30 mmHg) führt zu irreversiblen Zellveränderungen mit sekundärer Gewebsnekrose.
- Die Erhöhung des venösen Kapillardrucks kann zu ischämischen irreversiblen Gewebsschädigungen führen.

Risikofaktoren

- Immobilität, auch zu langes Sitzen ohne Druckentlastung;
- gravierende Störungen der Vigilanz, Bewusstlosigkeit, starke Sedierung;
- neurologische Ausfallserscheinungen, wie Paraplegie, Hemiplegie, Sensibilitätsstörungen;
- Kachexie;
- Fieber, sekundäre Austrocknung des Körpers durch Schwitzen, sekundärer erhöhter Sauerstoffverbrauch;
- Exsikkose, Dehydration;
- Anämie, Hb <8 g/dl;
- periphere arterielle Durchblutungsstörung;
- Inkontinenz mit sekundärer chronischer Feuchtigkeit, sekundäre bakterielle Kontamination;
- iatrogene Faktoren (Cave: Dehydration, starke Sedierungen) (6).

Prädilektionsorte

Typische Lokalisationen sind primär solche Körperstellen, die mit wenig Subkutangewebe versehen sind (Abb. 1).

Der Häufigkeit nach (absteigend) sind dies:

- Os sacrum;
- Tuber ossis ischii;
- Knöchel und Ferse;
- Dornfortsätze der Brustwirbelsäule;
- Trochanter major;
- Fibulaköpfchen;
- Hinterhaupt.

Dekubitusprophylaxe

Das Pflegeziel muss sein: Kein Patient darf ein Druckgeschwür erleiden! Auch in der Palliativmedizin gilt als Priorität: Prophylaxe steht vor Therapie!

Diese Vorgaben können durch sorgfältige Ermittlung der Dekubitusgefährdung einerseits und Einleitung, Durchführung und Überwachung konsequenter Pflegemaßnahmen andererseits erreicht werden.

Stadieneinteilung

Bei Dekubitusulzerationen unterscheidet man 4 Schweregrade, die einzeln, meist aber auch in Kombination auftreten können (Abb. 2–7). Hierbei gibt es 5 Abstufungen, die konsequent zu beachten sind (7).

Stufe 1: Identifikation der Risikofaktoren

Nicht nur beim ersten Kontakt, sondern stets rezidivierend (vor allem dann, wenn der Zustand sich ändert) muss eine konsequente Risikobeurteilung durchgeführt werden, die sich sowohl auf den klinischen Gesamteindruck als auch auf die Beachtung der Risikofaktoren stützt.

Es gibt eine Fülle unterschiedlicher Risikoskalen, so z. B. die BRADEN-Skala (8), die jedoch dem »klinischen Urteil« durchwegs nicht überlegen waren.

Die wichtigsten Risikofaktoren, die konsequent überprüft werden müssen, sind in absteigender Reihenfolge:

- Eingeschränkte Mobilität und Immobilität, wobei die Immobilität der wohl wichtigste Faktor für die Entwicklung von Ulzerationen ist (9);
- die Beurteilung der sensomotorischen Beeinträchtigungen, hier besonders die Unempfindlichkeit gegen Schmerz oder Beschwerden (siehe z. B. Druckulzerationen bei Diabetikern);
- die Bewusstseinslage, die die Fähigkeit des Patienten zu unwillkürlichen Körperbewegungen reduziert;
- Gefäßerkrankungen, z. B. arterielle Verschlusskrankheiten;
- nicht zuletzt auch die Beurteilung der Dehydration und der medikamentösen Therapie.

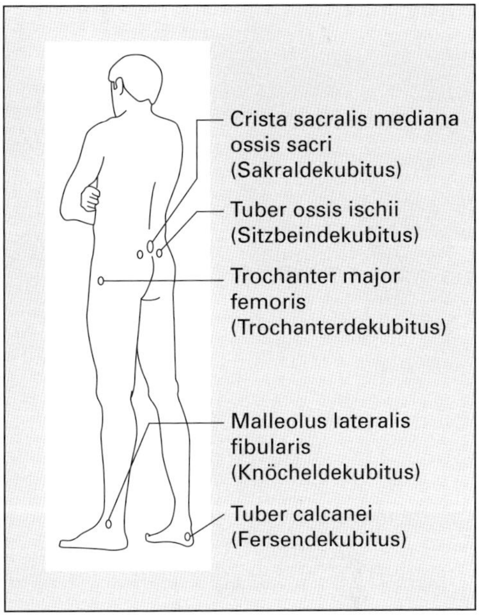

Abb. 1
Bevorzugte Lokalisationen von Dekubitalulzera

Dehydration

- Erschlaffen der Haut;
- Blutdrucksenkung, Minderung der Durchblutung;
- Veränderung der Nierenfunktion;
- Veränderung der Flüssigkeitsverteilung im Körper (z. B. weniger Ödeme);
- psychische Veränderungen durch Schläfrigkeit, Minderung des Schmerzempfindens;
- Veränderung der Atmung, zäher trockener Schleim;
- weniger Leidensdruck durch eine geringere Schmerzempfindung aufgrund der vermehrten Produktion von Endorphinen.

Medikamente

Mehrere Medikamentengruppen können infolge unterschiedlichster Mechanismen, sowohl pharmakodynamischer als auch kinetischer Art, das Dekubitusrisiko erhöhen:

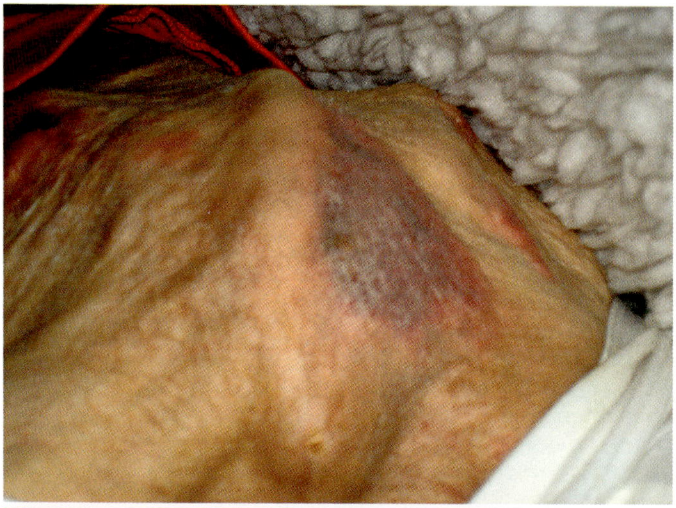

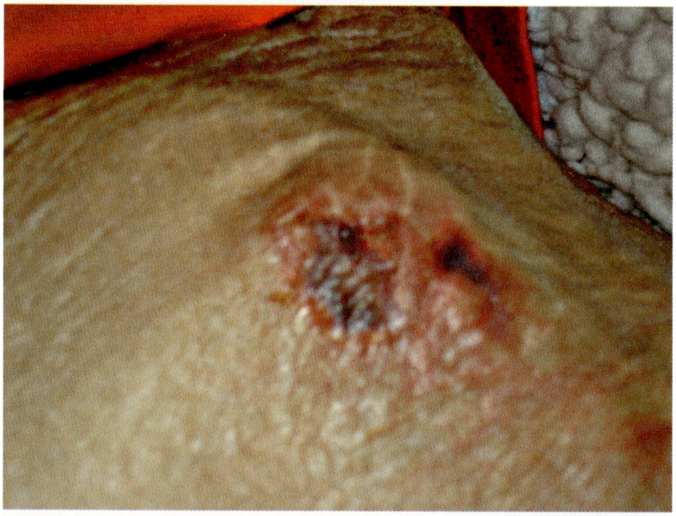

Abb. 2 und 3
Stadium I:
Persistierende Hautrötung, die bei Entlastung nicht mehr verschwindet

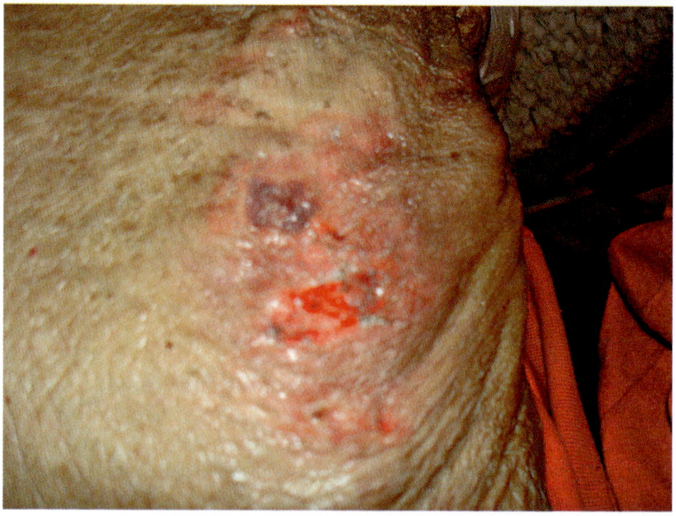

Abb. 4
Stadium II:
Hautdefekt, freiliegendes Subkutangewebe, Blasenbildung

Abb. 5
Stadium II:
Hautdefekt, freiliegendes Subkutangewebe, Blasenbildung

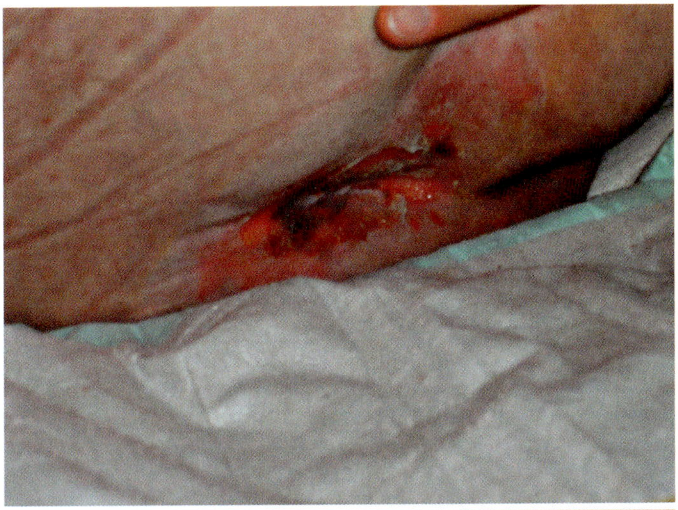

Abb. 6
Stadium III:
Defekte der Haut, des Subkutangewebes, einschließlich Muskulatur/Sehnen/Faszien, eventuell bis auf den Knochen reichend

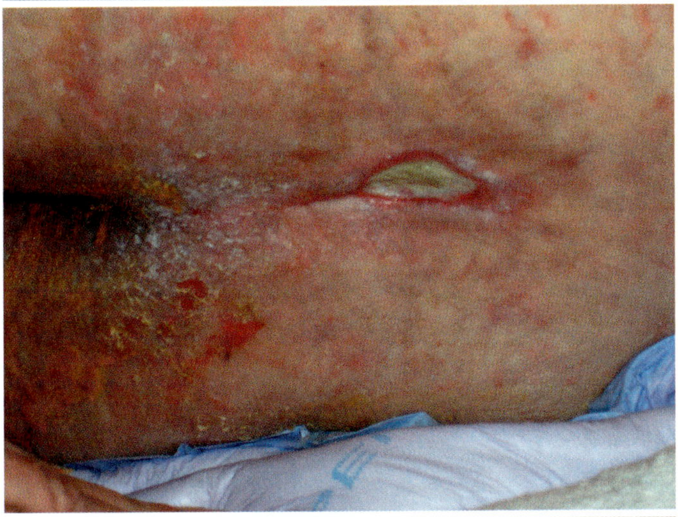

Abb. 7
Stadium IV:
Der Defekt hat den Knochen ergriffen, sekundäre Ostitis, sekundäre Osteomyelitis (6, 7)

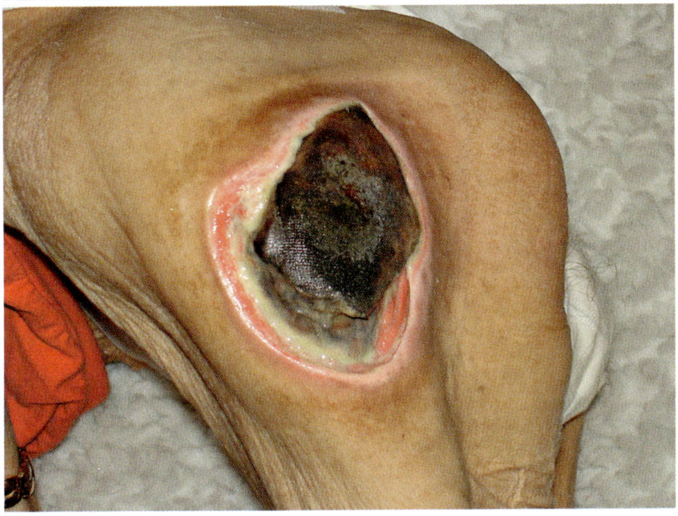

- Analgetika können Stimuli abschwächen (z. B. Morphin).
- Sedativa und Hypnotika führen durch vermehrte Schläfrigkeit zur Immobilität (z. B. Barbiturate, Benzodiazepine).
- Kreislaufaktive Medikamente führen zu peripherer Vasokonstriktion und sekundärer Gewebshypoxie.

Stufe 2: Inspektion

Bei jedem Arzt-Patienten-Kontakt ist eine konsequente Inspektion der Haut eine Conditio sine qua non! Hierbei müssen vor allem die am meisten gefährdeten Hautareale konsequent einbezogen werden. Auch das Pflegepersonal muss in diese »Übung« integriert, angeleitet und kontrolliert werden. Jede neu aufgetretene Hautveränderung muss dokumentiert werden, wobei folgende »Qualitäten« zu differenzieren sind:

Pathologische Hautveränderungen

- Persistierendes Erythem;
- nicht wegdrückbare Hyperämie;
- Blasenbildung;
- auffällige Haut;

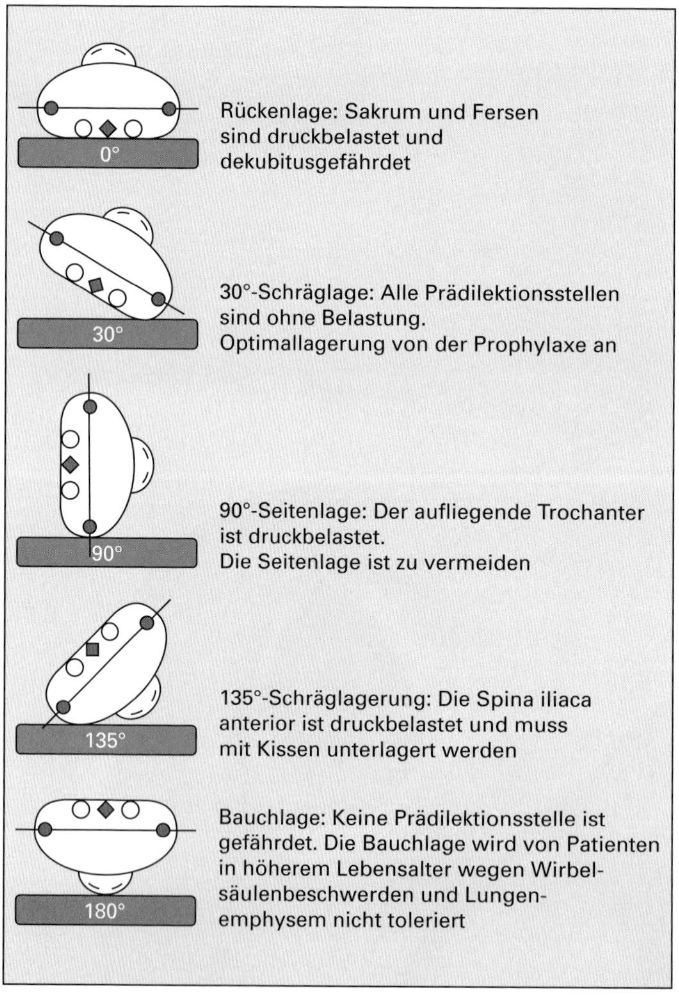

Abb. 8
Lagerung zur Prophylaxe und Therapie eines Dekubitalulkus. Belastung der Prädilektionsstellen bei verschiedenen Lagerungen; nach Seiler und Stähelin (10)

● Trochanter
◆ Sakrum
○ Ferse

Abb. 9
Diagnostik und Therapie bei Patienten mit Dekubitus

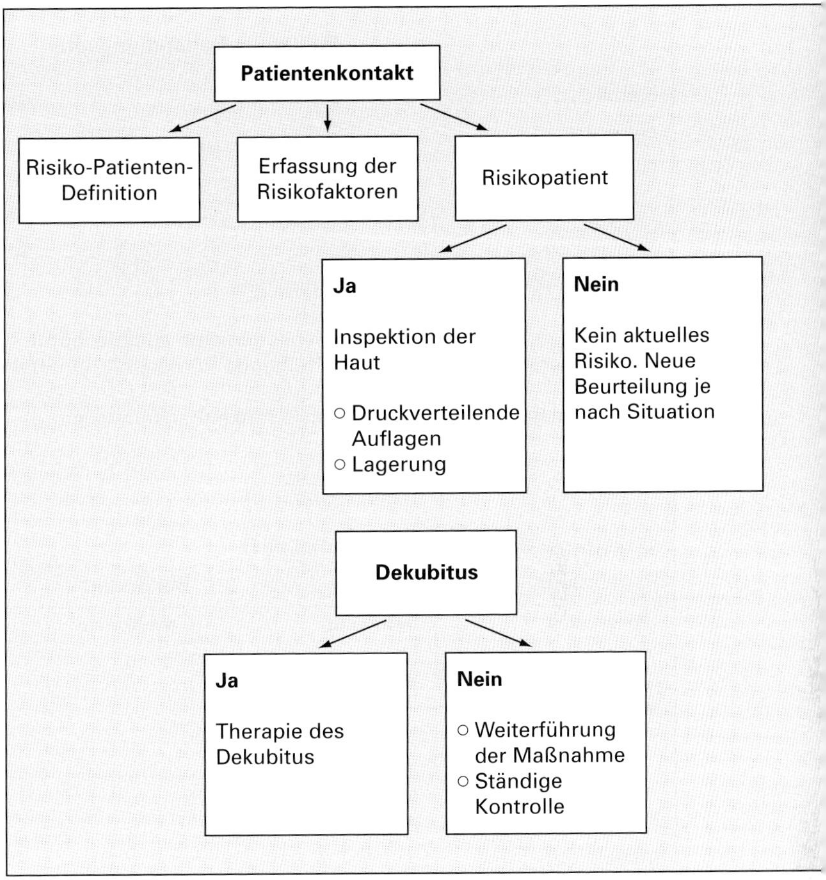

- umschriebenes Ödem;
- umschriebene Überwärmung;
- umschriebene Induration.

Cave: Hautbedeckende Teile wie z. B. Kompressionsstrümpfe oder Bandagen sind stets zu entfernen! Intensive Inspektion sollte vor allem in Arealen erfolgen, in denen sekundäre Druck- und Scherkräfte entstehen könnten, z. B. durch Prothesen, Binden etc.

Stufe 3: Lagerung

»Wie man sich bettet, so liegt man« – dieser triviale Satz trifft gerade bei palliativ zu versorgenden Patienten in besonderem Maße zu. Für die Medizin gilt es, allgemeine und spezielle Regeln zu unterscheiden (Abb. 8):

Allgemeine Regeln

- Immobile Patienten sollten alle 2–3 Stunden nach einem individuellen Lagerungsplan umgelagert werden.
- Falls bereits Hautrötungen oder gar Ulzerationen eingetreten sind, muss die betroffene Seite bis zum Abklingen möglichst druckfrei gelagert werden.

Abb. 10

Palliativer Behandlungsplan

Name .... Vorname .... geb. ....

Adresse ....

Diagnosen .... seit ....

.... seit ....

.... seit ....

Vorliegen von PEG ○ / Port ○ / Sonstiges ....

Die kurativen Behandlungsmöglichkeiten sind ausgeschöpft.
Zum weiteren Vorgehen werden folgende Punkte mit dem Patienten festgelegt:

Absprachen (z. B. Reanimation, Krankenhauseinweisung)

....

....

Wichtige Medikamente derzeit

Regelmäßig | Bei Bedarf

Medikation	Dosierung	Medikation	Dosierung

Pflegeplan für den Pflegedienst

Inspektion

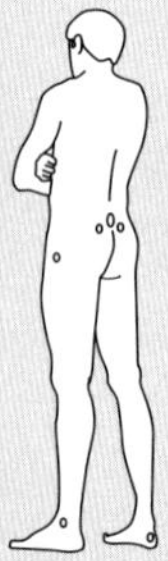

Befund
- ○ Hinterhaupt
- ○ Rücken
- ○ Wirbelsäule
- ○ Obere Extremität
- ○ Becken-/Gesäßregion
- ○ Untere Extremität

Spezielle Lagerungshilfen
- ○ Flachlagerung
- ○ Rückenlage
- ○ Oberkörper hoch lagern
- ○ Bauchlage
- ○ 90° Seitenlage

Hautpflege .... Medikamente ....

....

Datum, Unterschrift, Stempel ausfüllender Arzt

Datum, Unterschrift Pflegedienst

Änderung der Medikation

Von	Auf	Dosierung	Datum	Unterschrift

Betreuungsnetz

Angehörige/Freunde	....		Tel. ....
	....		Tel. ....
	....		Tel. ....
Nachbarn	....		Tel. ....
	....		Tel. ....
Ärzte	....	Tel. Praxis	Wohnung ....
	....	Tel. Praxis	Wohnung ....
	....	Tel. Praxis	Wohnung ....
Pflegedienst	....		Tel. ....
Hospizverein	....		Tel. ....
Hospizhelfer	....		Tel. ....
Seelsorger	....		Tel. ....
Therapeut	....		Tel. ....
Apotheke	....		Tel. ....
Gesetzlicher Betreuer/ Bevollmächtigter	....		Tel. ....
Zusätzliche Notrufnummern			
Ärztlicher Bereitschaftsdienst am Wochenende			Tel. ....
Rettungsdienst – Notarzt			Tel. 19222

Abb. 10
Palliativer Behandlungsplan (PAMINO – Palliativmedizinische Initiative Nordbaden); modifiziert nach Klimm

- ○ Konsequent durchgeführte völlig druckfreie Lagerung bis zum Abklingen der Läsion.
- ○ Benutzung von Dekubitushilfsmitteln, wie Schaumstoffunterlagen, Luftkissenmatratzen oder Lagerungskissen.

Spezielle Lagerungshilfen

- ○ Flachlagerung/Rückenlage: Bett flach, kleines Nackenkissen, kleine Knierolle bei Schädelverletzungen, Wirbelsäulen- und Beckenfrakturen.
- ○ Rückenlage mit Knierolle: Flachlagerung mit Knierolle bei Bauchverletzungen und Bauchschmerzen.
- ○ Oberkörper hoch lagern: Erhöhung des Kopfteils, Knierolle (zur Atemerleichterung bei Herz- und Lungenerkrankungen).
- ○ Bauchlagerung: Bett flach, kleines Kopfkissen, Fußkissen, Venenentlastung (Entlastungslage bei Dekubitus).
- ○ 90° Seitenlage: Flaches Kissen unter Rumpf und einem Bein (Dekubitus und Therapie).

Stufe 4: Hautpflege

Konsequente Hautpflege (und hier vor allem das Vermeiden von Kontaminationen mit Harn und Stuhl bei Inkontinenz) steht

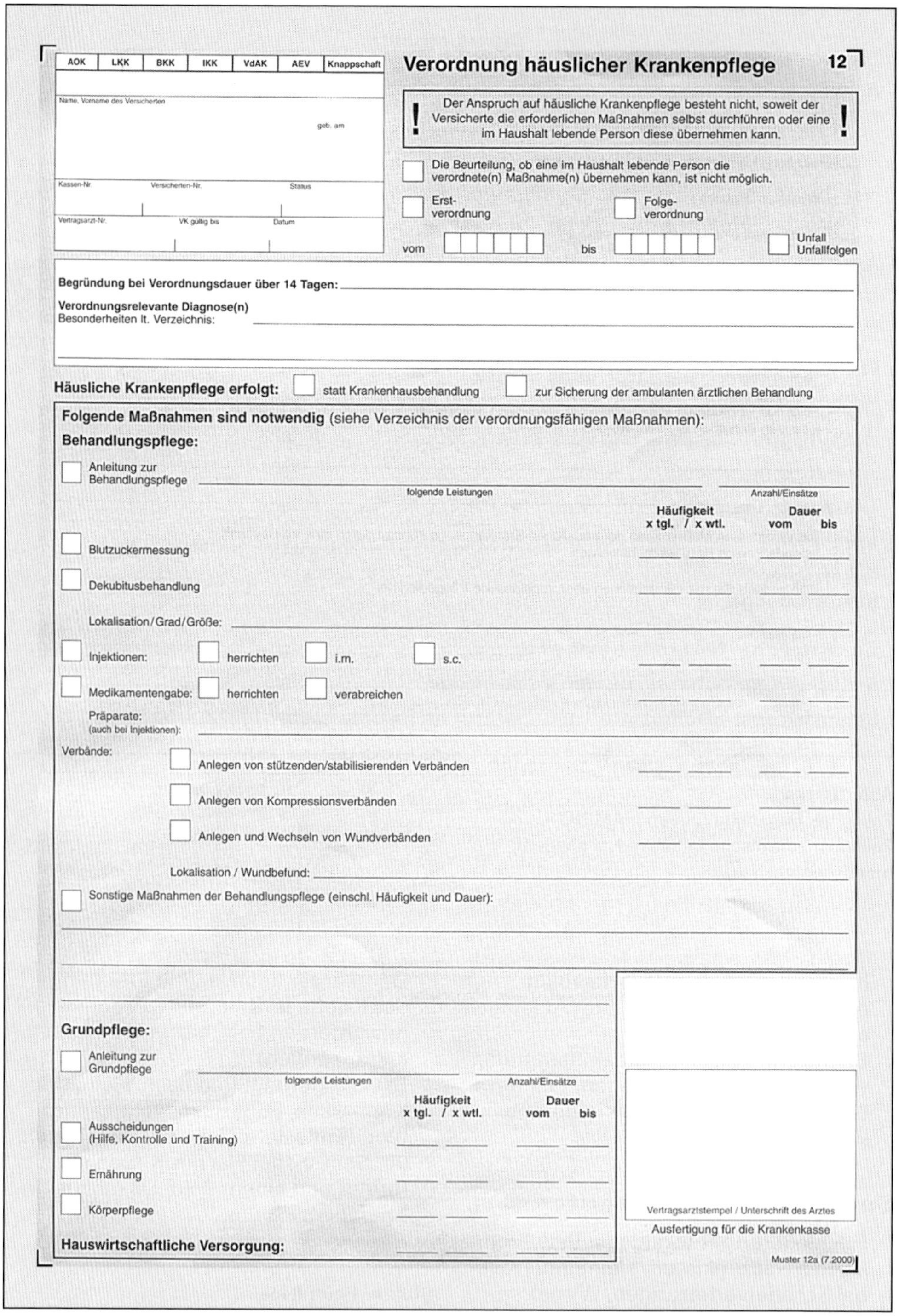

AOK | LKK | BKK | IKK | VdAK | AEV | Knappschaft

Name, Vorname des Versicherten

geb. am

Kassen-Nr. Versicherten-Nr. Status

Vertragsarzt-Nr. VK gültig bis Datum

Verordnung häuslicher Krankenpflege 12

! Der Anspruch auf häusliche Krankenpflege besteht nicht, soweit der Versicherte die erforderlichen Maßnahmen selbst durchführen oder eine im Haushalt lebende Person diese übernehmen kann. !

☐ Die Beurteilung, ob eine im Haushalt lebende Person die verordnete(n) Maßnahme(n) übernehmen kann, ist nicht möglich.

☐ Erst-verordnung ☐ Folge-verordnung

vom ☐☐☐☐☐☐ bis ☐☐☐☐☐☐ ☐ Unfall Unfallfolgen

Begründung bei Verordnungsdauer über 14 Tagen:

Verordnungsrelevante Diagnose(n)
Besonderheiten lt. Verzeichnis:

Häusliche Krankenpflege erfolgt: ☐ statt Krankenhausbehandlung ☐ zur Sicherung der ambulanten ärztlichen Behandlung

Folgende Maßnahmen sind notwendig (siehe Verzeichnis der verordnungsfähigen Maßnahmen):

Behandlungspflege:

☐ Anleitung zur Behandlungspflege — folgende Leistungen — Anzahl/Einsätze

Häufigkeit x tgl. / x wtl. — **Dauer** vom bis

☐ Blutzuckermessung

☐ Dekubitusbehandlung

Lokalisation/Grad/Größe:

☐ Injektionen: ☐ herrichten ☐ i.m. ☐ s.c.

☐ Medikamentengabe: ☐ herrichten ☐ verabreichen

Präparate: (auch bei Injektionen):

Verbände:

☐ Anlegen von stützenden/stabilisierenden Verbänden

☐ Anlegen von Kompressionsverbänden

☐ Anlegen und Wechseln von Wundverbänden

Lokalisation / Wundbefund:

☐ Sonstige Maßnahmen der Behandlungspflege (einschl. Häufigkeit und Dauer):

Grundpflege:

☐ Anleitung zur Grundpflege — folgende Leistungen — Anzahl/Einsätze

Häufigkeit x tgl. / x wtl. — **Dauer** vom bis

☐ Ausscheidungen (Hilfe, Kontrolle und Training)

☐ Ernährung

☐ Körperpflege

Hauswirtschaftliche Versorgung:

Vertragsarztstempel / Unterschrift des Arztes

Ausfertigung für die Krankenkasse

Muster 12a (7.2000)

Abb. 11
Verordnung häuslicher Krankenpflege

im Vordergrund. Hierbei gilt es stets zu bedenken, den Zustand der Haut mit den entsprechenden adäquaten Therapiemaßnahmen zu koordinieren.

- Trockene Haut: Öl-in-Wasser-Emulsionen, selten baden, keine herkömmliche Seife benutzen.
- Fettige Haut und Mischformen: Wasser-in-Öl-Emulsionen und baden mit beliebigen Zusätzen (z. B. Kamilleextrakt).
- Empfindliche Hautareale, wie z. B. Achseln, Gesäßfalten, Genitalbereich, submammär: Kein Puder einsetzen! Mull einlegen, beim Waschen gründlich Seifenreste entfernen, eventuell föhnen.
- Juckreiz: Austrocknen der Haut vermeiden (keine Seife benutzen!). Haut kühlen mit Produkten, die Menthol und Lavendel enthalten, eventuell systemische Antihistaminika.
- Sekundäre Pilzinfektionen (Genitalbereich): Trocken halten, kein Puder benutzen! Konsequente Applikation von antimykotischen Lösungen und/oder Pasten.
- Inkontinenz: Regelmäßiges Reinigen mit klarem Wasser, öfters Vorlagenwechsel!

Stufe 5: Ulkusbehandlung

Vor jeder Ulkusbehandlung stets klären:

- In welcher Wundheilungsphase befindet sich die Wunde? Nekrotisch belegt, infiziert, schmierig belegt, übel riechend, granulierend, epithelisierend?
- Wie ist die Form der Wunde? Oberflächlich, tief, sehr tief, unterhöhlt, zerklüftet?
- Wie ist die Exsudation? Wenig, viel, extrem viel Exsudat?

Fragen und klären, in welcher Wundheilungsphase sich das Ulkus befindet?

○ Reinigungsphase: Viel Exsudat, hohe Infektionsgefahr. Ziel des Verbandes: Aufnahme des Exsudates, Infektionsprophylaxe, Schutz vor neuer Kontamination.

○ Proliferationsphase: Gefäßneubildung und Proliferation von Bindegewebe. Ziel des Verbandes: Feuchtes Wundmilieu, Sekretabsorption, kein Austrocknen der Wunde, Schutz vor Infektion, nicht mit der Wunde verkleben.

○ Epithelialisierungsphase (reparative Phase): Reife Granulation, geringe Exsudation. Ziel des Verbandes: Wunde feucht halten, möglichst das Exsudat aufnehmen, kein Austrocknen der Wunde, Verkleben muss verhindert werden.

Hilfsmittel

Was muss verhindert werden?

- Polypragmasie: Kein Ausprobieren unterschiedlicher Behandlungsmöglichkeiten, sondern der Wunde Zeit geben.
- Mangelnde Dokumentation.
- Inadäquate und unkoordinierte Schmerzmedikation. Schmerzmedikation vor Verbandswechsel und nicht hinterher.
- Vergessen adäquater Wundrandabdeckung führt zu Mazerationen.
- »Hausmittel« sind mit professioneller Wundtherapie nicht vereinbar.

Eine frühzeitige und konsequente Ausstattung mit Lagerungshilfen und Material ist unbedingt bereitzuhalten. Von der Industrie wird eine Fülle von Hilfsmitteln angeboten:

○ Krankenbett: Ein Pflegebett erleichtert nicht nur die Pflege für das Personal, es gibt dem Patienten auch Sicherheit und erleichtert spezielle Lagerungsprobleme. Zur Erhaltung der Selbstständigkeit des Patienten empfiehlt sich stets die Verordnung eines elektrisch höhenverstellbaren Bettes mit Steuermöglichkeiten!

○ Luftbett: Luftmatratzen mit mehreren Einzelkammern, welche, um sich dem aufliegenden Gewicht anzupassen, abwechselnd auf- und abgepumpt werden können, erleichtern die Druckentlastung der

Haut und verbessern die Dekubitusprophylaxe.

○ Lagerungshilfen: Hier werden unzählige Kissen, Schaffell, Nacken- und Knierollen, Keilkissen etc. angeboten, die individuell ausprobiert werden können – hier gilt: So wenig wie möglich, so viel wie nötig!

Pflegeteam

Von entscheidender Bedeutung ist, dass bei palliativ zu versorgenden Patienten zur Dekubitusprophylaxe ein konsequentes, gut harmonisierendes Pflegeteam entwickelt wird, bestehend aus Hausarzt und ambulantem Palliativpflegedienst, eventuell ergänzt mit Krankengymnasten und Ergotherapeuten. Hierbei ist es wichtig, einen palliativen Pflegeplan zu erstellen – mit genauer Aufgabenverteilung, Pflicht zur Dokumentation und Informationsfluss (Abb. 9 und 10).

Folgende rechtliche Vorschriften sind dabei zu bedenken:

○ Behandlungspflege (§ 37, Abs. 1 SGB V).

Verordnungsfähig, wenn Krankenhausbehandlung geboten, aber nicht durchführbar ist, dadurch nicht erforderlich wird, dadurch abgekürzt werden kann (siehe Abb. 11). Bei Krankenhaus-Ersatzpflegedienst nach § 37.1 spielen neben Grundpflege bei Dekubitus auch die Behandlungspflege: Wundversorgung, Wundpflege, Dekubitusversorgung, auch hauswirtschaftliche Versorgung, eine wichtige Rolle. Die dabei anfallenden Leistungen dürfen n i c h t v o m A r z t erbracht werden! Die Verordnung bedarf der Genehmigung der Krankenkasse.

Pflegeeinsatz durch ambulanten Pflegedienst: Voraussetzung ist, dass eine zum Haushalt gehörende Person den Kranken nicht alleine versorgen kann.

○ Behandlungspflege (§ 37, Abs. 2 SGB V).

Verordnungsfähig, wenn das Ziel der ärztlichen Behandlung damit gesichert wird, z. B. Verbandswechsel, Dekubitusversorgung. Verordnung nur für 4 Wochen möglich, bei Fortschreiten der Krankheit bis zum Ende des Quartals. Die Genehmigung muss innerhalb von 3 Arbeitstagen bei der zuständigen Krankenkasse eingeholt werden.

Pflegedienstleistungen nach dem Pflegegesetz SGB V sind n i c h t vom Arzt verordnungsfähig!

Nach der Entscheidung des Bundesgerichtshofes (10) steht fest, dass die vorbeugenden Behandlungen des Dekubitus ärztliche (nicht alleine pflegerische) Aufgaben sind! Dies setzt voraus, dass strikt dokumentiert wird, wie der Patient im Sinne der Risikostruktur einzustufen ist, welche Maßnahmen (prophylaktisch und/oder therapeutisch) eingeschlagen wurden, wer diese Pflege durchführt und inwieweit und wie oft sie vom verantwortlichen Arzt kontrolliert werden. Die ärztliche Entscheidung muss befolgt werden! Der Arzt trägt a l l e i n e die Verantwortung!

Fazit für die Praxis

○ Die Zahl der palliativmedizinisch zu versorgenden Patienten ist nicht als gering anzusehen, ebenso die daraus resultierenden Probleme, hier vor allem die Entwicklung der Dekubitalulzerationen.

○ Nur durch konsequente Risikofaktorenerfassung und -kontrolle, Beachtung pathogenetischer Faktoren und konsequente Inspektion durch das Pflegeteam (Hausarzt, Pflegedienst, Ergotherapeut, Krankengymnast) können die Entstehung von Ulzerationen verhindert sowie die physischen und psychischen Belastungen des ohnehin erheblich behinderten Patienten minimiert werden. Wir zeigen auf, wie dies geschehen kann.

Literatur

1. Comberg HE, Klimm HD. Allgemeinmedizin. Intensivkurs für Weiterbildung. 4. Aufl. Stuttgart/New York: Thieme; 2004.
2. Engeser P, et al. PAMINO-Projekt. Z Allg Med 2003; 79; 601–604.

3. Bausewein C, Roller S, Voltz R. Leitfaden Palliativmedizin – Palliativcare. 3. Aufl. München/Jena: Urban & Fischer; 2007.
4. AWMF. Leitlinien der Deutschen Gesellschaft für physikalische Medizin und Rehabilitation. Nr. 036/005, AWMF-Leitlinien-Register.
5. Werner GT, et al. Der Dekubitus: Ursachen, Therapie und Prophylaxe – forensische Aspekte. Dtsch Ärztebl 1991; 88: 3–6.
6. Reddy MP. Dekubitusulcers: Principles of prevention and management. Geriatrics 1983; 38: 55–61.
7. Baus W. Grundlagen der Dekubitusentstehung und -entwicklung. Krankenpflege J 1988; 96: 125–130.
8. Leitlinien der Deutschen Gesellschaft für Physikalische Medizin und Rehabilitation. Stand 1. 3. 1999. HTML-Code optimiert: 10. 3. 2004.
9. Albrecht G. Dermatologische Symptome. In: Aulbert E, Zech D, Hrsg. Lehrbuch der Palliativmedizin. Stuttgart: Schattauer; 1997.
10. Seiler WO, Stähelin HD. Dekubitus ulcer. Treatment through five therapeutic principles. Geriatrics 1985; 40: 30–42.

Dekubitusbehandlung

Chirurgische Konzepte

Johannes C. Bruck

Die Zahl geriatrischer, multimorbider und bettlägeriger Patienten steigt infolge der demographischen Entwicklung unserer Gesellschaft, aber auch aufgrund der Fortschritte der modernen Medizin stetig an. Die Einschränkung der Spontanbeweglichkeit durch reduzierte Vigilanz, Bewegungsschmerz, oder nur die Angst davor, können bei diesen, in ihrer Bewegung behinderten Menschen trotz guter Pflege zur Entwicklung von Dekubitus führen, besonders da die protektive Sensibilität Teil der Vigilanz ist und sich parallel entwickelt.

Die Prädilektionsstellen liegen vor allem im Beckenbereich über den Knochenprominenzen (1). Ein modernes Wundmanagement bietet viele Möglichkeiten zur Prophylaxe und Behandlung oberflächlicher Druckulzera der Grade 1 und 2.

Bei ausgedehnten Dekubitus mit freiliegenden Knochen bieten allein plastisch-chirurgische Rekonstruktionstechniken in Verbindung mit einem multimodalen Versorgungskonzept eine dauerhafte, suffiziente Versorgung dieser Problemwunden bei geringer Rezidivneigung und kurzen Krankenhausaufenthalten (2, 3).

Vorkommen

Dekubitalulzera treten typischerweise bei 2 Patientengruppen auf:

- Bettlägerige, demente und/oder multimorbide Patienten, chronisch Kranke und Intensivpflegepatienten;
- Para- und Tetraplegiker, auch ohne Nebenerkrankungen.

Während bei immobilen, liegenden Patienten die Druckulzera typischerweise im Bereich des Sakrums, der Fersen, der Trochanteren, über der Wirbelsäule und den Schulterblättern liegen, sind beim immobilen, sitzenden Patienten eher die Sitzbeinhöcker und das Sakrum betroffen (Tab. 1).

Pathophysiologie

Bei der Pathophysiologie spielen verschiedene Mechanismen eine Rolle (Abb. 1) und bedingen sich gegenseitig. In Regionen, in denen Weichgewebe (vor allem Fett der Subkutis) direkt über Knochenvorsprüngen liegen, kommt es durch anhaltenden Druck bei fehlender Mobilität zu einer lokalen Gewebsischämie. Neben der druckbedingten Gewebsischämie wirken sich auch Scherkräfte und daraus resultierende Mikrotraumen mit Epithelläsionen schädlich aus. Eine lokale bakterielle Wundbesiedelung wird durch zusätzlich bestehende Grunderkrankungen noch gefördert (Diabetes mellitus, Kachexie, Sepsis etc.).

Druck, Reibung und Feuchtigkeit sind als extrinsische Faktoren der Entstehung von Dekubitus durch prophylaktische Maßnahmen beeinflussbar. Demgegenüber sind eine eingeschränkte Spontanbeweglichkeit und eine verminderte protektive Sensibilität als patientengebunden und somit als intrinsische Faktoren anzusehen (2, 4–6).

Klassifizierung

Die Ausdehnung eines Dekubitus lässt sich nach Daniel (7) in 5 Grade einteilen (Tab. 2).

○ Grad 1 (Hautrötung ohne Epitheldefekt) und Grad 2 (epithelialer Defekt) sind bei frühzeitiger Erkennung einer konservativen Therapie noch zugänglich.

○ Bei Grad 3–5 (die Haut penetrierende Ulzera bis in das bradytrophe Fett-/Bindegewebe) ist eine chirurgische Sanierung unausweichlich.

Lokalisation	Anteil
Sakral	108 (64%)
Ischial	29 (18%)
Trochantär	30 (18%)
Sakral und trochantär	11
Sakral und ischial	7

Tab. 1
Verteilungsmuster aller Patienten mit Dekubitus im Beckenbereich (n = 185) aus 8 Jahren

Abb. 1
Pathophysiologie der Entstehung des Dekubitus

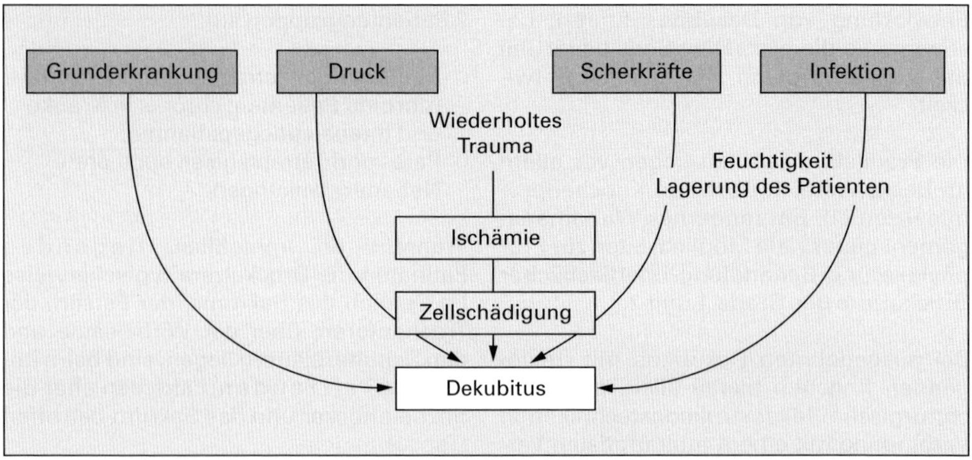

Therapieplanung

Gefährdete Patienten müssen als solche erkannt und einer intermittierenden Druckentlastung, regelmäßiger Hautpflege und einer Kontrolle der Prädilektionsstellen – ungeachtet einer notwendigen Therapie der Grunderkrankung – unterzogen werden (8).

Sobald ein Dekubitus bis in die bradytrophen Gewebsschichten reicht (≥Grad 3), ist ein konservatives Verfahren selbst bei forcierter Züchtung von Granulationsgewebe und Abwarten der Epithelisation vom Rand langwierig, schmerzhaft und teuer. Die daraus resultierende Narbe liegt noch dazu wieder in der druckbelasteten Region und ist wegen des Fehlens elastischer Fasern instabil. Eine hohe Rezidivrate der konservativ behandelten Dekubitus ist somit vorprogrammiert.

Als einzig dauerhafte Lösung zur Behandlung der mehr als oberflächlichen Dekubitus muss daher eine plastisch-chirurgische Versorgung der betroffenen Areale mit gut durchbluteten myokutanen Lappen angesehen werden. Dies allein bietet die Möglichkeit einer schnellen Erholung nach Druckentlastung, einer hohen Infektresistenz und zusätzlich einer dauerhaften Polsterfunktion über den Knochenvorsprüngen (3).

Zu einem integrierten Behandlungskonzept zählt präoperativ eine lokale antiseptische Wundbehandlung (Polyhexanid, J-PVP, Octenidin oder 3%iges NaCl); perioperativ eine resistenzgerechte Antibiotikatherapie und postoperativ eine Druckentlastung mit geeigneten Matratzensystemen.

Chirurgisch steht ein Wunddébridement bis in das gesunde Gewebe am Anfang einer suffizienten Dekubitustherapie. Je nach Lokalisation ergeben sich unterschiedliche Möglichkeiten zur Bildung myokutaner Lappen aus der Umgebung. Neben dem spannungsfreien Einnähen dieser myokutanen Lappen ist eine suffiziente Wunddrainage wesentlich, um einer Totraum- bzw. Serombildung zuvorzukommen und die verwendeten Lappen gegenüber dem gedeckten Wundgrund möglichst immobil zu halten.

Grad 1:	Hautrötung
Grad 2:	Epithelialer Defekt
Grad 3:	Nekrose bis ins Fettgewebe
Grad 4:	Nekrose bis in Muskeln, Faszien
Grad 5:	Knochenbeteiligung

Tab. 2
Gradeinteilung des Dekubitus; nach Daniel et al. (7)

Insuffizient sind (vermeintlich) kleine Lösungen des direkten Defektverschlusses, auch unter Einlage von Antibiotikaketten. Jede direkte Naht befindet sich erneut in der belasteten Zone, und eine Abheilung ohne gut durchblutetes Muskelgewebe ist nicht zu erwarten.

Die Anlage eines *VAC*-Systems kann die chirurgische Therapie nicht ersetzen. Angesichts einer immer noch nicht geklärten Datenlage zur Effizienz dieses Verfahrens kann es jedoch (trotz der hohen Kosten) zur Wundreinigung in der Phase der Vorbereitung des Patienten und der Erleichterung der Pflege in dieser Zeit eingesetzt werden. Eine dauerhafte Sanierung ist damit für den Dekubitus jedoch nicht zu erwarten. Da die Osteomyelitis am Wundgrund als Indikation mit einbezogen werden kann, kann die Behandlung heute auch entsprechend kodiert und somit abgerechnet werden.

Postoperativ ist neben einer intermittierenden Druckentlastung der betroffenen Areale und einer resistenzgerechten antibiotischen Therapie eine frühe Mobilisation der Patienten (ab dem 3. Tag postoperativ) essenziell.

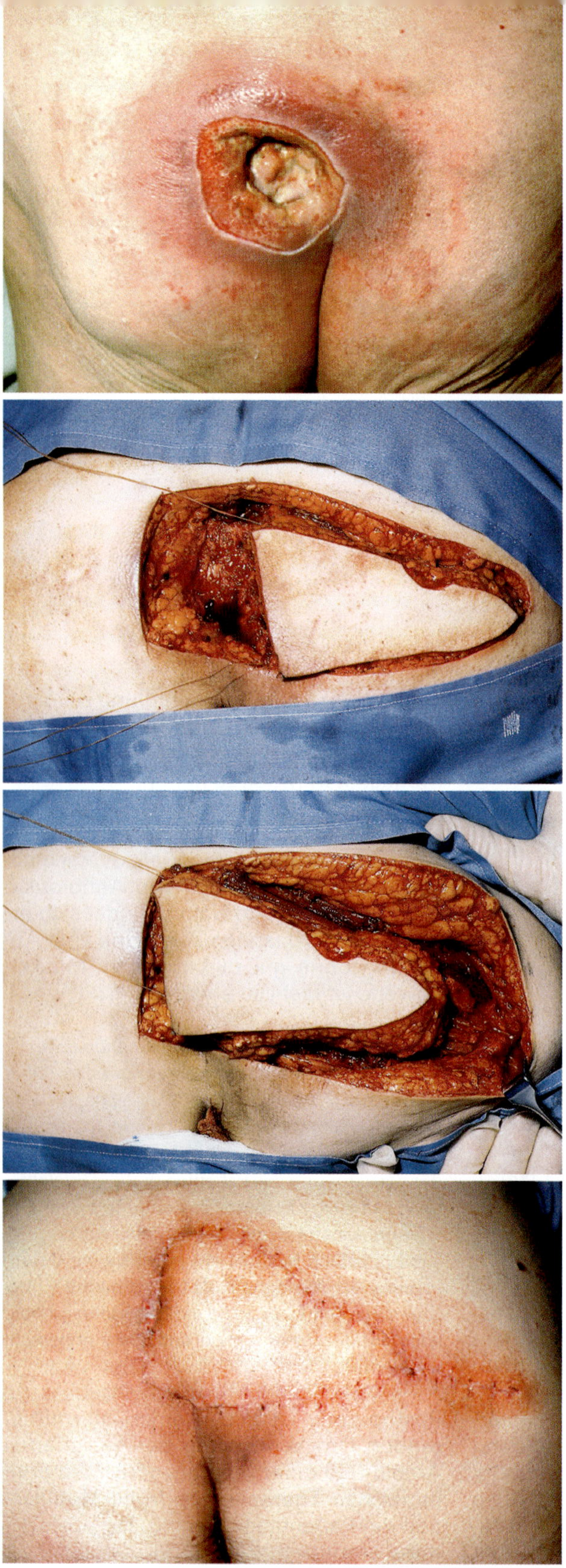

Abb. 2–5
Sakraler Dekubitus; M.-glutaeus-maximus-V-Y-Verschiebelappen

Abb. 6 und 7
Doppelseitiger M.-glutaeus-maximus-Verschiebelappen

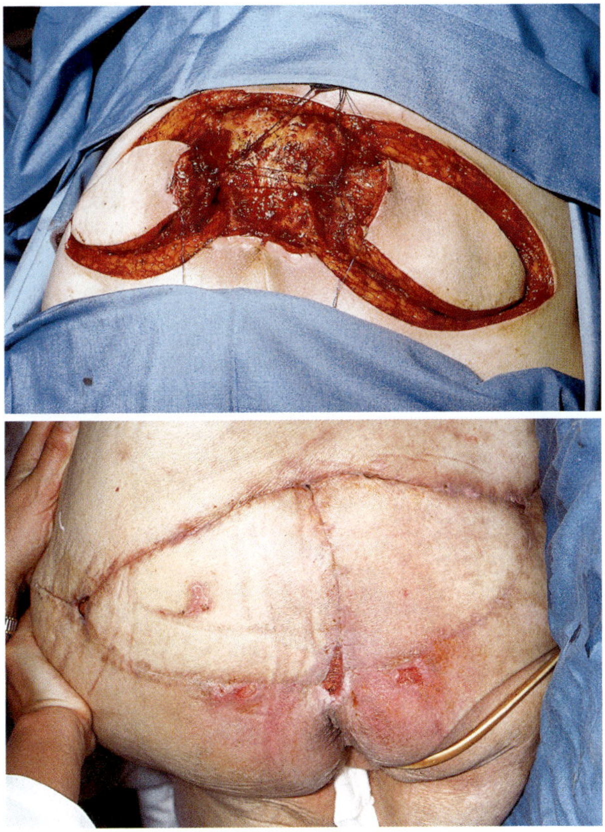

Indikationsstellung

Der manifeste Dekubitus (Grad 3 und höher) ist eine Wunde, die bereits über einen längeren Zeitraum entstanden ist. Es bleibt also Zeit, einen Ausgleich zwischen dem Operationsrisiko und den notwendigen Maßnahmen zu dessen Minimierung zu finden. Dazu kommt, dass ein derart aufwändiges Therapieverfahren wie die chirurgische Therapie des Dekubitus als einzeitiges Operations- und Behandlungskonzept unter Einbeziehung einer Reihe von Gesichtspunkten auf den Nutzen für den einzelnen Patienten überprüft werden muss. So muss z. B. auch eine mögliche Wiedererlangung der Pflegefähigkeit außerhalb des Krankenhauses in die Indikationsstellung einfließen.

Als Leitfaden zur Indikationsstellung haben wir daher folgende absolute und/oder relative Ausschlusskriterien ausgewählt:

- Absehbar infauste Prognose;
- Karzinomkachexie;
- kardiale Dekompensation;
- dekompensierter Diabetes mellitus;
- Orientierungsverlust;
- fehlende Mobilisationsfähigkeit;
- mangelnde Kooperationsfähigkeit.

Sowohl eine absehbar infauste Prognose als auch eine Karzinomkachexie stellen eine Kontraindikation zur Operation dar. Kardiale Dekompensation und ein dekompensierter Diabetes mellitus sollten, soweit möglich, stationär behandelt wer-

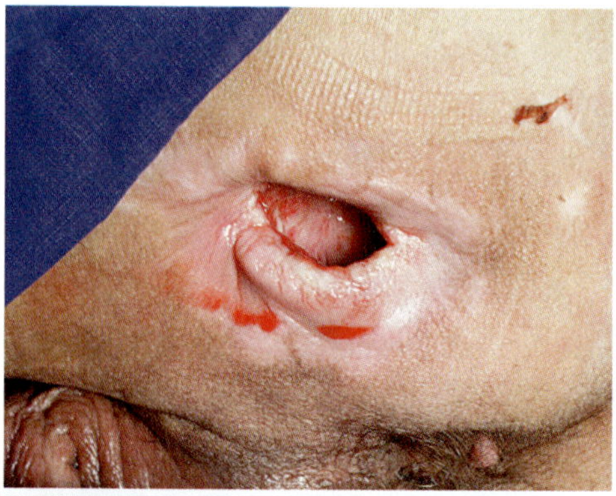
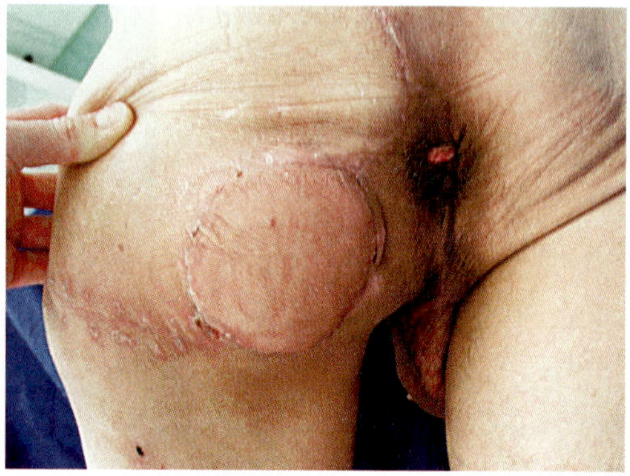
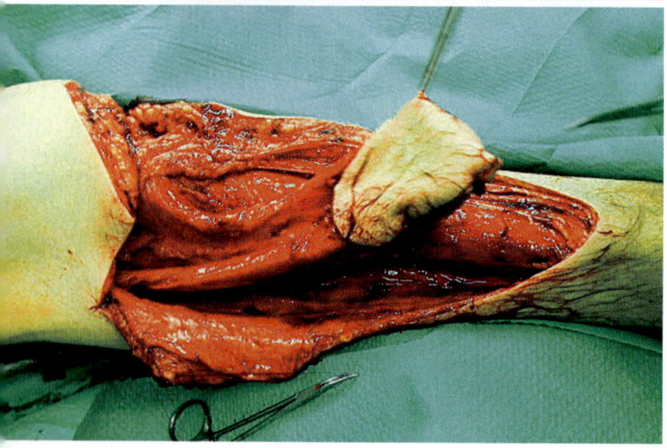

Abb. 8–10
Deckung des Dekubitus über dem Os ischii mit myokutanem M.-vastus-lateralis-Lappen

den, bei wiederholter Überprüfung der Operationsindikation, auch wenn ein direkter Zusammenhang zwischen Infektion und Entgleisung des Diabetes gesehen wird.

Orientierungsverlust, fehlende Mobilisationsfähigkeit und mangelnde Kooperation sind relative Kontraindikationen; sie müssen unter Berücksichtigung einer möglichen (oder möglich zu machenden) häuslichen Pflege gewichtet werden.

Seit 1994 haben methicillinresistente Stämme von Staphylococcus aureus (MRSA) als Hospitalkeime Aufmerksamkeit erlangt. Ihre Eindämmung erfordert derart aufwändige hygienische Maßnahmen, dass dadurch die personellen und räumlichen Ressourcen bis zur Erschöpfung beansprucht werden. Patienten, die mit MRSA kontaminierte Wunden aufweisen, sollten daher nur nach einschlägigen Vorbereitungen und bei Vorliegen von entsprechenden logistischen Kapazitäten zur Isolierung übernommen werden.

Operationsvorbereitung

Die Patienten werden nach einem einheitlichen und zu dokumentierenden Standard auf die Operation vorbereitet:

○ Laborparameter werden unter besonderer Berücksichtigung des Eiweißstatus und der Spurenelemente, wie Magnesium, Selen und Zink, deren Einfluss auf die Wundheilung diskutiert wird, erhoben.

○ Aus jeder Wunde wird ein Abstrich entnommen, und aus den isolierten Erregern wird ein Antibiogramm als Grundlage der perioperativen Therapie angefertigt.

○ Jeder Dekubitus wird wöchentlich fotografisch – die Lagerung des Patienten muss dabei perioperativ nachvollziehbar sein – dokumentiert (Überwachungsbogen).

○ Mit krankengymnastischen Übungen wird (soweit dies dem Patienten zumutbar ist) bereits präoperativ begonnen. Dies schließt auch paraplegische Patienten ein, die auf einem Stehbrett mobilisiert werden können.

Operative Verfahren

Die definitive Sanierung eines Dekubitalgeschwürs erfolgt heute chirurgisch einzeitig (!) mit vollständiger Nekrektomie und anschließender Deckung des Defekts bevorzugt mit m y o k u t a n e n L a p p e n. Das gründliche Débridement des nekrotischen und infizierten Gewebes ist die Grundlage der erfolgreichen chirurgischen Therapie.

Der überwiegende Teil der Dekubitalulzera ist – entsprechend der Druckverteilungskurve eines Patienten in Rückenlage – im Bereich der Knochenprominenzen des Beckens gelegen. Daher müssen die zur Deckung genutzten Lappenplastiken postoperativ wieder denselben Druckverhältnissen standhalten, die ursprünglich zur Schädigung geführt hatten.

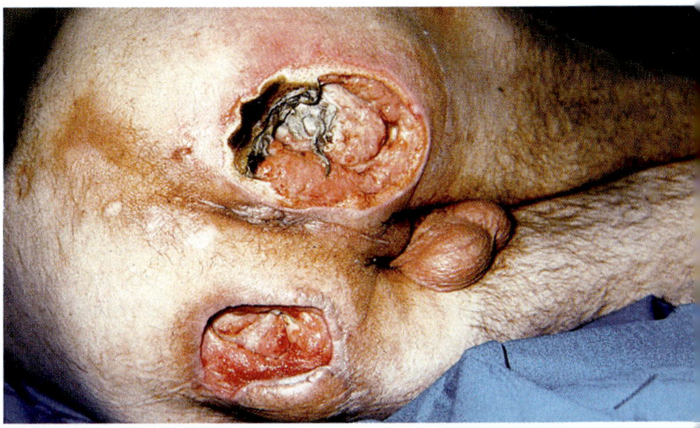

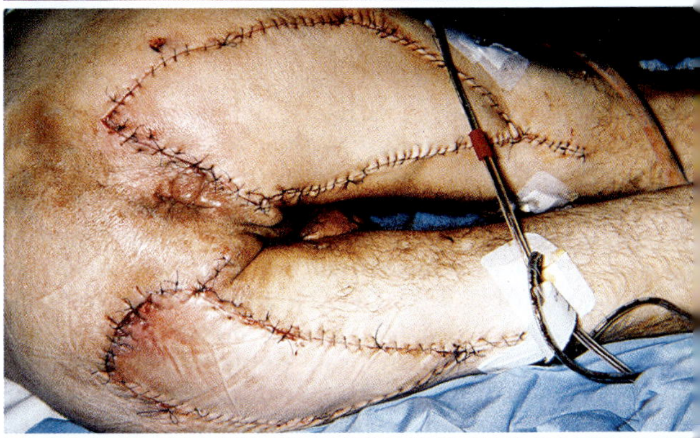

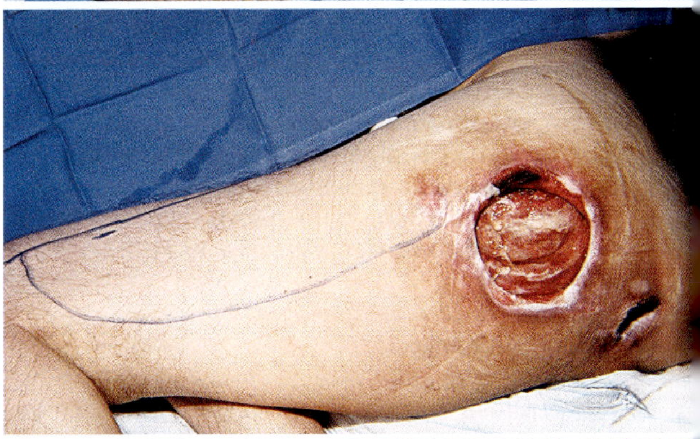

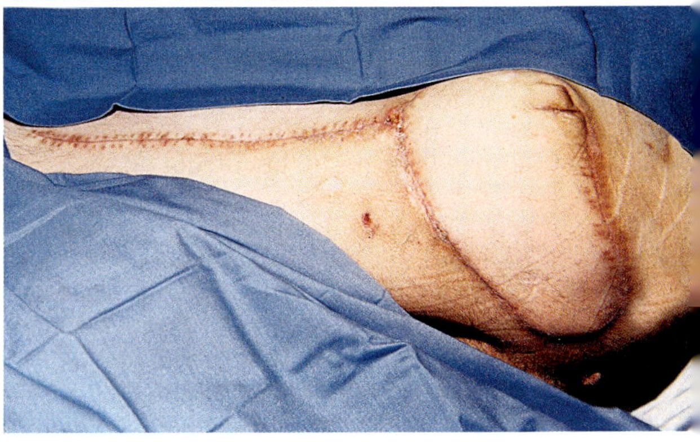

▷

Abb. 11 und 12
Dekubitalulkus über Tuber ischiadicum beidseitig; M.-biceps-femoris-Verschiebelappen

Abb. 13 und 14
Ein Tensor-fasciae-latae-Lappen zur Deckung eines epitrochantären Dekubitus (er deckt hier auch den ischialen Dekubitus)

Bei tiefen Defekten zeigen zwei Drittel aller Dekubitalgeschwüre darüber hinaus eine Osteomyelitis der Knochen im Wundgrund, sodass myokutanen Lappen wegen ihrer hohen Infektresistenz, der guten Durchblutung (Transport der Antibiotika) und der postoperativen »Polsterung« der Vorzug gegeben wird. Die gefäßgestielte Durchblutung der transferierten Muskulatur versorgt die darüber liegende Haut über Perforatoren, sie gewährleistet eine sichere Tamponade der Wunde und den Transport von Antibiotika in das Wundgebiet.

Sakralregion

Zur Versorgung der Sakralregion bietet sich vor allem der M. gluteus maximus als Nahlappen an. Eine Verschiebung kann als Rotationslappen oder als einseitiger bzw. zweiseitiger V-Y-Lappen erfolgen (Abb. 2–5). Die Durchblutung dieser Lappen wird dabei immer an der A. glutea superior und ihren Begleitvenen geplant, um motorische Äste des N. ischiadicus zur Glutealmuskulatur zu schonen. Der einseitige Lappen hat den Vorteil, dass die mediane Narbe paramedian und außerhalb des Druckmaximums über den Knochenprominenzen zu liegen kommt. Auch bei beidseitigen Lappen, die ab einem Defektdurchmesser von etwa 11 cm vorgesehen werden, kann dieser Aspekt berücksichtigt werden (Abb. 6 und 7).

Ischialregion

Diese Region ist mit verschiedenen myokutanen Lappen zu erreichen. Wegen der sicheren Durchblutung und dem mit diesem Lappen verbundenen Gewebegewinn in der Beugung im Hüftgelenk wird heute der M.-vastus-lateralis-Rotationslappen (Abb. 8–10) bevorzugt (9).

Der M.-glutaeus-maximus-Rotationslappen und der M.-biceps-femoris-Verschiebelappen (»Hamstring«) gelten als Alternativen, wobei letzterer mit zusätzlicher Spannung auf die Weichteile des proximalen Oberschenkels verbunden ist (Abb. 11 und 12).

Trochanter major

Für Defekte über dem Trochanter major eignet sich vor allem der M.-tensor-fasciae-latae-Transpositionslappen. Auch hier kann bei entsprechender Lappenplanung der Hebedefekt des Lappens überwiegend primär verschlossen werden. Eine wesentliche Einschränkung des Gangbildes ist auch beim gehfähigen Patienten nicht zu beobachten (Abb. 13 und 14).

Amputation aus dem Oberschenkel

Zur Bildung eines Filetlappens zur Deckung von rezidivierenden Dekubitalulzera ist nur in Ausnahmefällen und als lebensrettende Maßnahme und zur Wiederherstellung der Pflegefähigkeit indiziert (Abb. 15–18).

Anus praeter

Ein Anus praeter wird vor allem Patienten mit Querschnittläsionen nahegelegt, die mit rezidivierenden Dekubitalulzera besonders im Bereich des Os ischii zur Behandlung kommen. Damit soll vor allem die Eigenständigkeit der Intimpflege, aber auch die Pflege durch Angehörige und Pflegepersonal erleichtert werden. Die Indikationsstellung stützt sich auf die Erfahrung, dass durch die Stuhlinkontinenz die Entstehung eines Dekubitus – auch als Rezidiv – gefördert und die Wundheilung behindert wird. Künstliche Darmausgänge werden als doppelläufige Kolostomien angelegt. Die Patienten werden präoperativ über die Möglichkeiten der Rückverlagerung aufgeklärt; dies wird aber wegen der langfristig auch subjektiv wahrgenommenen Erleichterung der Pflege kaum nachgefragt.

Lagerungshilfen

Luftkissenbetten, belüftete Matratzen etc. kommen nur bei bewegungseingeschränkten Patienten zur Anwendung. Aufgrund des logistischen Aufwandes und der hohen Kosten werden belüftete Feinsand-

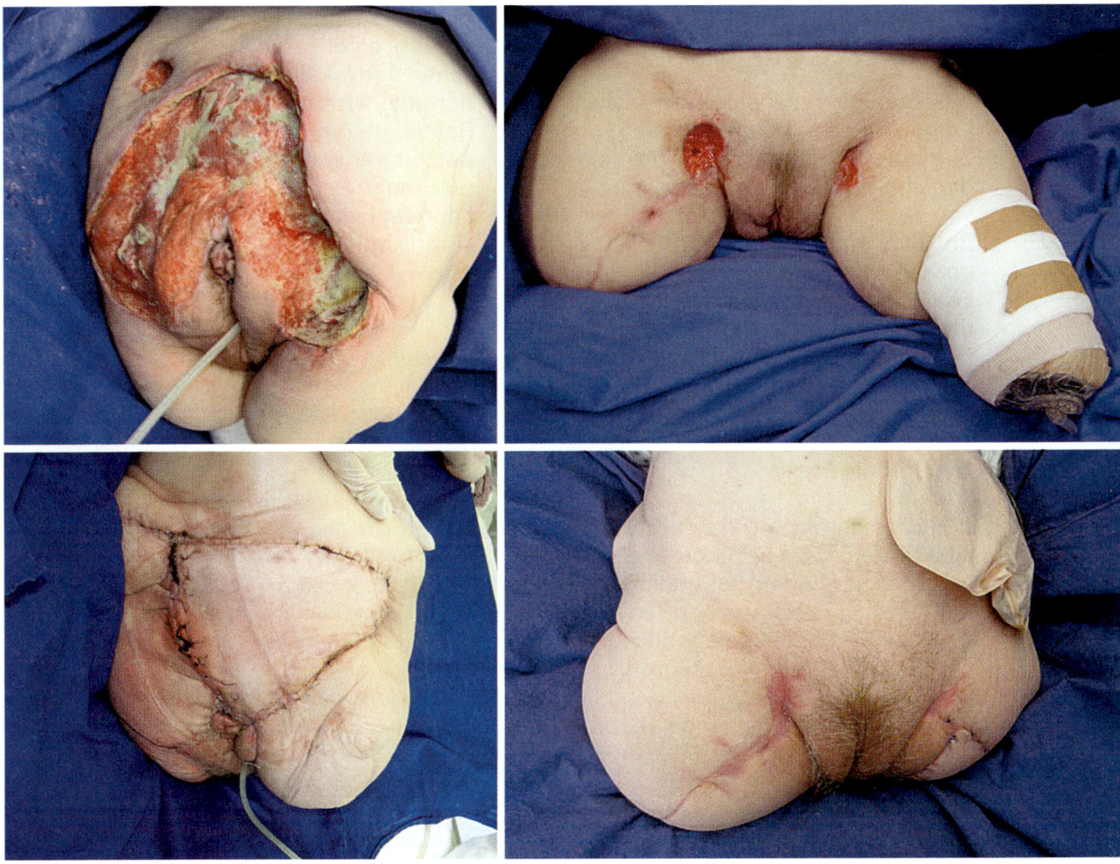

Abb. 15–18
Ein Filetlappen aus dem Oberschenkel ist nur in Extremsituationen zu rechtfertigen; wie hier in Kombination mit der Anlage eines Anus praeter

betten bei Patienten mit Dekubitus kaum noch eingesetzt.

Die Indikationen für die Verwendung einer der genannten Lagerungshilfen sind vor allem Mehrfachdekubitus, krankheitsbedingte Immobilität und Kachexie.

Mobilisation

Als Konsequenz und nach der Auswertung von Studien zur Durchblutung und Erholungsfähigkeit von Hautmuskellappen nach Druckbelastung und Entlastung wurde folgendes Mobilisationsschema entwickelt (10):

○ In den ersten 3 postoperativen Tagen werden die Patienten im 2-Stunden-Rhythmus für die Dauer von jeweils 30 Minuten auch auf den Lappen gelagert.

○ Ab dem 3. postoperativen Tag wird die Lagerung auf dem Rücken (bzw. dem Lappen) für die Dauer von jeweils 2 Stunden im Wechsel mit einer mindestens 2-stündigen Pause vorgenommen.

○ Gehfähige Patienten werden ab dem 5. postoperativen Tag mobilisiert, wobei (um Zug auf die Nahtreihen zu vermeiden) lediglich Sitzen nicht erlaubt wird.

Bei allen Patienten wird unmittelbar postoperativ mit Atemgymnastik begonnen. Für querschnittgelähmte Patienten wird die Orthostase ab einer Woche nach der Operation durch Mobilisation über ein Stehbrett trainiert.

Fazit für die Praxis

○ Die Einschränkung der protektiven Sensibilität und die verminderte Spontanbeweglichkeit können bei bettlägerigen Patienten sowie bei Para- und Tetraplegikern trotz guter Pflege gelegentlich zur Entwicklung von Dekubitus führen.

○ Prädilektionsstellen sind neben den Fersen die Beckenregion und die Knochenprominenzen über dem Sakrum, dem Tuber ischiadicum und dem Trochanter major.

○ Während oberflächliche Dekubitalulzera unter konservativer Wundbehandlung abheilen können, sind Dekubitalulzera nach Penetration der Haut (von innen nach außen) nur chirurgisch und mit myokutanen Lappen aus der Umgebung (Mm. glutaeus maximus, tensor fasciae latae, vastus lateralis, biceps femoris) dauerhaft zu sanieren.

○ Der Vorteil myokutaner Lappen liegt in ihrer sicheren Durchblutung auch beim Kranken, einer hohen Infektresistenz und einer Polsterfunktion nach Fibrosierung der Muskelanteile der Lappen über den Knochenprominenzen.

○ Zu einer adäquaten (weil kurzfristigen) operativen Versorgung gehören allerdings ein begleitendes, multimodales Therapiekonzept einer resistenzgerechten systemischen und lokalen Therapie, eine intermittierende Druckentlastung und eine frühe Rehabilitation der Patienten ab dem 3. postoperativen Tag, die angesichts der klinischen Zuverlässigkeit der vorgestellten Lappenplastiken deren Einheilung nicht kompromittiert.

Literatur

1. Allman RM. Pressure ulcer prevalence, incidence, risk factors, and impact. Clin Geriatr Med 1997; 13: 421–437.

2. Brenner P, Krause-Bergmann A. Das Dekubitalulkus – Entstehung, chirurgische Therapie und Prognose. Zentralbl Chir 2002; 127: 527–532.

3. Bruck JC, Büttemeyer R, Grabosch A. More arguments in favour of myocutaneous flaps for the treatment of pelvic pressure sores. Ann Plast Surg 1991; 26: 85–88.

4. Grabosch A, Gutjahr L, Bruck JC. Elektromyographische Untersuchungen an myocutanen Verschiebelappen zur Deckung des sacralen Decubitus. Handchir Mikrochir Plast Chir 1991; 23: 307–311.

5. Gunningberg L. Risk, prevalence and prevention of pressure ulcers in three Swedish healthcare settings. J Wound Care 2004; 13: 286–290.

6. Lüscher NJ. Dekubitus. In: Krupp S, Hrsg. Plastische Chirurgie: Klinik und Praxis, Landsberg: ecomed; 1994. Kap. III-3.

7. Daniel RK, Hall EJ, MacLeod MK. Pressure sores – a reappraisal. Ann Plast Surg 1979; 3: 53–63.

8. Lüscher NJ. Value of surgical treatment of decubitus ulcer in geriatric patients. Ther Umsch 1991; 48: 341–346.

9. Schmidt AB, Fromberg G, Ruidisch MH. Application of the pedicled vastus lateralis flap for patients with complicated pressure sores. Spinal Cord 1997; 35: 437–442.

10. Bruck JC, Büttemeyer R, Hendricks M. Die Frühbelastung des Glutaeus-Maximus-Verschiebelappens beim sacralen Dekubitus. Handchir Mikrochir Plast Chir 1988; 20: 73–75.

11. Livesley NJ, et al. Infected pressure ulcers in elderly individuals. Clin Infect Dis 2002; 35: 1390–1396.

Kapitel 5

Palliativ-medizin

Palliativmedizin

Marina Kojer · Martina Schmidl

Seit dem Ende des Zweiten Weltkriegs steigt die mittlere Lebenserwartung kontinuierlich an (Abb. 1), noch nie haben so viele Menschen ein so hohes Alter erreicht. Laut demografischen Vorhersagen werden 50% der 2006 Geborenen noch ihren 100. Geburtstag erleben.

Das wesentliche Definitionsmerkmal geriatrischer Patienten ist ihre Multimorbidität. *»In older individuals ... the focus is typically on multiple competing co-morbidities any one of which could ultimately result in the patient's death«* (1). Die Entwicklung in Richtung langjähriger Multimorbidität ist nicht zuletzt eine Errungenschaft der modernen Medizin. Viele Krankheiten, an denen die Menschen früher ziemlich rasch gestorben sind, wie kardiale Insuffizienz, chronisch obstruktive Lungenerkrankung, Diabetes mellitus oder Malignome, verwandeln sich heute dank besserer Behandlungsmöglichkeiten in unheilbar chronisch progrediente Leiden. Jenseits des 80. Lebensjahrs nimmt die Inzidenz der Demenz immer rascher zu. Schwere degenerative Erkrankungen des Bewegungsapparats mehren sich. In der oft sehr langen letzten Phase ihres Lebens brauchen die Patienten in der Regel in wechselndem Ausmaß sowohl kurative als auch palliative Maßnahmen. Das Nebeneinander von kurativ und palliativ ist eines der maßgeblichen Charakteristika der Palliativen Geriatrie (Tab. 1).

»Jeder multimorbide Hochbetagte ist ein Palliativpatient, sobald seine Erkrankungen nicht kurativ behandelbare Schmerzen und/oder andere quälende Beschwerden verursachen« (2). Die Palliativbedürftigkeit dieser Patienten muss daher weiter gefasst und darf nicht – was leider noch immer häufig geschieht – auf »End of Life Care« reduziert werden.

Im Folgenden werden wir die Erfordernisse der Betreuung hochbetagter Palliativpatienten aus dem Blickwinkel unserer langjährigen Berufserfahrung in der stationären Altenpflege beleuchten. Dabei soll nicht medizinisches Spezialwissen im Fokus stehen, sondern vielmehr das Bewusstsein geweckt werden, dass die Pal-

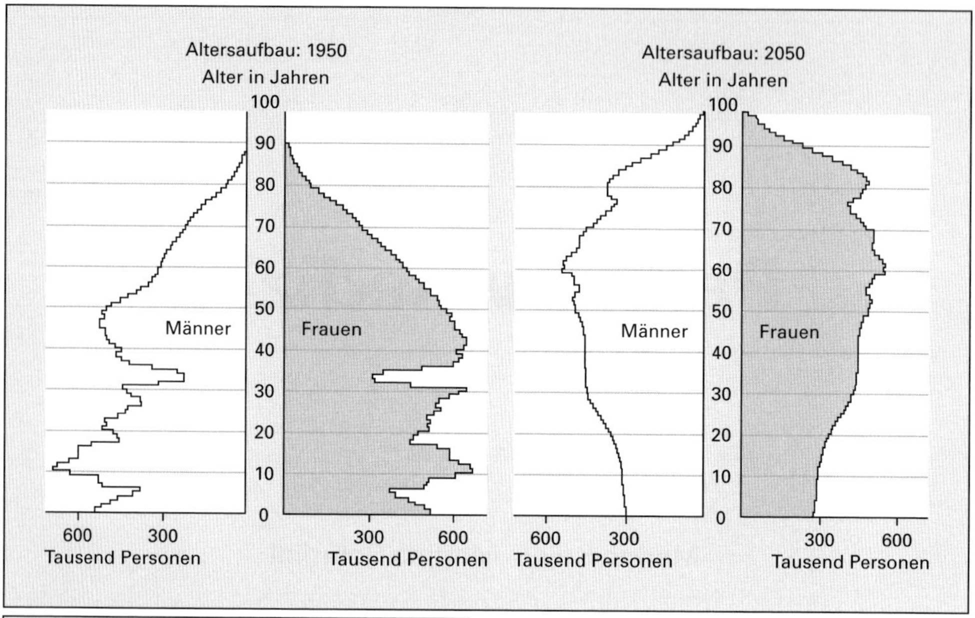

Abb. 1
Alterspyramide in Deutschland 1950 und 2050 (Statistisches Bundesamt 2003/2006)

- Alter meist >80 Jahre
- Hilfsbedürftigkeit
- Multimorbidität
- Weit fortgeschrittene, unheilbare Krankheiten
- Häufig demenzkrank
- Kurative und palliative Maßnahmen erforderlich
- Betreuung über lange Zeit

Tab. 1
Wesentliche Merkmale geriatrischer Palliativpatienten

liativbetreuung multimorbider Hochbetagter viel mehr umfassen muss als Krankheiten, Symptome und sich daraus ergebende therapeutische Optionen. In diesem Beitrag kann dieses große Thema freilich nur angerissen werden.

Methodische Überlegungen

Palliative Geriatrie

Das humanistische Menschenbild und die respektvolle und wertschätzende Haltung bilden das Fundament der Palliativen Geriatrie (Abb. 2). Erst diese Grundlage macht es uns möglich auch sehr alte, komplett hilflose und/oder schwer demente Patienten als gleichwertig und gleichwürdig zu akzeptieren.

1. Interprofessionelle Zusammenarbeit: Palliative Geriatrie ist keine Aufgabe für Solisten, sie lebt von der partnerschaftlichen Zusammenarbeit in einem multiprofessionellen Team. Diesem Team sollten Pflegekräfte, Ärzte und Therapeuten angehören, bei Bedarf auch Seelsorger, Psychologen und Sozialarbeiter. Eine Berufsgruppe alleine kann der komplexen Aufgabe niemals gerecht werden, diese körperlich und seelisch besonders verletzliche Patientengruppe adäquat zu betreuen.

2. Angehörige als Adressaten von Palliative Care: Palliative Care richtet sich stets an Patienten und deren nahe Angehörige, die ein unverzichtbarer Teil ihrer Welt sind. Gute Entscheidungen im Krankheitsverlauf und am Lebensende sind ohne Einbeziehung naher Bezugspersonen undenkbar. Um zu guten Ergebnissen zu führen, muss die Zusammenarbeit mit den Angehörigen partnerschaftlich und auf Augenhöhe erfolgen (3). Angehörige geriatrischer Patienten – zumal Angehörige von Demenzkranken – sind zudem auch selbst Mitbetroffene und Mitleidende und brauchen daher Unterstützung. Leider hat sich dieses Bewusstsein bis jetzt noch nicht ausreichend durchgesetzt.

3. Kompetenz in Kommunikation:

a) Kommunikation mit Patienten: Geriatrische Palliativpatienten sind häufig schwer kontaktierbar. Schwerhörigkeit, Aphasie, M. PARKINSON, Konzentrationsschwäche, vor allem aber fortschreitende Demenz erfordern spezifische Zugehensweisen und Ausdrucksformen. Solange es nicht gelingt in Beziehung zu treten und den Kranken ein Stück weit in ihre Welt zu folgen, bleiben sie für uns unzugänglich. Wir sind oft nicht in der Lage unser Fachwissen gezielt einzusetzen, weil wir nicht erkennen, wenn unsere Patienten an Schmerzen oder anderen quälenden Symptomen leiden. Wir müssen hinsehen, hinhören und hinfühlen wie sich die Kranken befinden. KLAUS DÖRNER (4) bezeichnet diese Art der Wahrnehmung als Sicht »vom Anderen her«.

b) Gelingende Kommunikation im Team beginnt mit dem respektvollen Verhalten der Vorgesetzten ihren Mitarbeitern gegenüber. Dienstübergaben und Besprechungen werden nicht nur zur Weitergabe harter Fakten, sondern zur Zusammenführung von Beobachtungen und Erfahrungen genützt.

c) Die Kommunikation mit den Angehörigen zieht sich wie ein roter Faden über die gesamte Lebenszeit der Patienten, ist zu Beginn intensiv und intensiviert sich dann wieder, je näher das Lebensende rückt.

4. Palliative Care.

5. Geriatrie.

Das hierzu Erforderliche ist unschwer in der Fachliteratur nachzulesen (exemplarisch: 5, 6).

Abb. 2
Palliative Geriatrie

1. Partnerschaftliche interprofessionelle Zusammenarbeit
2. Akzeptanz der Angehörigen als Adressaten von Palliative Care
3. Kommunikation
   a) mit schwer kontaktierbaren hochbetagten Patienten
   b) im multiprofessionellen Team
   c) mit Angehörigen
4. Palliative Care
5. Geriatrie
6. Palliative Demenzbetreuung

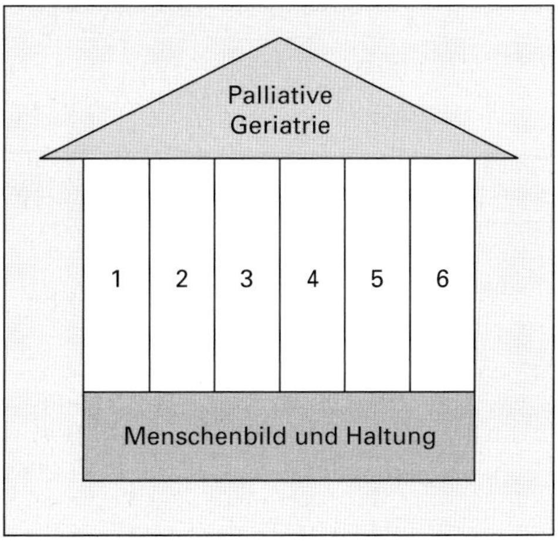

6. Palliative Demenzbetreuung (7, 8): Demenz ist eine unheilbare, das Leben der Betroffenen verkürzende, daher per se palliativbedürftige Erkrankung. Was der Patient braucht, hat mit evidenzbasierter Medizin möglicherweise wenig zu tun. Entscheidend ist, was für d i e s e n Menschen wichtig ist und dazu beiträgt seine Lebensqualität nach s e i n e m e i g e n e n Empfinden zu verbessern. Diese »value based medicine« (9) definiert den Beruf (die Berufung) des Arztes neu: Medizinische Therapie ist nur in dem Maße gefragt, in dem die Betroffenen selbst sie als wohltuend empfinden. Fürsorge wird für den Arzt, wie für alle Professionen zur Leitkategorie und Grundlage jeglicher Behandlung.

Erkenntnisse und Methoden der Palliativmedizin – oder umfassender – der Palliative Care richten sich noch immer primär an jüngere Tumorpatienten in der letzten Lebenszeit und können für sehr alte Patienten nicht 1:1 übernommen werden. Hochbetagte Palliativpatienten haben andere Prioritäten, andere Wünsche und andere Bedürfnisse als Jüngere. Auch leiden sie normalerweise an mehr als einer fortgeschrittenen Erkrankung. Hinzu kommen Behinderungen, Gebrechlichkeit (frailty), Leistungseinbußen und Verlusterlebnisse. Alle zusammen gefährden zunehmend die körperliche, seelische und geistige Balance. Um diesen Patienten gerecht zu werden, reichen fundierte geriatrische und allgemein-palliative Kenntnisse alleine nicht aus. Um den Erfordernissen in Behandlung, Pflege und Betreuung Rechnung zu tragen, braucht es Einfühlungsvermögen, Verständnis, Zuwendung und nicht zuletzt ein spezifisch palliativgeriatrisches Fachwissen.

Abb. 3
Palliativbedarf multimorbider hochbetagter Patienten

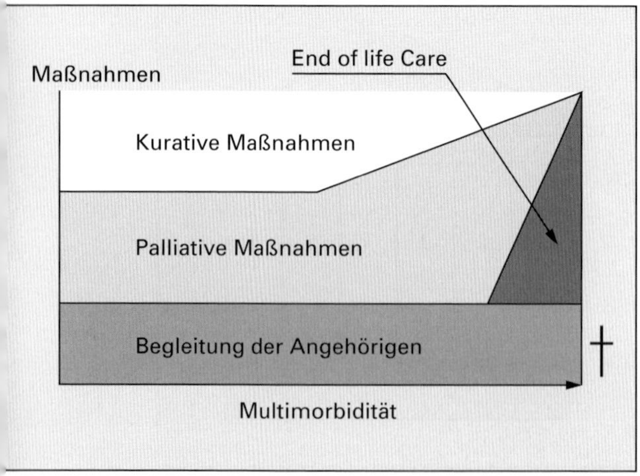

Ergebnisse

Ziel aller Bemühungen ist, dass sich die Patienten ihrem eigenen Empfinden nach so wohl wie möglich fühlen. Um diesem Ziel nahezukommen, müssen wir uns in dem, was wir planen und tun, an den Wünschen und Bedürfnissen der Kranken orientieren. ANDREAS HELLER hat dafür den Begriff der »radikalen Patientenorientierung« geprägt und meint damit die Anerkennung des anderen um seiner selbst willen (10). Inwieweit diese gelingt, lässt sich bei Patienten, die sich selbst nicht oder nicht mehr ausreichend dazu äußern können, vorwiegend durch, primär von den Pflegenden zu erbringende, kontinuierliche einfühlsame Verhaltensbeobachtung erkennen. Da die Betroffenen meist lange palliativbedürftig sind, gilt all dies – wie eingangs erwähnt – nicht erst für die Zeit, in der ihr Sterben absehbar wird (Abb. 3).

Linderung von »total pain«

Der Beitrag den Palliative Geriatrie zur Verbesserung der Lebensqualität leisten kann, lässt sich gut am Beispiel Schmerz aufzeigen. Von Fachleuten wird der Anteil der Pflegeheimpatienten, die an chronischen körperlichen Schmerzen leiden auf 45–80% geschätzt (11, 12). Von den Betroffenen erhalten vor allem Patienten mit fortgeschrittener Demenz oft keine ausreichende Schmerztherapie: »*Those who were prescribed neither opioid nor non-opioid analgesics had significantly lower MMSE* (Mini Mental State Examination = gebräuchlicher Demenztest) *scores than those who were*« (13).

Wahrnehmung und adäquate Behandlung der Schmerzen bei Hochbetagten mit und ohne Demenz gehören daher zu den wichtigsten Aufgaben der Palliativen Geriatrie. Schmerzen sind oft schwer zu erkennen zumal, wenn die verbale Kommunikation nicht mehr möglich ist. Schmerzfolgestörungen wie Unruhe oder Schlaflosigkeit werden häufig für selbstständige Symptome gehalten und entsprechend behandelt. Schmerzgepeinigte alte Menschen bekommen dann anstatt der dringend benötigten Analgetika Neuroleptika oder Hypnotika. Unbehandelte Schmerzen zehren an den geringen Kräften der Betroffenen und führen zur Verschlechterung in allen geriatrisch relevanten Bereichen.

Cicely Saunders war die Erste, die aufzeigte, dass Schmerz nicht allein ein somatisches Phänomen ist, sondern stets auch seelische, soziale und spirituelle Dimensionen aufweist (»total pain«). Die unterschiedlichen Schmerzfacetten existieren nicht nur nebeneinander, sie verstärken sich gegenseitig. Hochbetagte Palliativpatienten haben Grund genug an jeder Form von Schmerz zu leiden (14): Körperliche Schmerzen betreffen vor allem den Bewegungsapparat. Degenerative Veränderungen an Gelenken und Wirbelsäule, auf die sich immer wieder akut exazerbierende Entzündungen aufpfropfen können oder fortschreitende Osteoporose mit Kompressionsfrakturen können stärkste Schmerzen verursachen.

Darüber hinaus fühlen sich Hochbetagte zu Recht oft unverstanden, sind vereinsamt und sterben von der Welt vergessen den sozialen schon lange vor dem biologischen Tod. Verluste mehren sich: geliebte Menschen, Gesundheit, Sehvermögen, Mobilität, geistige und körperliche Leistungsfähigkeit, das eigene Zuhause etc. Niemand braucht sie mehr, sie sind – wie sie häufig selbst mit Bitterkeit bemerken – nur mehr »unnütze Fresser«. All diese Schmerzen gemeinsam bilden den einen, umfassenden Schmerz. Auch die beste analgetische Therapie ist alleine zu wenig, um diesen Schmerz zu lindern. Oft ist sogar in erster Linie das mitfühlende »Du« gefragt (Abb. 4).

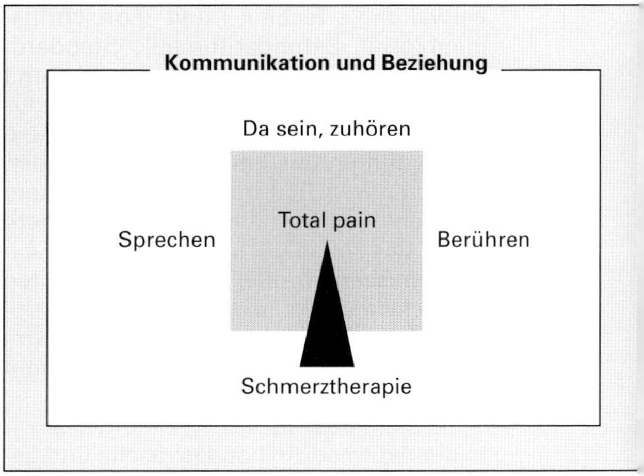

Abb. 4
Kommunikation und Beziehung in der Schmerztherapie

Die Evaluierung des Erfolgs der gesetzten Maßnahmen lässt sich nur bei einem Teil der Patienten direkt, d. h. durch harte Daten feststellen. Bei vielen Hochbetagten, vor allem bei Demenzkranken, sind die Ergebnisse unserer Bemühungen nur über – um nichts weniger aussagekräftige – weiche Daten fassbar. Die Kranken zeigen uns über ihr Verhalten sehr deutlich, wie es ihnen geht. Wer sich angewöhnt hat sich nicht nur an Befunden, sondern primär an den Patienten selbst, an ihren vielfältigen Signalen zu orientieren, wird bald die erstaunlichsten Feststellungen machen.

Diskussion

Das Berufsbild des Arztes

Palliative Geriatrie ist eine schwierige, fachlich und menschlich sehr anspruchsvolle Aufgabe. Wie gut lässt sich diese Aufgabe mit dem heute gängigen Arztbild vereinbaren? Datensammlung und Datenverwaltung, Technik- und Fortschrittsgläubigkeit, Befundarithmetik, Standardhörigkeit, Zeitknappheit und die damit einhergehende Beschneidung der Zeit für Kommunikation mit hilfesuchenden Menschen, führen uns immer weiter von den Patienten weg. Bedürfnisse – sogar unsere eigenen! – spielen eine immer geringere Rolle. Wie sollen wir uns da »radikal« von Bedürfnissen, Vorstellungen und Werten der Schwächsten und Hilflosesten in unserer Gesellschaft leiten lassen? Wie sollen wir erspüren, was Sie brauchen, damit es ihnen besser geht?

In der Akutmedizin hat das rasche und gezielte Handeln Vorrang. Wir haben es aber heute überwiegend mit chronisch Kranken zu tun! Dafür genügt es nicht den fachlichen Blick auf Krankheit(en) zu richten! »Der Arzt hat es … nicht mit einer Krankheit zu tun, an der auch ein Mensch hängt, sondern mit einem Menschen, an dem auch eine Krankheit hängt« (4, S. 103).

Schwer chronisch kranke Menschen sind besonders stark auf einfühlsame Beobachtung, auf Kommunikation und Beziehung angewiesen. Ärztliche Arbeit mit abgeschotteten Sinnen, in der das Patientengespräch seinen Stellenwert verloren hat, kann verunsicherten, bereits in allem eingeschränkten Hochbetagten nicht gerecht werden. Das Ergebnis: »Kommunikative Zuwendung wird gesucht – Psychopharmaka werden verordnet« (15).

Haben wir vergessen, dass wir nicht nur hochkompetente Facharbeiter der Medizin, sondern auch und vor allem »Spezialisten in Mitmenschlichkeit« sein und uns den Patienten – und nicht nur ihren Befunden – zuwenden sollten? Der Erwerb von Kompetenzen, wie einfühlsames Zuhören, Kommunikation mit hochbetagten und demenzkranken Menschen, Gesprächsführung mit Angehörigen oder konstruktive, gleichrangige Zusammenarbeit mit anderen Berufsgruppen ist in der Ausbildung nicht oder nur ansatzweise vertreten, obwohl erst diese Kompetenzen die Basis für ein professionelles ärztliches Handeln liefern.

Ärzte und andere Mitarbeiter aus Gesundheitsberufen geraten immer häufiger in ein Burn-out. Kein Wunder! Medizin ohne menschlichen Bezug befriedigt nicht; es sind nicht zuletzt gelungene Beziehungen, die dem Beruf Sinn und Befriedigung geben. »Menschen in helfenden Berufen müssen in erster Linie Mensch sein, d. h., sich in allen Lebenslagen als ›Mensch‹ erweisen und bewähren. Erst dann kann greifen, was berufliche Ausbildung zusätzlich anzubieten hat« (16).

Das Altersbild in der Gesellschaft

»Jung, dynamisch, leistungsfähig und schnell« sind Zauberworte unserer Zeit. Dagegen sind Hilflosigkeit, Verlangsamung, Abhängigkeit und Verwirrung Störfaktoren in einer ökonomisierten »High-Speed-Gesellschaft«. Sie verursachen Unbehagen, machen nervös und ungeduldig. Das Image hochbetagter Menschen ist denkbar schlecht. Auch auf den, der sich beruflich dem nicht besonders »smarten« Schattenreich von Gedächtnisverlust, Gebrechlichkeit und Hinfälligkeit zuwendet, färbt dieses Image ab, er genießt deutlich weniger Ansehen als seine Berufskollegen.

Gute Geriatrie verlangt fundiertes medizinisches Können, bietet viele spannende Herausforderungen, ein abwechslungsreiches Tätigkeitsfeld und nicht zuletzt berührende Begegnungen – sinnvolle Möglichkeiten etwas Spektakuläres zu vollbringen bietet sie kaum. »Solange wir Heilung als das höchste Gut und Ziel ärztlichen Tuns ansehen, sind wir in Gefahr den Patienten mit chronischem Verlauf für etwas Minderwertiges zu halten« (4, S. 102).

Unsere Welt ist nicht nur schnelllebig, sie ist in vielen Bereichen gedanken- und rücksichtslos. Geriatrie, vor allem Palliative Geriatrie verlangt nach Geduld, Respekt, Zuwendung und Taktgefühl. Glücklicherweise zwingt uns niemand, in allem und jedem den Stil der Zeit zu übernehmen.

Resümee

Gutes Gesprächsklima verbessert die Qualität von Entscheidungen

Nicht nur multimorbide Hochbetagte profitieren vom Gelingen der Kommunikation. Andere zu verstehen und von ihnen verstanden zu werden ist für jeden Menschen die Basis guter Lebensqualität. Ärzte, Pflegepersonen, Therapeuten, Angehörige – sie alle wünschen sich nicht nur gute Information über alles Wesentliche und Antwort auf ihre Fragen, sie möchten um ihre Meinung gefragt und als Menschen und Individuen wahrgenommen werden. Geht es um wesentliche Entscheidungen, wollen in der Regel alle ihren Teil zu einer guten Lösung beitragen.

Wenn ein Patient nicht mehr selbst entscheiden kann, kommen Beobachtungen und Erfahrungen von Angehörigen und Teammitgliedern besondere Bedeutung zu. Oft weiß der Arzt am wenigsten über den Betroffenen. Frühere Aussagen, aktuelle Willensäußerungen, Verhaltensweisen, die auf den mutmaßlichen Willen schließen lassen sind unverzichtbare Wegweiser. Wir müssen häufig über Situationen entscheiden, die wir selbst noch nie erlebt haben: Wir waren noch nie 80 Jahre alt, wir waren noch nie dement und wir sind noch nie gestorben. Herrscht ein offenes, von Vertrauen getragenes Gesprächsklima auf Augenhöhe ist es leichter die Gratwanderung zwischen therapeutischem Nihilismus und der Verwirklichung des Machbaren im Sinne des Leidenden zu bestehen. Es gibt kaum eine Entscheidung, die nicht von Kompetenz und Erfahrung aller beteiligten Berufsgruppen sowie der Angehörigen profitiert. Wenn auch der Arzt die Letztverantwortung trägt: Gute, für alle tragbare Entscheidungen sind fast immer Entscheidungen, die auf breiter Basis getroffen werden.

Engagement und Arbeitszufriedenheit steigen

Die Arbeitszufriedenheit steigt in dem Maße, in dem wir unseren täglichen körperlichen, geistigen und seelischen Einsatz als sinnvoll und befriedigend erleben. Das gelingt nur, wenn wir Menschen behandeln und nicht nur ihre Krankheiten; uns erlauben mit anderen mitzufühlen; Sorge und Fürsorge für die Patienten, füreinander und für uns selbst tragen; uns gestatten den Mainstream unserer Berufswelt ein Stück weit zu verlassen und unseren Wahrnehmungen und Erfahrungen gleich viel Bedeutung zuzumessen wie Standards und Leitlinien.

Fazit für die Praxis

○ Hochbetagte Patienten sind durch zunehmende Multimorbidität und steigende Inzidenz demenzieller Erkrankungen gekennzeichnet. Dank verbesserter Behandlungsmöglichkeiten leben viele von ihnen jahrelang mit unheilbaren weit fortgeschrittenen Erkrankungen und sind sowohl auf kurative als auch auf palliative Therapien angewiesen. Die Zeit ihrer Palliativbedürftigkeit darf daher nicht auf »End of Life Care« beschränkt werden.

○ Palliative Geriatrie richtet sich an den Patienten und an seine Angehörigen. Sie wurzelt in einem humanistischen Menschenbild und der dazugehörigen Haltung. Kernkompetenz der Palliativen Geriatrie ist die Kompetenz in Kommunikation mit schwer kontaktierbaren Patienten, denn alles Fachwissen bleibt vergeblich, wenn Schmerzen, quälende Symptome, Wünsche und Bedürfnisse nicht erkannt werden. Fundierte Kenntnisse in Geriatrie und in Palliative Care sind selbstverständlich und unerlässlich.

○ Ziel ist die bestmögliche Lebensqualität. Um diesem Ziel näher zu kommen, muss sich das Team »radikal« an den Prioritäten des Patienten orientieren. Diese Haltung steht sowohl im Widerspruch zum negativen Altersbild unserer Gesellschaft als auch zur Standard- und Leitlinienmedizin, die das Individuum immer mehr in den Hintergrund zu drängen droht.

○ Arbeit im Geist der Palliativen Geriatrie verbessert die Qualität von Entscheidungen und trägt viel zur Zunahme von beruflichem Engagement und Arbeitszufriedenheit bei.

Literatur

1. Goldstein NE, Meier DE. Palliative medicine in older adults. In: Hanks G, et al., editors. Oxford Textbook of Palliative Medicine. 4th ed. Oxford: Oxford University Press; 2010. p. 1387–1399.

2. Kojer M. Symptomkontrolle in der Geriatrie. In: Aulbert E, Nauck F, Radbruch L, Hrsg. Lehrbuch der Palliativmedizin. 2. Aufl. Stuttgart: Schattauer; 2007. S. 845.

3. Schmidl M. Angehörige von Pflegeheimpatientinnen als Adressatinnen von Palliative Care. In: Kojer M, Schmidl M, Hrsg. Demenz und Palliative Geriatrie in der Praxis. Wien-New York: Springer; 2011.

4. Dörner K. Der gute Arzt. Stuttgart: Schattauer; 2001. S. 63.

5. Bausewein C, Roller S, Voltz R, Hrsg. Leitfaden Palliativmedizin. 4. Aufl. München: Urban & Fischer; 2010.

6. Böhmer F, Füsgen I, Hrsg. Geriatrie. Der ältere Patient mit seinen Besonderheiten. Wien-Köln-Weimar: Böhlau; 2007.

7. Kojer M, Hrsg. Alt, krank und verwirrt. 3. Aufl. Freiburg im Breisgau: Lambertus; 2009.

8. Kojer M, Schmidl M, Hrsg. Demenz und Palliative Geriatrie in der Praxis. Wien-New York: Springer; 2011.

9. Kunz R. Palliative Care für Patienten mit fortgeschrittener Demenz: Values Based statt Evidence Based Practice. Z Gerontol Geriat 2003; 36: 355–359.

10. Heller A, Heimerl K, Metz C, Hrsg. Kultur des Sterbens. 2. Aufl. Freiburg im Breisgau: Lambertus; 2000.

11. Ferrell BA. Pain evaluation und management in the nursing home. Ann Int Med 1995; 9: 681–687.

12. Finne-Soveri UH, et al. Pain and its associates with disability in the institutional long-term care in four Nordic countries. Can J Aging 2000; 19: 38–49.

13. Closs SJ, Barr B, Briggs M. Cognitive status and analgesic provision in nursing home residents. Br J Gen Prat 2004; 54: 919–921.

14. Kunz R. Schmerztherapie in der Geriatrie. In: Knipping C, Hrsg. Lehrbuch Palliative Care. Bern: Huber; 2006. S. 226–232.

15. Gottschlich M. Medizin und Mitgefühl. Wien-Köln-Weimar: Böhlau; 2007. S. 46.

16. Mettnitzer A. Klang der Seele. Graz: Styria; 2009. S. 61.

Fortgeschrittene Demenz

Palliativmedizinische Aspekte

Stefan Schwarz · Daniel Kopf · Lutz Frölich

Gemäß der Definition der WHO ist palliative Therapie »*... an approach that improves the quality of life of patients and their families facing the problems associated with life-threatening illness, through the prevention and relief of suffering by means of early identification and impeccable assessment and treatment of pain and other problems, physical, psychosocial and spiritual ...*« (1).

Palliative Therapie in diesem Sinn wurde ursprünglich für Patienten mit inkurabler Tumorkrankheit entwickelt. Patienten mit Demenz haben mit terminal Tumorkranken gemeinsam, dass meist keine Aussicht auf Heilung besteht. Allerdings unterscheiden sich Demenzkranke in wesentlichen Punkten von Patienten mit Erkrankungen, die traditionell im Fokus der Palliativmedizin stehen:

○ Das Einsichts- und Urteilsvermögen bei fortgeschrittener Demenz ist stark eingeschränkt. Eine freie, selbstbestimmte Willensäußerung der Patienten ist daher nicht möglich.

○ Demenz führt nicht direkt zum Tod. Vielmehr tritt der Tod als Folge internistischer Komplikationen ein, wie z. B. Pneumonie, Thrombose oder Kachexie, die – für sich genommen – oft gut behandelbar sind (2).

○ Demenzkrankheiten nehmen einen Verlauf über Jahre. Das Lebensende liegt auch bei fortgeschrittener Demenz oft nicht in unmittelbarer Nähe.

○ Typischerweise beginnt die Erkrankung im hohen Lebensalter. Der Tod kann von der Umgebung oft als natürliches Ende eines erfüllten Lebens betrachtet werden.

○ Der Leidensdruck kann in manchen Phasen der Erkrankung ganz auf Seiten der betreuenden Personen – bei subjektivem Wohlbefinden des Patienten – liegen, wenn dem Patienten die belastenden Defizite nicht bewusst und notwendige Hilfsmaßnahmen daher nicht verständlich sind.

Aufgrund dieser Besonderheiten beschränkt sich die palliative Therapie bei Demenz (im Unterschied zu Tumorkranken) nicht nur auf Behandlungsmaßnahmen am Lebensende, sondern sie ist ein auf Palliation und Lebensqualität gerichtetes Konzept, das prinzipiell ab der Diagnosestellung einer kausal nicht behandelbaren Demenzkrankheit beginnt, also zu einem Zeitpunkt, an dem die Krankheit noch kaum mit dem Begriff »terminal« belegt werden kann (3).

Aufgrund der demographischen Entwicklung werden palliative Konzepte bei Demenzerkrankungen in den nächsten Jahren an Bedeutung gewinnen. Aktuell nehmen Demenzerkrankungen in den meisten Lehrbüchern für Palliativmedizin noch eine untergeordnete Rolle ein; Forschungsaktivitäten auf diesem Gebiet sind vergleichsweise spärlich (4–6). Es überrascht daher nicht, dass das Thema von Autoren von Leit- und Richtlinien noch nicht entdeckt worden ist. Neben dem Mangel an aussagekräftigen Studien ist hierfür ein wichtiger Grund, dass es sich bei der palliativen Therapie grundsätzlich um eine individualisierte, patientenzentrierte Behandlung handelt, die sich nur schwer in Behandlungsschemata fassen lässt.

Nicht nur in der Forschung, sondern auch in der palliativmedizinischen Versorgung von Demenzpatienten besteht erheblicher Nachholbedarf (7, 8). Sowohl ambulante Teams zur palliativmedizinischen Versorgung als auch Hospize konzentrieren sich häufig auf die Betreuung von Tumorkranken, oder sie erklären sich für die Versorgung von Demenzpatienten »nicht zuständig« (9, 10). Der Großteil dieser Patienten wird entweder zu Hause oder in Heimen versorgt und hat keinen unmittelbaren Zugang zu spezialisierten geriatrischen oder gerontopsychiatrischen Versorgungsstrukturen. Daher kommt in der Regel dem betreuenden Hausarzt die entscheidende Rolle bei der palliativmedizinischen Versorgung dieser Patienten zu (11).

In dieser Übersicht besprechen wir einige wesentliche palliativmedizinische Aspekte bei fortgeschrittener Demenz und versuchen, soweit dies bei der limitierten Datenlage möglich ist, die Ergebnisse in praktischen Empfehlungen zusammenzufassen.

Fazit für die Praxis

- Forschungsaktivitäten und Versorgungsstrukturen zur palliativen Therapie Demenzkranker sind nach wie vor unterentwickelt.
- Aufgrund der Heterogenität der Erkrankung sind individuelle Therapiekonzepte erforderlich.
- Der Hausärztin/dem Hausarzt kommt die entscheidende Rolle bei der palliativen Therapie dieser Patienten zu.

Selbstbestimmung und mutmaßlicher Wille bei fortgeschrittener Demenz

Patienten mit schwerer Demenz können bei guter Pflege und medizinischer Versorgung mehrere Jahre überleben (12). Patienten mit schwerer Demenz sind zwar häufig zu Willensäußerungen in der Lage, die selbstbestimmte Willensbildung ist jedoch regelmäßig schwer beeinträchtigt oder aufgehoben. Der Behandlungsauftrag und/oder das Einverständnis zu der jeweiligen Therapie gehen in dieser Situation nicht mehr unmittelbar vom Patienten aus, da eine Selbstbestimmung nicht möglich ist.

Bei leichter und mittelschwerer Demenz gibt es keine einheitliche Regel, bis zu welchem Grad der kognitiven Einschränkung eine selbstbestimmte Willensbekundung noch möglich ist (13); bei schwerer Demenz ist diese nicht mehr gegeben. Dies macht den Grundsatz, auch demente Personen im weitestmöglichen Sinn als eigenständige, autonome Person zu betrachten, schwierig (14). Die Behandler handeln bei fortgeschrittener Demenz über einen längeren Zeitraum (ähnlich wie bei Patienten im Wachkoma) ausschließlich im mutmaßlichen oder zu einem früheren Zeitpunkt erklärten Willen des Betroffenen.

Frühere Willensäußerungen in einer Patientenverfügung oder rechtliche vergleichbare Vollmachten wie Vorsorgevollmacht oder Betreuungsverfügung sind die Richtschnur für die Festlegung der Behandlung. Grundsätzlich ist eine Patientenverfügung oder eine ähnliche Willensäußerung für den Behandler verbindlich, auch und gerade auch dann, wenn sie den Wunsch beinhaltet, eine Behandlung abzubrechen (15, 16). Voraussetzung hierfür ist allerdings einerseits, dass die Willensäußerung zu einem Zeitpunkt erfolgte, an dem der Patient noch entscheidungsfähig und eigenbestimmt war, und andererseits, dass die Willensäußerung ausreichend konkret ist. Daher sollte der behandelnde Arzt zum Zeitpunkt der Diagnosestellung einer Demenz, sofern der Patient zu diesem Zeitpunkt noch entscheidungsfähig ist, nach einer ausführlichen Aufklärung über die Erkrankung eine möglichst konkrete und differenzierte, schriftliche Patientenverfügung vorschlagen.

Schon aus diesem Grund, neben zahlreichen anderen Überlegungen (13), ist es unabdingbar, bei der Diagnosestellung den Betroffenen möglichst umfassend aufzuklären, um ihm diese wichtige Möglichkeit zur Selbstbestimmung zu ermöglichen.

Liegt keine gültige Verfügung vor, muss sich die Behandlung am mutmaßlichen Willen des Betroffenen orientieren (16). Die Behandlung darf sich dabei nicht von den persönlichen Präferenzen der Behandler oder der Angehörigen leiten lassen, die stark durch eigene Erfahrungen, Vorbildung, Kultur oder Religion geprägt sind. Es ergibt sich von selbst, dass die Abschätzung des mutmaßlichen Willens aufgrund eigener Einschätzung oder wenig zuverlässiger Aussagen von Angehörigen keine sichere Entscheidungsgrundlage sein kann.

In einer Stellungnahme äußert sich der Deutsche Nationale Ethikrat zu diesem Problem: *»... können auch dann nicht alle Zweifel ausgeräumt werden, hat die Erhaltung des Lebens Vorrang. Dieser Grundsatz ist stets zu beachten, ist auch gegen die Gefahren missbräuchlichen Verhaltens beim Sterben eine wirksame Vorsorge ...«* (17).

Fazit für die Praxis

- Eine selbstbestimmte Willensäußerung ist bei schwerer Demenz meist nicht möglich.
- Rechtlich gültige frühere Willenserklärungen des Betroffenen (Patientenverfügungen, Betreuungsvollmachten) sind für die Behandler von Demenzkranken verbindlich.
- Fehlen diese, muss nach dem mutmaßlichen Willen des Betroffenen gehandelt werden.
- In einem Krankheitsstadium, in dem der Betroffene noch selbstbestimmt entscheidungsfähig ist, soll der behandelnde Arzt nach umfassender Aufklärung über die Erkrankung die Abfassung einer gültigen Patientenverfügung vorschlagen.

Schmerzen bei Demenz

Schmerzfreiheit ist eines der wesentlichen Ziele palliativer Medizin. Demenzerkrankungen selbst verursachen keine Schmerzen; allerdings sind Schmerzen eine häufige Komplikation oder Folge von Komorbidität. Die Mehrheit von Patienten mit schwerer Demenz leidet unter Schmerzen (6, 18, 19).

Bei Demenz ist die Diagnostik von Schmerzen erschwert, da bereits Patienten mit leichter Demenz häufig nicht mehr in der Lage sind, Art, Schweregrad und Lokalisation der Schmerzen zuverlässig verbal mitzuteilen (18). Somit überrascht es nicht, dass systematische Untersuchungen bei Demenzpatienten übereinstimmend einen hohen Grad sowohl an zu geringer Diagnosestellung als auch Unterbehandlung von Schmerzen fanden (20–22).

In einer Untersuchung erhielten Demenzpatienten nach einer Hüftoperation nur ein Drittel der Menge Analgetika wie Patienten ohne Demenz nach derselben Operation (23), ein Ergebnis, das eine weitere Studie in Pflegeheimen bestätigte (24). Berücksichtigt werden muss dabei allerdings, dass Schmerz bei fortgeschrittener Demenz »anders wahrgenommen« wird, ein Problem, über das bisher nur wenige Erkenntnisse existieren (25).

Bei Patienten mit schwerer Demenz muss vorrangig die Verhaltensbeobachtung zur Beurteilung von Schmerzen herangezogen werden (26, 27), also Mimik, Vokalisationen oder Verbalisationen, aber auch Motorik und Verhalten. Standardisierte Erhebungsbögen sind hierfür verfügbar und besonders im stationären Setting zur Verlaufsbeobachtung sinnvoll (28–30).

Bei der Verhaltensbeurteilung ist die Fremdanamnese der Angehörigen oder des Pflegepersonals von wesentlicher Bedeutung. Neu aufgetretene Unruhe, Schlaflosigkeit oder Aggressivität können Ausdruck von Schmerzen sein. Schwierig ist dabei, dass diese Verhaltensweisen unspezifisch sind und ebenso auf zahlreiche andere Ursachen zurückgeführt werden können. Auch eine genaue Verhaltensbeobachtung kann daher nicht immer die Diagnose von Schmerzen sicher bestätigen oder ausschließen. Daher muss immer eine sorgfältige Untersuchung auf mögliche Ursachen von Schmerzen durchgeführt werden.

Vegetative Symptome wie erhöhter Puls oder Blutdruck sowie Pupillendilatation zeigen eine akute Schmerzreaktion an; sie fehlen aber bei chronischen Schmerzen.

Ebenso inadäquat wie eine insuffiziente medikamentöse Therapie von Schmerzen ist die vorschnelle Verabreichung von Analgetika, ohne zuvor Anstrengungen zur Identifikation der Ursache unternommen zu haben. Bei schwer Demenzkranken muss zudem die Bedeutung häufig stereotyper Schmerzäußerungen kritisch beurteilt werden, da diese wegen Sprach- und Denkstörungen sowie frontaler Disinhibition manchmal eher dazu genutzt werden, Zuwendung und Aufmerksamkeit zu erlangen als tatsächlich auf Schmerzen hinweisen.

Der offensichtliche Behandlungserfolg einer probatorischen Analgetikatherapie, z. B. das Nachlassen von Unruhe und Agitation, ist wegen der sedierenden Nebenwirkung zahlreicher Analgetika nicht immer ein Beweis für die kausale Rolle von Schmerzen. Falls bei ungeklärter klinischer Konstellation eine probatorische analgetische Therapie unternommen werden soll, sollte möglichst eine Substanz mit einem geringen sedierenden Effekt gewählt werden.

Neben offensichtlichen Ursachen von Schmerzen wie Dekubitalulzera, Kontrakturen oder Verletzungsfolgen gibt es eine Vielzahl oft leicht behandelbarer Ursachen, die sich einer Diagnose nicht unmittelbar erschließen, wie z. B. Zahn- oder Gebissprobleme (als häufige Ursache für Inappetenz), Harnverhalt (oft nach Eindosierung anticholinerg wirkender Psychopharmaka zur Behandlung von Unruhe), Zystitis oder Obstipation, um nur einige wenige zu nennen. Eine sorgfältige klinische Untersuchung ist daher unumgänglich, gegebenenfalls ergänzt durch weiterführende Untersuchungen. Häufigste Ursachen von Schmerzen sind – wie in der älteren Allgemeinbevölkerung – Gelenk- und Wirbelsäulenbeschwerden, die alleine oder in Kombination mit Analgetika physiotherapeutisch behandelt werden können.

Falls Schmerzen kausal nicht beseitigt oder durch supportive Maßnahmen gebessert werden können, werden niederschwellig und ausreichend dosiert Analgetika eingesetzt. Spezifische Regeln zur Analgetikatherapie bei Demenz gibt es nicht. Medikamente mit sedierenden Nebenwirkungen (z. B. Opiate und Morphine) sollten wegen der negativen kognitiven Auswirkungen und ihrer delirogenen Effekte nur nach Versagen anderer Analgetika verordnet werden.

Aus demselben Grund sind trizyklische Antidepressiva (Opipramol, Amitriptylin etc.) als Kombination zur Optimierung der analgetischen Therapie ungünstig. Neuere, dual wirksame Antidepressiva, die keine nennenswerten anticholinergen Eigenschaften aufweisen, wie z. B. Venlafaxin, Duloxetin oder Mirtazapin, können möglicherweise an deren Stelle treten, weisen jedoch ebenfalls eine Reihe von Nebenwirkungen auf, die den Einsatz bei älteren Patienten problematisch machen (31).

Nichtsteroidale Antirheumatika sind bei älteren Menschen vor allem wegen des Risikos für Nierenschäden und Magenulzera problematisch. Bei Schwierigkeiten mit der Einnahme von Tabletten können orale Lösungen oder Pflaster verwendet werden. Unter einer Therapie mit Analgetika sollte in regelmäßigen Abständen überprüft werden, ob die Dosis gesteigert werden muss, aber auch, ob die Medikation noch indiziert ist.

Substanzen mit delirogener Wirkung sollten nur unter genauer Dokumentation des kognitiven Status (z.B. Fluktuationen, Verwirrtheit, Agitation) verordnet werden.

Fazit für die Praxis

- Schmerzen sind bei Patienten mit schwerer Demenz eine unterdiagnostizierte und unterbehandelte Komplikation.
- Regelmäßige Evaluation möglicher Schmerzen mittels geigneter Beobachtungsskalen.
- Patienten mit anderweitig nicht erklärten Verhaltensänderungen müssen sorgfältig auf Schmerzen als mögliche Ursache abgeklärt werden.
- Keine probatorische Analgetikatherapie ohne vorherige sorgfältige Ursachenabklärung!
- Bei einer analgetischen Dauertherapie das besondere Nebenwirkungspotential nichtsteroidaler Antirheumatika beachten!

Ungenügende Nahrungs- bzw. Flüssigkeitsaufnahme oder aktive Nahrungsverweigerung

Viele Patienten mit schwerer Demenz nehmen ungenügend Nahrung und Flüssigkeit auf oder verweigern aktiv eine Nahrungsaufnahme. Das Verweigern von Nahrung markiert oft den Beginn des terminalen Stadiums der Erkrankung.

Zunächst muss sorgfältig überprüft werden, ob es sich tatsächlich um eine Nahrungsverweigerung handelt oder ob nicht etwa ein Schluckhindernis bzw. eine Schluckstörung vorliegt, die die Nahrungsaufnahme erschwert. Häufig finden sich schmerzhafte Schleimhautulzerationen, andere Entzündungen im Mund-Rachen-Bereich, z.B. als Folge mangelhafter Mundpflege, schlecht angepasste Zahnprothesen oder intestinale Ursachen der Inappetenz.

Gewichtsabnahme kann auch das typische Zeichen einer ungenügenden Pflege oder schlicht eines unattraktiven Nahrungsangebots sein. Veränderungen im Pflegekonzept können bei gleicher Personalausstattung und Speisenversorgung zum Teil drastische Verbesserungen des Ernährungszustands bewirken (32, 33).

Stehen Schluckstörungen im Vordergrund, kann eine Diätassistentin hinzugezogen werden, um mit einer geeigneten Ernährungsumstellung die Nahrungsaufnahme zu verbessern.

Führen diese Maßnahmen nicht zum Erfolg, stellt sich die Frage nach einer artifiziellen Ernährung. Aufgrund der im Vergleich zur nasogastralen Sonde besseren Verträglichkeit wird in der Regel die perkutane endoskopische Gastrostomie (PEG) gewählt; das ist eine relativ einfache Methode, um über einen langen Zeitraum eine adäquate Nahrungs- und Flüssigkeitszufuhr zu gewährleisten.

Im Unterschied zu anderen medizinischen Maßnahmen wird bei der Anlage einer PEG-Sonde oft argumentiert, sie diene zur Aufrechterhaltung eines menschlichen Grundbedürfnisses, das selbst bei unheilbarer Erkrankung bei jedem Menschen gestillt werden sollte. Oft wird auch aus Unsicherheit über den rechtlichen Bezugsrahmen für eine PEG-Anlage entschieden, selbst wenn keine mutmaßliche oder früher geleistete Willenserklärung des Patienten vorliegt, da – meistens unbegründet – trotz zweifelhaften Nutzens für den Patienten juristische Sanktionen wegen aktiver Sterbehilfe befürchtet werden, falls die PEG-Anlage unterlassen wird.

In diesem Zusammenhang stellt die Deutsche Bundesärztekammer in ihren Grundsätzen zur Sterbebegleitung zum Thema »Basisbetreuung« klar: *»... dazu gehören nicht immer Nahrungs- und Flüssigkeitszufuhr, da sie für Sterbende eine schwere Belastung darstellen können. Jedoch* *müssen Hunger und Durst als subjektive Empfindungen gestillt werden ...«* (15). Entscheidend ist also nicht die objektive Mangelernährung oder die Dehydratation, sondern das subjektive Empfinden von Hunger und Durst sowie die Frage, ob dieses subjektive Empfinden durch die geplante Sondenanlage gelindert werden kann (34).

Bei der Anlage einer PEG- oder einer nasogastrischen Sonde handelt es sich, wie bei allen medizinischen Maßnahmen, um einen zustimmungspflichtigen Eingriff. Da eine selbstbestimmte Zustimmung zu einem medizinischen Eingriff bei schwerer Demenz nicht möglich ist, muss eine frühere Willenserklärung oder die mutmaßliche Zustimmung des Betroffenen herangezogen werden, sofern kein gesetzlicher Betreuer existiert.

Typischerweise findet sich in den meisten Patientenverfügungen der Passus, dass Sondenernährung über längere Zeit abgelehnt wird. Dieser Wunsch ist prinzipiell verpflichtend.

Diese Entscheidung unterliegt deutlichen regionalen, weltanschaulichen und religiösen Einflüssen. Eine Umfrage bei kognitiv unbeeinträchtigten Bewohnern eines Pflegeheimes in Australien ergab, dass die Mehrheit (aber keinesfalls alle Bewohner) eine dauerhafte PEG-Anlage in einem Gedankenszenario generell ablehnen, auch wenn damit das Risiko medizinischer Komplikationen steigen sollte (35).

Ohne gültige Willensbekundung des Betroffenen oder wenn das Einverständnis nicht vorausgesetzt werden kann, ist die Anlage einer PEG-Sonde aus juristischer Sicht eine strafbare Körperverletzung.

Über das Einverständnis als Grundvoraussetzung hinaus muss der Eingriff medizinisch indiziert sein, d. h., der Nutzen für den Betroffenen muss größer sein als das mögliche Risiko. Die bisherigen Daten zum Thema »PEG-Sondenernährung bei Demenz« lassen aber keinesfalls den Schluss zu, dass es sich bei der PEG-Anlage bei Demenz um eine allgemein akzeptierte, medizinisch indizierte Therapie handelt.

Dies steht im deutlichen Widerspruch zur alltäglichen klinischen Praxis, in der die Anlage einer PEG-Sonde bei Patienten mit Demenz (vor allem bei Bewohnern in Pflegeheimen) häufig praktiziert wird (36).

In einer US-amerikanischen Untersuchung wurde etwa ein Drittel aller Bewohner von Pflegeheimen über eine PEG-Sonde ernährt, wofür die Autoren vor allem finanzielle Aspekte und personelle Unterversorgung verantwortlich machten: Der Pflegeaufwand für Patienten mit PEG-Sondenernährung betrug 25 min/d, während bei vergleichbar kranken Patienten, die per Hand mit Essbesteck ernährt wurden, 73 Minuten aufgewendet wurden (37).

Mancherorts werden aus diesen Gründen bis zu 40% aller Pflegeheimbewohner über PEG-Sonden ernährt (38). Häufig wird die Problematik einer PEG-Sonde nicht ausreichend diskutiert: In einer aktuellen Erhebung dauerte das Aufklärungsgespräch mit den Angehörigen über eine PEG-Anlage bei 41,6% weniger als 15 Minuten, und 13,7% der Angehörigen wurden überhaupt nicht aufgeklärt (39). Vermutlich ist hier auch bedeutsam, dass Herstellung und Vertrieb von Sondennahrung ein lukratives Geschäft ist, weshalb die Entscheidungsträger in den Institutionen entsprechend beworben werden.

In einer Umfrage vertrat die Mehrzahl von 500 befragten Medizinern die Ansicht, dass die PEG-Sondenernährung bei Patienten mit schwerer Demenz das Risiko für Aspirationspneumonie und Druckulzera verkleinert, die Ernährungssituation insgesamt verbessert und das Überleben verlängert (40). Keine dieser Annahmen ist durch wissenschaftliche Daten belegbar.

Im Gegenteil – zahlreiche klinische Kohorten- und Fall-Kontroll-Studien kommen vielmehr zu dem Ergebnis, dass die Ernährung über PEG-Sonden das Überleben von Demenzpatienten nicht verlängert (8, 41–46).

Einschränkend gilt, dass kontrollierte, randomisierte Studien zu diesem Thema trotz der offensichtlichen Bedeutung des Problems bisher nicht durchgeführt wurden. Eine Studie, in der ein geringer Vorteil auf die Überlebensrate von einer

PEG-Ernährung gezeigt wurde, hatte Patienten mit schwerer Demenz ausgeschlossen und konzentrierte sich auf Pflegeheimbewohner mit isolierter Schluckstörung (47).

Abgesehen von der Überlebenszeit gibt es auch sonst keine Hinweise, dass die Sondenernährung günstige Effekte auf andere Outcomeparameter, wie das Risiko von Aspirationspneumonie, allgemeiner Ernährungsstatus, Druckulzera, Funktionsniveau oder auf die Lebensqualität nehmen kann (48–53).

Dagegen ist eine PEG-Sondenanlage neben dem unmittelbaren operativen Risiko mit einem stark erhöhten Gebrauch von Fixierungen assoziiert, die notwendig werden, um den Patienten daran zu hindern, an der Sonde zu manipulieren (54). Dies kann weitere Komplikationen wie Agitation und die Notwendigkeit einer pharmakologischen Sedierung nach sich ziehen (55). Mittelbare Nachteile der PEG-Ernährung für die Patienten sind die verringerte Betreuungszeit und die Gefahr, eine zeitaufwändige orale Nahrungsaufnahme gar nicht mehr anzubieten.

Auch die zunächst einleuchtende Vermutung, Dehydratation bei terminal Kranken führe zu einer Verschlimmerung des subjektiven Leidens, ist durch klinische Studien nicht belegbar. 2 Beobachtungsstudien fanden keine Hinweise auf subjektives Leiden in Verbindung mit Verzicht auf eine ausreichende zusätzliche Flüssigkeitszufuhr bei schwer kranken Patienten im Terminalstadium (41, 56).

»Lebensqualität« ist bei terminal Demenzkranken schwer zu objektivieren. Aus den bisherigen Daten geht jedoch keinesfalls hervor, dass eine PEG-Ernährung die Lebensqualität erhöht. Die eigene Beobachtung der Autoren lässt eher den Schluss zu, dass eine PEG-Anlage die Lebensqualität meist noch verschlechtert.

Zusammengefasst: Eine PEG-Anlage ist bei schwerer Demenz nur in Ausnahmesituationen indiziert (41, 55, 57, 58). Aus ethischer Sicht ist die Anlage einer PEG-Sonde bei den meisten Patienten mit schwerer Demenz kritisch zu diskutieren (52, 57, 58). Als mögliche Indikation kann allenfalls eine isolierte Schluckstörung bei ansonsten akzeptabler Lebensqualität gesehen werden (47, 57).

Wie generell in der palliativen Versorgung Demenzkranker hat die Patientenautonomie, der mutmaßliche oder erklärte Wille des Patienten Vorrang vor anderen Überlegungen.

Die Indikation zu einer PEG-Anlage muss immer individuell sorgfältig abgewogen werden, wobei Lebensqualität und mutmaßliches Interesse des Betroffenen die entscheidenden Gesichtspunkte sein müssen (und nicht etwa finanzielle oder organisatorische Gründe).

Fazit für die Praxis

- Ungenügende Flüssigkeits- oder Nahrungsaufnahme kann häufig durch intensive pflegerische Betreuung verbessert werden.
- Bei unzureichender Flüssigkeits- oder Nahrungsaufnahme zuerst nach behandelbaren Gründen einer Schluckstörung oder eines Schluckerschwernisses suchen.
- Der Nutzen einer PEG-Sondenernährung bei Demenz ist nicht gesichert.
- Die Anlage einer PEG-Sonde gegen den in einer Patientenverfügung erklärten Willen ist eine strafbare Körperverletzung.
- Falls keine gültige Willenserklärung vorliegt, muss vor der Anlage einer PEG-Sonde eine sorgfältige Prüfung des mutmaßlichen Willens des Patienten erfolgen.
- Eine PEG-Anlage aus finanziellen oder organisatorischen Gründen ist ethisch nicht vertretbar.
- Bei sterbenden Patienten ist eine PEG-Anlage kontraindiziert.
- Mögliche Indikationen für eine PEG-Anlage bei Demenzkranken sind isolierte Schluckstörungen bei akzeptabler Lebensqualität.

Spezifische antidementive Medikation bei schwerer Demenz

Der Nutzen einer spezifisch antidementiven Therapie bei schwerer und schwerster Demenz wird wegen der eingeschränkten

Kommunikationsfähigkeit der Patienten unterschiedlich bewertet. Selbst bei Patienten, die mit schwerer Demenz in einem Pflegeheim leben, haben Acetylcholinesterasehemmer und Memantin eine messbare Wirkung auf kognitive Funktionen und bewirken signifikante Verbesserungen auf neuropsychologischen Skalen (59–61).

Die Therapieeffekte sind insgesamt gering – die klinische Relevanz der gemessenen Effekte (in der Größenordnung von 1 Punkt auf der Minimental-Skala) ist umstritten (62–65).

Allerdings zeigen sich in Studien auch Effekte der Medikamente auf globale klinische Einschätzungsskalen, was unmittelbar auf klinisch relevante Effekte hinweist. Die Verwendung von Antidementiva ist möglicherweise bei diesen schwerkranken Patienten mit einer verlängerten Überlebensdauer assoziiert (66); dies ist jedoch nicht gesichert (62, 64).

Mehrere Untersuchungen zeigten, dass Antidementiva neben den Auswirkungen auf kognitive Funktionen auch Verhaltensauffälligkeiten bei Demenz positiv beeinflussen und den Pflegeaufwand reduzieren können. Auch hier haben Lebensqualität und mutmaßliches Interesse des Patienten Priorität, sofern keine eindeutige früher getroffene Verfügung vorliegt. Es muss versucht werden, zusammen mit den Angehörigen und dem Pflegepersonal das mutmaßliche Interesse des Betroffenen zu eruieren und auf dieser Basis die Entscheidung über die Fortführung der Behandlung zu treffen. Im Zweifelsfall kann durch einen Auslassversuch geklärt werden, ob der Patient einen offensichtlichen Nutzen von der antidementiven Therapie hat. Bei relevanten Nebenwirkungen der Antidementiva sollten diese natürlich abgesetzt werden.

Die Dauer der antidementiven Therapie von leichteren bis in schwere und schwerste Stadien der Demenz ist ein ungelöstes Problem (67). In Deutschland sind die Acetylcholinesterasehemmer nur für leichte und mittelschwere ALZHEIMER-Demenz, Memantine für mittelschwere und schwere Demenz zugelassen. In den Zulassungsstudien der verfügbaren Medikamente wurde der Verlauf meist über 6 Monate kontrolliert untersucht. Für Donepezil, einen der Acetylcholinesterasehemmer, liegen inzwischen positive Ergebnisse aus 2 neueren kontrollierten Studien vor, was zu einer Zulassung der Substanz für schwere Formen des M. ALZHEIMER in den USA und in Japan, nicht aber in Europa geführt hat (59, 68). Zur Wirksamkeit der Behandlung über lange Zeit – die mittlere Überlebensdauer nach Diagnosestellung der Demenz beträgt 7–10 Jahre – liegen keine gesicherten Erkenntnisse vor. Kohortenstudien erbrachten Hinweise, die dafür sprechen, die Behandlung möglichst lange fortzuführen (69–71). Diese Empfehlung wird auch in aktuellen Leitlinien ausgesprochen (61).

Relativierend darf in diesem Zusammenhang nicht vergessen werden, dass der Einfluss von Antidementiva auf die Morbidität und Mortalität schwerkranker Demenzpatienten allenfalls mäßig ist. Damit hat die Frage nach Fortsetzung oder Beendigung der Antidementiva nur einen kleinen Stellenwert in der Versorgung dieser Patienten.

Fazit für die Praxis

- Antidementiva haben auch bei schwerer Demenz messbare Effekte, deren klinische Relevanz jedoch nicht allgemein anerkannt ist.
- Die Entscheidung über die Fortsetzung der Behandlung mit Antidementiva von leichten bis in schwere Stadien wird auf individueller Basis getroffen.

Psychose, Agitation und Aggressivität

Verhaltensauffälligkeiten wie psychotisches Erleben, Agitation und Aggressivität können vor allem in späten Phasen der Erkrankung die Symptomatik dominieren (72, 73). Vor der symptomatischen Therapie müssen behandlungsbedürftige Ursachen ausgeschlossen werden. Schmerzen wurden bereits genannt; andere häufige Ursachen von Aggressivität und Unruhe sind systemische Infektionen, Entzugssyndrome oder Medikamentennebenwirkungen.

Eine Reihe von Studien legt nahe, dass Acetylcholinesterasehemmer, die primär zur Verbesserung der kognitiven Defizite eingesetzt werden (signifikant, wenn auch insgesamt nur in geringem Ausmaß) zu einer Verbesserung neuropsychiatrischer Symptome der Demenz beitragen (74–78). Eine neuere randomisierte, doppelblinde Studie zu diesem Thema zeigte allerdings in Bezug auf das Symptom »Agitation« keinen Unterschied zwischen dem Acetylcholinesteraseinhibitor Donepezil und Plazebo bei ALZHEIMER-Demenz (79). Die Autoren dieser Studie erklären die Diskrepanz zu früheren Studien mit dem Umstand, dass in ihrer Studie ausschließlich Patienten mit schwerer Demenz behandelt wurden. Mehrere Studien sprechen für günstige Effekte auf neuropsychiatrische Symptome inklusive Agitation unter Memantin (80); auch hier ist die Effektgröße jedoch allenfalls mäßig (81). Bei einzelnen Patienten kann Memantin aufgrund der unspezifisch stimulierenden Wirkung auf das ZNS sogar selbst zu Agitation und Verwirrtheit führen (82).

Ob Memantin oder Acetylcholinesterasehemmer zur Behandlung von Agitation bei schwerer Demenz klinisch relevante Wirkungen haben, ist nicht endgültig geklärt. Im Einzelfall kann eine Therapie ex juvantibus begonnen werden; der Nutzen des Therapieversuchs sollte nach 4–6 Wochen kritisch überprüft werden. Zur Objektivierung der Verlaufsbeobachtung sind standardisierte Beobachtungsskalen wie die einfache COHEN-MANSFIELD-Skala zur Beurteilung von Agitation sinnvoll (75).

Zur Behandlung produktiver psychiatrischer Symptome werden traditionell (und häufig) Antipsychotika eingesetzt. In den Niederlanden erhalten bis zu 40% der Bewohner von Pflegeheimen Antipsychotika (83, 84). Die Anwendung von Antipsychotika bei Demenzpatienten ist in der letzten Zeit in Kritik geraten. Allgemein haben ältere Patienten unter Antipsychotika ein höheres Risiko für die Entwicklung von Nebenwirkungen wie Parkinsonoid mit Sturzgefahr, vermehrte Sedierung, Verschlechterung der kognitiven Leistungen, orthostatische Regulationsstörungen und anticholinerge Effekte.

Eine Metaanalyse von 15 kontrollierten Studien bei Demenzpatienten ergab im Vergleich mit Plazebo eine um den Faktor 1,5 erhöhte Mortalität unter atypischen Antipsychotika. Die erhöhte Mortalität entsteht vor allem zu Beginn der Behandlung, u. a. durch eine Zunahme der Inzidenz von Pneumonie (85). In einer großen populationsbezogenen Beobachtungsstudie war der Gebrauch atypischer Antipsychotika ebenfalls mit einem erhöhten Risiko für Tod und Krankenhauseinweisung assoziiert (86). Unter atypischen Antipsychotika ist die Rate von Pneumonie erhöht, was neben kardiovaskulären Komplikationen als Ursache der erhöhten Mortalität unter Antipsychotika gesehen wird (87).

Unter dem Gesichtspunkt einer palliativen Versorgung terminal Kranker könnte man Medikamentennebenwirkungen ja eventuell »tolerieren«, wenn es einen relevanten Nutzen gäbe. Auch dies ist jedoch für Antipsychotika nicht gesichert. Der Einfluss atypischer Antipsychotika auf Agitation und Aggressivität bei schwerer Demenz ist inkonstant, von kurzer Dauer und insgesamt gering (88–90).

In einer großen aktuellen Studie zur Behandlung von Agitation bei Demenz fanden sich keine messbaren Unterschiede zwischen verschiedenen atypischen Antipsychotika und Plazebo (91). Über konventionelle (ältere) Antipsychotika liegen kaum Daten aus kontrollierten Studien vor, was jedoch nicht bedeutet, dass diese Substanzen besser geeignet wären – es fehlen schlichtweg adäquate Studien. In den klinischen Erfahrungen werden konventionelle Antipsychotika schlechter vertragen als neuere Substanzen. Eine aktuelle Beobachtungsstudie fand keinen Unterschied in der Mortalität zwischen atypischen und konventionellen Antipsychotika (92).

Welche Folgerungen für die Praxis können aus diesen Befunden gezogen werden? Wenn möglich, sollten Antipsychotika vermieden werden. Bei vielen Patienten können alleine durch eine intensivere Pflege und bessere Versorgung die Verhaltensauffälligkeiten deutlich gebessert werden.

Ist eine medikamentöse Therapie unumgänglich, sollten Antipsychotika möglichst gering dosiert eingesetzt werden. Ihre Indikation sollte in regelmäßigen Abständen, spätestens nach 3 Monaten, kritisch überprüft werden. Häufig wird nach einigen Wochen klinisch erfolgreicher Therapie die langsame Dosisreduktion mitunter bis zum kompletten Absetzen der Medikation problemlos toleriert, ohne dass die Symptome wieder auftreten.

Hochpotente Antipsychotika werden wegen der erhöhten Rate extrapyramidaler und sedierender Nebenwirkungen bei alten Menschen möglichst vermieden oder allenfalls in niedriger Dosis eingesetzt (z. B. Haloperidol: Beginn mit 0,5 mg/d, maximal 3 mg/d). Die Unterlegenheit gegenüber atypischen Antipsychotika ist jedoch nicht belegt.

Risperidon ist als einziges Medikament für die Indikation »Agitation« bei alten Personen zugelassen (Beginn mit 0,5–1 mg/d, maximal 2 mg/d), allerdings hat der Hersteller einen Warnhinweis vor der Verwendung bei Patienten mit Demenz veröffentlicht.

Häufig werden auch Tiaprid (Beginn mit 3×50 mg, maximal 300 mg/d) oder Melperon (Beginn mit 25 mg, maximal 150 mg/d) eingesetzt.

Pipamperon hat eine vergleichbare Wirkung wie Melperon, wirkt aber im Vergleich zu Melperon oft stärker sedierend und schlafanstoßend.

Quetiapin ist eine Alternative, vor allem, weil extrapyramidale Nebenwirkungen selten vorkommen und die Substanz vergleichsweise gering sediert (Beginn mit 25 mg/d, maximal 200 mg/d). Der Nutzen von Quetiapin ist allerdings nicht sicher belegt.

In den USA wird häufig Trazodon verordnet, ein trizyklisches Antidepressivum mit sedierender Nebenwirkung, das wegen seiner geringen anticholinergen Wirkung gegenüber anderen trizyklischen Medikamenten bevorzugt wird.

Bei Demenzpatienten mit produktiven psychotischen Symptomen kann auch Aripiprazol in einer Dosierung von 2–15 mg/d versucht werden.

Bei Agitation oder Psychose bei M. Parkinson, Lewy-Body-Demenz oder anderen Parkinsonsyndromen ist Clozapin, das keine extrapyramidalen Nebenwirkungen hat, in niedriger Dosierung (Beginn mit 12,5 mg, maximal 100 mg) Mittel der Wahl und für diese Indikation zugelassen (93).

Quetiapin wird wegen der geringeren Sedierung und dem Wegfall der bei Clozapin vorgeschriebenen Blutbildkontrollen alternativ häufig eingesetzt, obwohl die Wirkung – im Gegensatz zu Clozapin nicht bewiesen ist; in einer aktuellen Studie war Quetiapin bei dieser Indikation wirkungslos (94).

Olanzapin ist bei M. Parkinson Clozapin unterlegen (95) und sollte allgemein bei Demenzpatienten wegen starker anticholinerger und sedierender Wirkungen vermieden werden.

Bei M. Parkinson sind typische Antipsychotika wegen der extrapyramidalen Nebenwirkungen kontraindiziert, da sie eine potenziell lebensgefährliche Parkinson-Krise provozieren können.

Benzodiazepine sollen bei alten Menschen allgemein wegen Sedierung, Sturzgefahr, aber auch der Toleranzentwicklung möglichst vermieden werden. Bei terminal Kranken spielen diese Gesichtspunkte häufig eine untergeordnete Rolle, d. h., Benzodiazepine können in dieser Situation durchaus erfolgreich eingesetzt werden. Falls ein Hypnotikum bzw. Sedativum unvermeidlich ist, kann zunächst ein Versuch mit einem »Nicht-Benzodiazepin Hypnotikum« (z. B. Zopiclon 3,75–7,5 mg) oder retardiertem Melatonin (2–4 mg) unternommen werden bzw. können die sedierenden Nebenwirkungen einiger Antidepressiva ausgenutzt werden (z. B. Mirtazapin 15–30 mg). Dronabinol (2,5–5 mg) (96) ist eine unkonventionelle Alternative. Vor allem bei vorwiegenden Störungen des Schlaf-/Wachrhythmus – typisch bei vaskulärer Demenz – ist retardiertes Melatonin (2–4 mg) als nebenwirkungsarme Substanz oft hilfreich (97–99).

Fazit für die Praxis

- Bei Psychose, Agitation oder Aggressivität ist der Nutzen keiner pharmakologischen Therapie sicher bewiesen.
- Vor der symptomatischen Therapie ist eine Untersuchung auf behandlungsbedürftige Ursachen wie Schmerzen, Infekte, Medikamentennebenwirkungen oder unzureichende Pflege obligat.
- Atypische Antipsychotika sind bei Demenz mit einer geringfügig erhöhten Mortalität assoziiert; der klinische Nutzen ist unsicher.
- Über konventionelle (ältere) Antipsychotika können wegen ungenügender Daten keine sicheren Aussagen gemacht werden.
- Falls Antipsychotika verwendet werden, müssen diese unter sorgfältiger Beachtung der Nebenwirkungen vorsichtig aufdosiert werden.
- Eine Symptombesserung kann oft durch verbesserte Pflege und Versorgung erreicht werden.
- Bei Agitation bei Demenz in Verbindung mit M. PARKINSON ist Clozapin Mittel der Wahl, Quetiapin ist eine Alternative, deren Wirksamkeit allerdings bei dieser Indikation nicht gut belegt ist.

Verzicht auf Wiederbelebungsmaßnahmen, Therapieeinschränkung

Empirische Daten zu diesem Thema sind nicht ausreichend verfügbar. Aus Umfragen bei älteren Menschen geht übereinstimmend hervor, dass die überwiegende Mehrheit der Befragten keine lebensverlängernden medizinischen Maßnahmen wünscht, wenn der Zustand erheblicher Pflegebedürftigkeit dadurch nicht abgewendet werden kann. Schwere Pflegebedürftigkeit wird häufig als *»fate worse than death«* betrachtet (100).

Die meisten Menschen lehnen für sich das Szenario einer kardiopulmonalen Reanimation (CPR) im Falle einer schweren Demenz klar ab (101, 102). Aus medizinischer Sicht ist eine CPR bei schwerer Demenz nicht indiziert. Dass es trotzdem immer wieder zu dem für alle Beteiligten meist traumatischen Ereignis einer CPR bei einem terminal Demenzkranken kommt, liegt fast immer am Fehlen klarer Verfügungen. Der hinzugezogene Not- oder Dienstarzt hat dann aufgrund seiner Unkenntnis des Patienten keine andere Wahl, als trotz offensichtlicher Unsinnigkeit des Vorgehens eine CPR durchzuführen.

In Pflegeeinrichtungen ohne ärztliche Präsenz kommt hinzu, dass das Pflegepersonal sich nicht berechtigt sieht, eine Wiederbelebungsmaßnahme zu unterlassen, falls dies nicht von ärztlicher Seite eindeutig festgelegt wurde. Sofern dieses Thema nicht bereits in einer Patientenverfügung festgelegt wurde, sollte daher bei Patienten mit schwerer Demenz das Thema nicht umgangen werden, sondern aktiv zusammen mit den Angehörigen der mutmaßliche Wille des Betroffenen definiert und entsprechend deutliche Anweisungen in der Patientenakte vermerkt und dem Pflegepersonal mitgeteilt werden.

Eine möglichst detaillierte Festlegung, welchen Umfang die medizinischen Maßnahmen haben sollen, sollte bei jeder Hospitalisierung schwer Demenzkranker selbstverständlich sein, erleichtert aber auch während der ambulanten Versorung erheblich das medizinische Vorgehen und die Kommunikation mit Pflegepersonen und Angehörigen (103, 104).

Die letzte Entscheidung über die Durchführung einer CPR hat der Arzt, der nicht verpflichtet ist, eine medizinisch sinnlose Maßnahme durchzuführen, selbst wenn dies Angehörige wünschen. Erfahrungsgemäß kommt es in diesem Punkt selten zu Konflikten; im Gegenteil, eine häufig geäußerte Furcht von Angehörigen ist, es werde »zuviel gemacht«.

Falls doch eine CPR durchgeführt wird, sind die Überlebenschancen sehr gering: 3,4% aller Bewohner von Pflegeheimen, und nur ungefähr 1% von Demenzkranken verlassen nach einer CPR lebend das Krankenhaus, was der Überlebensrate nach CPR bei metastasierendem Tumorleiden entspricht (105, 106). Die übrigen Patienten versterben noch am Ort des Geschehens, oder überleben sie noch einige Zeit am Beatmungsgerät auf einer Intensivstation, oft mit gebrochenen Rippen und Pneumothorax als Folge der CPR und meist mit zusätzlichen Hirnschäden.

Im klinischen Alltag weit weniger eindeutig als die Frage der CPR sind Therapiebegrenzungen, die sich auf möglicherweise auch einfach zu behandelnde Erkrankungen wie Pneumonie (im Englischen »the old men's friend«), andere medizinische Komplikationen oder die Verlegung auf eine Intensiveinheit beziehen (7). Wie vorhin ausgeführt, hat auch hier der erklärte oder mutmaßliche Wille des Patienten Priorität vor dem medizinisch Machbaren.

Häufig besteht die (falsche) Ansicht, aus rechtlichen Gründen keine medizinische Behandlung versagen zu d ü r f e n (107).

Der Behandlungsplan wird in diesen Situationen auf individueller Basis entsprechend dem geäußerten oder mutmaßlichen Willen des Patienten erstellt. Im Vordergrund steht immer das Wohlergehen des Patienten, also die Verminderung von Leiden und Schmerzen sowie eine optimale Betreuung und Pflege. Bei terminal Kranken kann bei refraktärer Dyspnoe oder Schmerzen auch eine sedierende Medikation sinnvoll sein (108, 109).

Fazit für die Praxis

- Kardiopulmonale Reanimation ist bei schwer Demenzkranken medizinisch nicht indiziert.
- Die Entscheidung, eine Reanimation nicht durchzuführen, muss klar dokumentiert sein.
- Eine etwaige Therapieeingrenzung wird auf individueller Basis im Interesse des Patienten entschieden.

Betreuung der Angehörigen

Die ganzheitliche palliativmedizinische Versorgung schließt Pflegepersonen und Angehörige ein. Angehörige von Demenzpatienten leiden fast immer unter massivem Stress; klinisch manifeste Depressionen sind häufig (110). Über das ärztliche Gespräch und die Vermittlung sozialarbeiterischer Hilfe hinaus sind häufig psychologische Therapien erforderlich (110–112). Eine individuelle kognitive Verhaltenstherapie ist empfehlenswert und wirksam, Gruppentherapien oder ausschließlich Aufklärung über die Erkrankung zeigten sich in den bisherigen Untersuchungen als weniger oder nicht effektiv (110). Die Teilnahme an Angehörigengruppen kann nach Erfahrung der Autoren ebenfalls eine Hilfe sein; die wissenschaftlichen Daten hierzu sind widersprüchlich.

Fazit für die Praxis

- Für Angehörige von schwer Demenzkranken ist eine individuelle Verhaltenstherapie hilfreich.

Literatur

1. World Health Organisation (2002) WHO Definition of palliative Care. Internet (http://www.who.int/cancer/palliative/definition/en).

2. Mitchell SL, et al. The clinical course of advanced dementia. N Engl J Med 2009; 361: 1529–1538.

3. Sampson EL. Palliative care for people with dementia. Br Med Bull 2010; 96: 159–174.

4. Roger KS. A literature review of palliative care, end of life, and dementia. Palliat Support Care 2006; 4: 295–303.

5. Sachs GA, Shega JW, Cox-Hayley D. Barriers to excellent end-of-life care for patients with dementia. J Gen Intern Med 2004; 19: 1057–1063.

6. Hughes JC, et al. Palliative care in dementia: Issues and evidence. Adv Psychiatr Treat 2007; 13: 251–260.

7. Parsons C, et al. Withholding, discontinuing and withdrawing medications in dementia patients at the end of life: a neglected problem in the disadvantaged dying? Drugs Aging 2010; 27: 435–449.

8. Congedo M, et al. Ethical issues in end of life treatments for patients with dementia. Eur J Neurol 2010; 17: 774–779.

9. de Vries K, et al. Variant Creutzfeldt-Jakob disease: need for mental health and palliative care team collaboration. Int J Palliat Nurs 2003; 9: 512–520.

10. Mitchell SL, Kiely DK, Hamel MB. Dying with advanced dementia in the nursing home. Arch Intern Med 2004; 164: 321–326.

11. Lorenz KA, et al. Evidence for improving palliative care at the end of life: a systematic review. Ann Intern Med 2008; 148: 147–159.
12. Michel JP, et al. End-of-life care of persons with dementia. J Gerontol A Biol Sci Med Sci 2002; 57: M640–644.
13. Woods B, Pratt R. Awareness in dementia: Ethical and legal issues in relation to people with dementia. Aging Ment Health 2005; 9: 423–429.
14. Edvardsson D, Winblad B, Sandman PO. Person centred care of people with severe Alzheimer's disease: current status and ways forward. Lancet Neurol 2008; 7: 362–367.
15. Stellungnahme der Bundesärztekammer: Sterben in Würde. Grundsätze und Empfehlungen für Ärztinnen und Ärzte. Bundesärztekammer 2008. Internet (http://www.aerzteblatt.de/v4/plus/down.asp?typ=PDF&id=1955).
16. Beckmann R. Patientenverfügungen: Entscheidungswege nach der gesetzlichen Regelung. MedR 2009; 27: 582–586.
17. Selbstbestimmung und Fürsorge am Lebensende. Stellungnahme. Nationaler Ethikrat, 13. Juli 2006. Internet (http://www.ethikrat.org/dateien/pdf/Stellungnahme_Selbstbestimmung_und_Fuersorge_am_Lebensende.pdf).
18. Ferrell BA. Pain evaluation and management in the nursing home. Ann Intern Med 1995; 123: 681–687.
19. Zwakhalen SM, et al. The prevalence of pain in nursing home residents with dementia measured using an observational pain scale. Eur J Pain 2009; 13: 89–93.
20. Ferrell BA, Ferrell BR, Osterweil D. Pain in the nursing home. J Am Geriatr Soc 1990; 38: 409–414.
21. Marzinski LR. The tragedy of dementia: clinically assessing pain in the confused nonverbal elderly. J Gerontol Nurs 1991; 17: 25–28.
22. Won A, et al. Correlates and management of nonmalignant pain in the nursing home. SAGE Study Group. Systematic Assessment of Geriatric drug use via Epidemiology. J Am Geriatr Soc 1999; 47: 936–942.
23. Morrison RS, Siu AL. A comparison of pain and its treatment in advanced dementia and cognitively intact patients with hip fracture. J Pain Symptom Manage 2000; 19: 240–248.
24. Closs SJ, Barr B, Briggs M. Cognitive status and analgesic provision in nursing home residents. Br J Gen Pract 2004; 54: 919–921.
25. Scherder E, et al. Recent developments in pain in dementia. BMJ 2005; 330: 461–464.
26. AGS Panel on Persistent Pain in Older Persons. The management of persistent pain in older persons. J Am Geriatr Soc 2002; 50: S205–224.
27. Snow AL, Shuster JL Jr. Assessment and treatment of persistent pain in persons with cognitive and communicative impairment. J Clin Psychol 2006; 62: 1379–1387.
28. Wheeler MS. Pain assessment and management in the patient with mild to moderate cognitive impairment. Home Healthc Nurse 2006; 24: 354–359.
29. Herr K, Bjoro K, Decker S. Tools for assessment of pain in nonverbal older adults with dementia: a state-of-the-science review. J Pain Symptom Manage 2006; 31: 170–192.
30. Zwakhalen SM, Hamers JP, Berger MP. The psychometric quality and clinical usefulness of three pain assessment tools for elderly people with dementia. Pain 2006; 126: 210–220.
31. Jann MW, Slade JH. Antidepressant agents for the treatment of chronic pain and depression. Pharmacotherapy 2007; 27: 1571–1587.
32. Mamhidir AG, et al. Weight increase in patients with dementia, and alteration in meal routines and meal environment after integrity promoting care. J Clin Nurs 2007; 16: 987–996.
33. Hanson LC, et al. Oral feeding options for people with dementia: a systematic review. J Am Geriatr Soc 2011; 59: 463–472.
34. Palecek EJ, et al. Comfort feeding only: a proposal to bring clarity to decision-making regarding difficulty with eating for persons with advanced dementia. J Am Geriatr Soc 2010; 58: 580–584.
35. Low JA, et al. Treatment of recurrent aspiration pneumonia in end-stage dementia: preferences and choices of a group of elderly nursing home residents. Intern Med J 2003; 33: 345–349.
36. Lewis CL, et al. Trends in the use of feeding tubes in North Carolina hospitals. J Gen Intern Med 2004; 19: 1034–1038.
37. Mitchell SL, et al. Tube-feeding versus hand-feeding nursing home residents with advanced dementia: a cost comparison. J Am Med Dir Assoc 2003; 4: 27–33.
38. Kayser-Jones J, et al. Factors contributing to dehydration in nursing homes: inadequate staffing and lack of professional supervision. J Am Geriatr Soc 1999; 47: 1187–1194.
39. Teno JM, et al. Decision-making and outcomes of feeding tube insertion: a five-state study. J Am Geriatr Soc 2011; 59: 881–886.
40. Shega JW, et al. Barriers to limiting the practice of feeding tube placement in advanced dementia. J Palliat Med 2003; 6: 885–893.
41. Ganzini L. Artificial nutrition and hydration at the end of life: ethics and evidence. Palliat Support Care 2006; 4: 135–143.
42. Sanders DS, Anderson AJ, Bardhan KD. Percutaneous endoscopic gastrostomy: an effective strategy for gastrostomy feeding in patients with dementia. Clin Med 2004; 4: 235–241.

43. Meier DE, et al. High short-term mortality in hospitalized patients with advanced dementia: lack of benefit of tube feeding. Arch Intern Med 2001; 161: 594–599.

44. Mitchell SL, Kiely DK, Lipsitz LA. The risk factors and impact on survival of feeding tube placement in nursing home residents with severe cognitive impairment. Arch Intern Med 1997; 157: 327–332.

45. Murphy LM, Lipman TO. Percutaneous endoscopic gastrostomy does not prolong survival in patients with dementia. Arch Intern Med 2003; 163: 1351–1353.

46. Abuksis G, et al. Percutaneous endoscopic gastrostomy: high mortality rates in hospitalized patients. Am J Gastroenterol 2000; 95: 128–132.

47. Rudberg MA, et al. Effectiveness of feeding tubes in nursing home residents with swallowing disorders. JPEN J Parenter Enteral Nutr 2000; 24: 97–102.

48. Kaw M, Sekas G. Long-term follow-up of consequences of percutaneous endoscopic gastrostomy (PEG) tubes in nursing home patients. Dig Dis Sci 1994; 39: 738–743.

49. Berlowitz DR, et al. Predictors of pressure ulcer healing among long-term care residents. J Am Geriatr Soc 1997; 45: 30–34.

50. Feinberg MJ, Knebl J, Tully J. Prandial aspiration and pneumonia in an elderly population followed over 3 years. Dysphagia 1996; 11: 104–109.

51. Finucane TE, Christmas C, Travis K. Tube feeding in patients with advanced dementia: a review of the evidence. JAMA 1999; 282: 1365–1370.

52. Gillick MR. Rethinking the role of tube feeding in patients with advanced dementia. N Engl J Med 2000; 342: 206–210.

53. Henderson CT, et al. Prolonged tube feeding in long-term care: nutritional status and clinical outcomes. J Am Coll Nutr 1992; 11: 309–325.

54. Peck A, Cohen CE, Mulvihill MN. Long-term enteral feeding of aged demented nursing home patients. J Am Geriatr Soc 1990; 38: 1195–1198.

55. Cervo FA, Bryan L, Farber S. To PEG or not to PEG: a review of evidence for placing feeding tubes in advanced dementia and the decision-making process. Geriatrics 2006; 61: 30–35.

56. Pasman HR, et al. Discomfort in nursing home patients with severe dementia in whom artificial nutrition and hydration is forgone. Arch Intern Med 2005; 165: 1729–1735.

57. Marckmann G. PEG-Sondenernährung: Ethische Grundlagen der Entscheidungsfindung. ÄBW 2007; 1: 23–27.

58. Synofzik M. PEG-Ernährung bei fortgeschrittener Demenz. Eine evidenzgestützte ethische Analyse. Nervenarzt 2007; 78: 418–428.

59. Winblad B, et al. Donepezil in patients with severe Alzheimer's disease: double-blind, parallel-group, placebo-controlled study. Lancet 2006; 367: 1057–1065.

60. Wilkinson D, Andersen HF. Analysis of the effect of memantine in reducing the worsening of clinical symptoms in patients with moderate to severe Alzheimer's disease. Dement Geriatr Cogn Disord 2007; 24: 138–145.

61. Deutsche Gesellschaft für Psychiatrie Psychotherapie und Nervenheilkunde (DGPPN), Deutsche Gesellschaft für Neurologie (DGN), Hrsg. Diagnose- und Behandlungsleitlinie Demenz. Berlin: Springer; 2010.

62. Hogan DB. Donepezil for severe Alzheimer's disease. Lancet 2006; 367: 1031–1032.

63. van Dyck CH, et al. A 24-week randomized, controlled trial of memantine in patients with moderate-to-severe Alzheimer disease. Alzheimer Dis Assoc Disord 2007; 21: 136–143.

64. Shah S, Reichman WE. Treatment of Alzheimer's disease across the spectrum of severity. Clin Interv Aging 2006; 1: 131–142.

65. Schwarz S, Frölich L. Acetylcholinesteraseinhibitoren. In: Gleiter CH, Volz HP, Hrsg. Antidementiva. Stuttgart: Wissenschaftliche Verlagsgesellschaft; 2008. S. 47–76.

66. Gasper MC, Ott BR, Lapane KL. Is donepezil therapy associated with reduced mortality in nursing home residents with dementia? Am J Geriatr Pharmacother 2005; 3: 1–7.

67. Schwarz S, Frölich L. Praktische Therapieempfehlungen. In: Gleiter CH, Volz HP, Hrsg. Antidementiva. Stuttgart: Wissenschaftliche Verlagsgesellschaft; 2008. S. 165–179.

68. Homma A, et al. Donepezil treatment of patients with severe Alzheimer's disease in a Japanese population: results from a 24-week, double-blind, placebo-controlled, randomized trial. Dement Geriatr Cogn Disord 2008; 25: 399–407.

69. Cummings JL. Alzheimer's disease. N Engl J Med 2004; 351: 56–67.

70. Riepe MW, et al. Evidenzbasierte medikamentöse Therapie der Alzheimer-Erkrankung. Dtsch Ärztebl 2005; 102: A3587–A3593.

71. Hogan DB, et al. Comparison studies of cholinesterase inhibitors for Alzheimer's disease. Lancet Neurol 2004; 3: 622–626.

72. Lyketsos CG, et al. Prevalence of neuropsychiatric symptoms in dementia and mild cognitive impairment: results from the cardiovascular health study. JAMA 2002; 288: 1475–1483.

73. Sink KM, Holden KF, Yaffe K. Pharmacological treatment of neuropsychiatric symptoms of dementia: a review of the evidence. JAMA 2005; 293: 596–608.

74. Holmes C, et al. The efficacy of donepezil in the treatment of neuropsychiatric symptoms in Alzheimer disease. Neurology 2004; 63: 214–219.
75. Cummings JL, et al. Reduction of behavioral disturbances and caregiver distress by galantamine in patients with Alzheimer's disease. Am J Psychiatry 2004; 161: 532–538.
76. Trinh NH, et al. Efficacy of cholinesterase inhibitors in the treatment of neuropsychiatric symptoms and functional impairment in Alzheimer disease: a meta-analysis. JAMA 2003; 289: 210–216.
77. Birks J. Cholinesterase inhibitors for Alzheimer's disease. Cochrane Database Syst Rev 2006:CD005593.
78. Herrmann N, et al. Galantamine treatment of problematic behavior in Alzheimer disease: post-hoc analysis of pooled data from three large trials. Am J Geriatr Psychiatry 2005; 13: 527–534.
79. Howard RJ, et al. Donepezil for the treatment of agitation in Alzheimer's disease. N Engl J Med 2007; 357: 1382–1392.
80. Wilcock GK, et al. Memantine for agitation/aggression and psychosis in moderately severe to severe Alzheimer's disease: a pooled analysis of 3 studies. J Clin Psychiatry 2008; 69: 341–348.
81. McShane R, Areosa Sastre A, Minakaran N. Memantine for dementia. Cochrane Database Syst Rev 2006:CD003154.
82. Monastero R, et al. Visual hallucinations and agitation in Alzheimer's disease due to memantine: report of three cases. J Neurol Neurosurg Psychiatry 2007; 78: 546.
83. Lindesay J, Matthews R, Jagger C. Factors associated with antipsychotic drug use in residential care: changes between 1990 and 1997. Int J Geriatr Psychiatry 2003; 18: 511–519.
84. van Dijk KN, et al. Drug utilisation in Dutch nursing homes. Eur J Clin Pharmacol 2000; 55: 765–771.
85. Knol W, et al. Antipsychotic drug use and risk of pneumonia in elderly people. J Am Geriatr Soc 2008; 56: 661–666.
86. Rochon PA, et al. Antipsychotic therapy and short-term serious events in older adults with dementia. Arch Intern Med 2008; 168: 1090–1096.
87. Trifirò G, et al. Association of community-acquired pneumonia with antipsychotic drug use in elderly patients: a nested case-control study. Ann Intern Med 2010; 152: 418–425.
88. Ballard C, Waite J. The effectiveness of atypical antipsychotics for the treatment of aggression and psychosis in Alzheimer's disease. Cochrane Database Syst Rev 2006:CD003476.
89. Schneider LS, Dagerman K, Insel PS. Efficacy and adverse effects of atypical antipsychotics for dementia: meta-analysis of randomized, placebo-controlled trials. Am J Geriatr Psychiatry 2006; 14: 191–210.
90. Ballard C. Agitation and psychosis in dementia. Am J Geriatr Psychiatry 2007; 15: 913–917.
91. Schneider LS, et al. Effectiveness of atypical antipsychotic drugs in patients with Alzheimer's disease. N Engl J Med 2006; 355: 1525–1538.
92. Trifirò G, et al. All-cause mortality associated with atypical and typical antipsychotics in demented outpatients. Pharmacoepidemiol Drug Saf 2007; 16: 538–544.
93. Emre M, et al. Rivastigmine for dementia associated with Parkinson's disease. N Engl J Med 2004; 351: 2509–2518.
94. Rabey JM, et al. Effect of quetiapine in psychotic Parkinson's disease patients: a double-blind labeled study of 3 months' duration. Mov Disord 2007; 22: 313–318.
95. Goetz CG, et al. Olanzapine and clozapine: comparative effects on motor function in hallucinating PD patients. Neurology 2000; 55: 789–794.
96. Walther S, et al. Delta-9-tetrahydrocannabinol for nighttime agitation in severe dementia. Psychopharmacology (Berl) 2006; 185: 524–528.
97. Cardinali DP, et al. The use of melatonin in Alzheimer's disease. Neuro Endocrinol Lett 2002; 23 (Suppl 1): 20–23.
98. Buscemi N, et al. Efficacy and safety of exogenous melatonin for secondary sleep disorders and sleep disorders accompanying sleep restriction: meta-analysis. BMJ 2006; 332: 385–393.
99. Wade A, Downie S. Prolonged-release melatonin for the treatment of insomnia in patients over 55 years. Expert Opin Investig Drugs 2008; 17: 1567–1572.
100. Mattimore TJ, et al. Surrogate and physician understanding of patients' preferences for living permanently in a nursing home. J Am Geriatr Soc 1997; 45: 818–824.
101. Schonwetter RS, et al. Life values, resuscitation preferences, and the applicability of living wills in an older population. J Am Geriatr Soc 1996; 44: 954–958.
102. Volandes AE, et al. Assessing end-of-life preferences for advanced dementia in rural patients using an educational video: a randomized controlled trial. J Palliat Med 2011; 14: 169–177.
103. Fitzgerald DJ, Milzman DP, Sulmasy DP. Creating a dignified option: ethical considerations in the formulation of prehospital DNR protocol. Am J Emerg Med 1995; 13: 223–228.
104. Livingston G, et al. Making decisions for people with dementia who lack capacity: qualitative study of family carers in UK. BMJ 2010; 341: c4184.
105. Ebell MH, et al. Survival after in-hospital cardiopulmonary resuscitation. A meta-analysis. J Gen Intern Med 1998; 13: 805–816.

106. Finucane TE, Harper GM. Attempting resuscitation in nursing homes: policy considerations. J Am Geriatr Soc 1999; 47: 1261–1264.
107. Ewig S. Therapiebegrenzung: Herausforderung für die ärztliche Urteilskraft. Dtsch Ärztebl 2008; 105: A878–A879.
108. Quill TE, Byock IR. Responding to intractable terminal suffering: the role of terminal sedation and voluntary refusal of food and fluids. ACP-ASIM End-of-Life Care Consensus Panel. American College of Physicians-American Society of Internal Medicine. Ann Intern Med 2000; 132: 408–414.
109. Cowan JD, Walsh D. Terminal sedation in palliative medicine – definition and review of the literature. Support Care Cancer 2001; 9: 403–407.
110. Selwood A, et al. Systematic review of the effect of psychological interventions on family caregivers of people with dementia. J Affect Disord 2007; 101: 75–89.
111. Thompson CA, et al. Systematic review of information and support interventions for caregivers of people with dementia. BMC Geriatr 2007; 7: 18.
112. Gallagher-Thompson D, Coon DW. Evidence-based psychological treatments for distress in family caregivers of older adults. Psychol Aging 2007; 22: 37–51.

Kapitel 6

Harn- und Stuhlinkontinenz

Harninkontinenz

Jürgen Pannek

Harninkontinenz im Alter ist eine häufige, die Betroffenen mitunter stark belastende, aber dennoch von Arzt und Patienten gleichermaßen selten angesprochene Erkrankung. Aufgrund dieses »Tabucharakters« variieren die Angaben zur Inzidenz der Inkontinenz beträchtlich, dennoch zeigt sich in allen Untersuchungen eine hohe Inzidenz und Prävalenz der Harninkontinenz im Alter.

In der Veneto-Studie (1) wurde eine Prävalenz von 11,2% bzw. 21,6% für Männer bzw. Frauen über 65 Jahre beschrieben. Schwedische Ergebnisse zeigten deutlichere geschlechtspezifische Unterschiede; so lag die Inkontinenzrate bei Männern über 70 Jahren bei 17%, bei Frauen bei 48% (2). Bei Bewohnern von Pflegeeinrichtungen liegen die Raten fast durchgehend über 50%. Die Versorgung der Inkontinenz verursacht enorme Kosten (für die USA werden Ausgaben von 16–26 Milliarden USD pro Jahr angegeben) (3, 4).

Vor allem ältere Patienten verschweigen ihrem Arzt die Kontinenzprobleme nicht nur aus Schamgefühl, sondern auch, weil sie nicht an eine Behandelbarkeit der Erkrankung glauben.

Leider wird diese Einstellung nicht selten auch von professioneller Seite geteilt (5). So wurde nur bei 58% von 1663 Frauen mit einem durchschnittlichen Alter von 68 Jahren, die unter Inkontinenz litten, die Diagnose »Inkontinenz« gestellt; bei weniger als 30% erfolgte eine aktive Behandlung (6).

Dabei l e i d e n die älteren Patienten unter der Inkontinenz. Der Anteil der ernsthaft beeinträchtigten Patienten beträgt bis zu 50% (7). Die emotionalen Beeinträchtigungen bei gemischter bzw. Dranginkontinenz scheinen größer als bei Belastungsinkontinenz zu sein, die Tendenz zur sozialen Isolation ist jedoch über alle Inkontinenzformen konstant. Von einer erfolgreichen Behandlung profitieren die Patienten auch subjektiv deutlich (8).

Pathophysiologie und Ätiologie

Besonderheiten im Alter

Mit zunehmendem Alter nimmt die Häufigkeit der Inkontinenz zu. Besonders die Inzidenz der Dranginkontinenz steigt bei älteren Menschen an.

Die Symptomatik bei Männern wurde lange Zeit auf die Obstruktion durch Prostatavergrößerung zurückgeführt (9). Neuere Studien konnten zeigen, dass eine Prostatahyperplasie keinesfalls regelhaft Symptome verursacht, andererseits auch Miktionsbeschwerden durchaus nicht durch die Prostatavergrößerung bedingt sein müssen. Um dieser Tatsache Rechnung zu tragen, wurde der Begriff der »lower urinary tract symptoms« (LUTS) eingeführt (10).

Das Konzept der »aging bladder« beschreibt degenerative Veränderungen am Detrusor mit zunehmendem Alter. Bei subjektiv asymptomatischen Frauen konnte gezeigt werden, dass mit dem Alter die Funktionsfähigkeit des Detrusors abnimmt (11). Offensichtlich sorgt eine Kombination aus Vaskularisationsstörungen, zunehmender Muskelfibrose und Alterationen der peripheren Innervation für eine mit zunehmendem Alter steigende Häufigkeit einer Detrusorüberaktivität (12). Diese bedingt klinisch häufig plötzlich auftretenden Harndrang (13), kann jedoch auch völlig asymptomatisch verlaufen. Andererseits kann eine Dranginkontinenz auch als Folge einer afferenten Steuerungsproblematik ohne nachweisbare Detrusorüberaktivität auftreten.

Miktionsbeschwerden sind somit keinesfalls regelhaft Ausdruck einer urologischen Erkrankung. Für eine Vielzahl an Erkrankungen, die mit zunehmendem Lebensalter eine steigende Prävalenz zeigen, konnte ein Zusammenhang mit der Entwicklung einer Inkontinenz gezeigt werden (Diabetes mellitus, Rückenschmerzen, zerebrovaskuläre Ereignisse, kognitive Einschränkungen, M. Parkinson, Arthrose, arterielle Hypertonie, Herzinsuffizienz, Einschränkungen der Mobilität). Auch die im Alter häufige Obstipation kann über die Stimulation von Opioidrezeptoren die Miktionssymptomatik verschlechtern (14). Beim Zusammentreffen mehrerer Komorbiditäten erhöht sich das Risiko überproportional (15).

Dass viele ältere Patienten mehrere Medikamente einnehmen, ist bei der Entstehung oder Verstärkung der Harninkontinenz ein besonderes Problem. Tab. 1 zeigt die Häufigkeiten für bestimmte Medikamente.

Tab. 1
Medikamente und Inkontinenz

Medikament	Odds Ratio (95%-CI)
Diuretika	2,20 (1,20–3,90)
Benzodiazepine	1,44 (1,12–1,83)
Andere Sedativa	1,65 (1,06–2,57)
Schlafmittel	1,52 (1,07–2,16)
Antidepressiva	1,75 (1,04–2,94)
Laxanzien	1,67 (1,18–2,37)
Antibiotika	1,64 (1,25–2,16)

Diagnostik

Die Diagnostik der Harninkontinenz sollte mit so wenig wie möglich belastenden Methoden eine für die geplante Behandlung ausreichende Therapieplanung möglich machen.

Alle Patienten, die unter einer Harninkontinenz leiden, sollten eine Basisdiagnostik erhalten. Diese sollte Anamnese, körperliche Untersuchung, Harnanalyse, Harnflussmessung und Sonographie der Harnwege beinhalten (16).

Bei der Anamnese sollten neben der Erfassung der Symptome vor allem kognitive und motorische Leistungsfähigkeit sowie die aktuelle Medikation erfasst werden. Idealerweise beinhaltet die körperliche Untersuchung auch den urogenitalen Reflexstatus sowie beim Mann die rektale Untersuchung, bei der Frau die vaginale Einstellung.

Bei 80% der Patienten sind diese Befunde ausreichend, um eine zielgerichtete konservative Therapie einleiten zu können. Bei unzureichendem Therapieerfolg, komplexer Symptomatik oder Begleitsymptomen (z. B. Hämaturie) oder geplanter operativer Intervention sollte eine weiterführende Diagnostik eingeleitet werden. Diese muss individuell geplant werden und kann u. a. Zystoskopie, urodynamische Untersuchung und bildgebende Verfahren (perineale Sonographie, Röntgen oder MRI) (Abb. 1) umfassen.

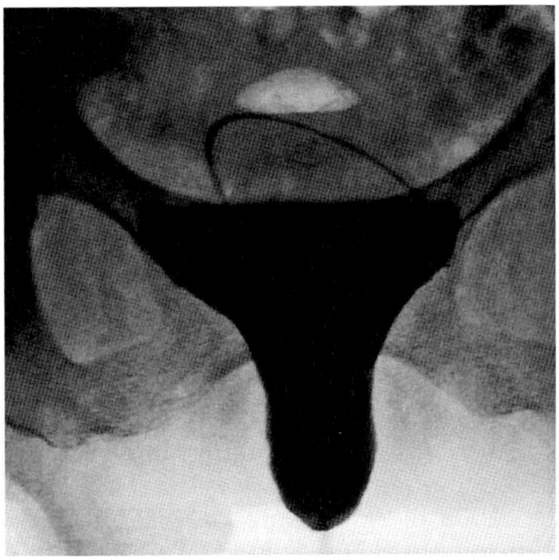

Abb. 1
Zystogramm: Blasenprolaps

Therapeutisches Vorgehen

Belastungsinkontinenz

Beckenbodentraining, Elektrostimulation, Biofeedback

Das Beckenbodentraining wird sehr häufig angewendet. Bei einer Cochrane-Review (17) zeigte sich in der Therapie der Belastungs- oder gemischten Inkontinenz eine deutlich signifikante Überlegenheit gegenüber einem vollständigen Verzicht auf Therapie und eine noch signifikante Überlegenheit gegenüber einer Plazebointervention. 2003 konnten Goode et al. eine deutliche Verbesserung der Symptomatik durch Beckenbodentraining mit oder ohne Elektrostimulation im Vergleich mit Plazebo nachweisen (18).

Ein wesentlicher Vorteil gegenüber anderen Verfahren ist die praktische Nebenwirkungsfreiheit. Jedoch sind ausreichende kognitive und motorische Fähigkeiten Voraussetzung für den Therapieerfolg. Darüber hinaus haben die individuellen Fertigkeiten des betreuenden Physiotherapeuten wesentlichen Einfluss auf die Ergebnisse.

Leider hat in Deutschland nur eine kleine Anzahl von Physiotherapieschulen Beckenbodentraining im Unterrichtsplan. Dies ist ein Grund dafür, dass Beckenbodentraining häufig mit apparativen Maßnahmen (Biofeedback, Elektrostimulation) kombiniert wird.

Studien belegen, dass die ausschließliche Elektrostimulation zur Behandlung der Belastungsinkontinenz dem aktiven Training (Biofeedback, Beckenbodentraining) unterlegen ist und allenfalls in der Initialphase zur Verbesserung der Wahrnehmung des Beckenbodens bei Patienten, die ihren Schließmuskel primär nicht selektiv wahrnehmen können, indiziert ist (19). Sowohl Beckenbodentraining als auch Biofeedback zeigen sich bei älteren Patienten einer Nicht-Behandlung überlegen (20).

Wang konnte in einer Gruppe von 103 Patientinnen eine Überlegenheit von durch Elektrostimulation und Biofeedback unterstütztem Beckenbodentraining gegenüber alleinigem Beckenbodentraining nachweisen (21). Die Kombination von Duloxetin mit Beckenbodentraining zeigte sich wirksamer als eine der beiden Therapien allein im Vergleich zu Plazebo bei Belastungsinkontinenz (22).

Pharmakologische Therapie

○ Östrogene: In einer systematischen Übersicht (23) konnte ein möglicher positiver Effekt der Östrogentherapie bei postmenopausalen Frauen sowohl für die Belastungs- als auch für die Dranginkontinenz gezeigt werden. Die Wirksamkeit ist für die Mischinkontinenz geringfügig höher. Dabei sollte der lokalen Anwendung mit vaginalen Cremes oder Ovula der Vorzug gegeben werden.

○ Serotonin- und Noradrenalin-Wiederaufnahmehemmer: MARIAPPAN et al. konnten 2005 in einer Metaanalyse die Wirksamkeit einer Therapie mit Duloxetin bei Belastungsinkontinenz nachweisen (24). Die Komedikation mit Antidepressiva und eine anamnestisch erfasste Depression sind Ausschlusskriterien.

Diese Ausschlusskriterien sowie Übelkeit als die wesentliche Nebenwirkung der Substanz limitieren den Einsatz der Substanz bei der älteren Frau; beim Mann ist die Substanz für diese Indikation nicht zugelassen.

Operative Verfahren

In den bisher publizierten klinischen Studien zur operativen Therapie der Belastungsinkontinenz bei älteren Patienten waren lediglich 3,8% der Patienten 70 Jahre und älter. Somit sind alte Menschen in diesen Studien massiv unterrepräsentiert (25).

Heute sind die Kolposuspension nach BURCH sowie die spannungsfreien alloplastischen Bänder (transvaginal [TVT] oder transobturatorisch [TOT]) die am häufigsten angewendeten Techniken. Die Kolposuspension nach BURCH weist hierbei die besten Langzeitergebnisse mit einer Kontinenzrate von über 70% nach 5 Jahren auf.

Nur wenige Autoren haben sich mit den alterskorrelierten Ergebnissen der Eingriffe befasst. In einer retrospektiven Studie wiesen die über 70 Jahre alten Patientinnen sowohl bei Kolposuspension nach BURCH als auch beim spannungsfreien Vaginalband ein höheres Risiko für postoperative Komplikationen auf als jüngere Patientinnen (26). Auch bei transobturatorischen Bändern ist ein höheres Patientenalter ein signifikanter Risikofaktor für ein schlechteres postoperatives Ergebnis (27).

Aufgrund der bei älteren Frauen häufig signifikanten Komorbidität wurden öfters minimal-invasive Eingriffe präferiert. Hierzu zählen die submukösen Injektionsverfahren, z. B. mit Kollagen oder Silikonmonomeren. Obwohl die primäre subjektive Erfolgsrate zufriedenstellend (77–83%) ist (28), muss insgesamt die Injektion sog. »bulking agents« bei älteren Patienten jedoch kritisch betrachtet werden. Der geringen perioperativen Belastung stehen moderate, häufig nur temporäre Kontinenzraten mit der daraus resultierenden Notwendigkeit von subjektiv belastenden und zudem kostenintensiven Folgeeingriffen gegenüber.

Mit der Entwicklung der spannungsfreien Bänder entstand eine effektivere minimalinvasive Behandlungsmethode, die gerade für ältere Patienten »wie geschaffen« schien. Mehrere retrospektive Studien konnten jedoch einen altersabhängigen Unterschied in der subjektiven Erfolgsrate demonstrieren. Bei Patientinnen, die älter als 75 Jahre waren, betrug die Erfolgsrate lediglich 66,7%. Hauptgründe für diese niedrige Erfolgsrate waren weniger eine persistierende Belastungsinkontinenz als vielmehr eine neu aufgetretene Drangsymptomatik. Die Autoren sahen das TVT als eine gute Prozedur für Patientinnen an, die jünger als 75 Jahre sind. Auch andere Autoren (27, 29) beschrieben bei insgesamt gutem klinischem Erfolg erhöhte Raten an Drangsymptomen bei Patientinnen jenseits des 70. Lebensjahres, sowohl beim TVT als auch beim TOT.

Zusammenfassend scheint das TVT-Band bei älteren Patientinnen eine sichere und erfolgversprechende operative Therapie der Belastungsinkontinenz zu sein – die im Vergleich zu jüngeren Frauen signifikant höhere Rate an Drangbeschwerden, die in aller Regel medikamentös nur selten zu beherrschen sind, sollte jedoch mit den Patientinnen präoperativ eingehend besprochen werden.

Bei einem hohen Prozentsatz älterer Frauen mit Belastungsinkontinenz bestehen gleichzeitig anatomische Veränderungen, wie z. B. ein Prolaps der Vaginalvorderwand, die mittels eines spannungsfreien Bandes nicht zu therapieren sind. Bei derartigen Konstellationen wird häufig konservativen Behandlungsmaßnahmen der Vorzug gegeben. Mehrere Studien konnten allerdings zeigen, dass eine operative Intervention auch bei älteren Patientinnen eine Verbesserung der Lebensqualität und der Belastungsinkontinenz ohne signifikante perioperative Morbidität erbringt (30).

Daten für die operative Therapie der Belastungsinkontinenz beim Mann existieren hauptsächlich zur Post-Prostatektomie-Inkontinenz. Hinsichtlich der neuen, minimal-invasiven Therapieverfahren (z. B. *ProAct*-Ballons, suburethrale Bänder) gibt es nur wenige Studien (31). Dabei scheint das Alter der Patienten kein signifikanter Risikofaktor für eine nicht erfolgreiche Therapie zu sein (32).

Zusammenfassend: Die operative Therapie der Belastungsinkontinenz beim älteren Menschen hat durch die Entwicklung neuer Operationstechniken deutliche Fortschritte erfahren. Angesichts der zur Verfügung stehenden Alternativen sollte die früher häufig geübte, die Patientinnen verstümmelnde Kolpokleisis endgültig aus dem Spektrum der »Kontinenzoperationen« verbannt werden.

Dranginkontinenz

Verhaltenstraining

Unter dem Begriff »Verhaltenstraining« wird eine Vielzahl verschiedener Maßnahmen zur Beeinflussung der Blasenfunktion zusammengefasst. Neben Verhaltensmaßgaben (Regulierung der Trinkmengen und -zeiten, Führen eines Miktionsprotokolls, Toilettentraining etc.) werden auch Beckenbodentraining und apparative Therapien wie Biofeedback und Elektrostimulation in diese Rubrik eingeordnet.

Planmäßige Miktion sowie Blasentraining als Therapieverfahren wurden im Rahmen zweier Cochrane-Reviews untersucht. Lediglich 2 Studien zum Miktionsprotokoll konnten in die Analyse aufgenommen werden. Eine blieb ohne Effekt, die andere zeigte bei Abschluss der Studie eine Inkontinenzrate von 80% in der Kontrollgruppe und von 20% in der Interventionsgruppe (33).

In einer prospektiv randomisierten Studie wurde der Effekt von Verhaltenstraining in Kombination mit entweder Biofeedback, verbaler Instruktion oder einer Selbsthilfebroschüre bei älteren Frauen (55–92 Jahre) mit Dranginkontinenz oder gemischter Inkontinenz untersucht. In allen Gruppen wurden eine signifikante Reduktion der Inkontinenzepisoden sowie eine signifikante Verbesserung der Lebensqualität demonstriert (34).

Goode et al. zeigten eine Überlegenheit des Beckenbodentrainings gegenüber Oxybutynin und Plazebo. Am effektivsten war die Kombination aus medikamentöser Therapie und Beckenbodentraining (35).

Die Nachhaltigkeit der Effekte des Beckenbodentrainings konnten Diokno et al. (36) über einen Nachverfolgungszeitraum von 1 Jahr nachweisen. Wegen der guten klinischen Erfolge bei guter Tolerabilität ist das Verhaltenstraining bei dafür geeigneten Patientinnen (ausreichende Lokomotion und Kognition) die Therapie der ersten Wahl.

Elektrostimulation

Die temporäre externe Elektrostimulation erfolgt entweder mittels Oberflächenklebeelektroden oder intrakavitär (bei der Frau vaginal, beim Mann rektal). Die bisherigen Studien unterscheiden sich leider derart in Zusammensetzung, Art der Applikation und der Stimulationsparameter, dass quantitative Vergleiche kaum möglich sind. In einer randomisierten Studie war die vaginale Elektrostimulation mit einer Erfolgsrate von 58,4% einer Oxybutynintherapie überlegen (37).

Pharmakologische Therapie

In der Therapie der Dranginkontinenz wurde eine Vielzahl an Medikamenten untersucht. Die wesentliche Substanzgruppe bilden dabei die Anticholinergika. Da alle heute verwendeten Medikamente selektiv die Muskarinrezeptoren blockieren, werden sie auch als »Antimuskarinika« bezeichnet.

Die Überlegenheit einer Therapie mit Anticholinergika gegenüber Plazebo wurde in einer systematischen Übersicht der Cochrane-Collaboration untersucht (38).

Die Wirksamkeit der Verummedikation (Trospiumchlorid, Darifenacin, Oxybutynin, Emeproniumbromid oder -carrageenat, Propiverin, Propanthelin und Tolterodin) wird von den Autoren als begrenzt beurteilt (die subjektive Einschätzung der Reduktion liegt bei einer Inkontinenzepisode in 48 Stunden). Als häufigste Nebenwirkung zeigte sich Mundtrockenheit; dabei waren die Raten der Studienabbrüche wegen Nebenwirkungen für Verum und Plazebo gleich.

Eine aktuelle Metaanalyse belegt die Wirksamkeit der heute verfügbaren Antimuskarinika. Die Retardzubereitungen haben im Vergleich zu den nicht-retardierten Formen Vorteile hinsichtlich der Nebenwirkungen. Anhand der bisher publizierten Studien ist eine Festlegung, welches Medikament zur Primärtherapie am besten geeignet ist, nicht möglich (39).

In einer aktuellen Studie wurden die Nebenwirkungen von Solifenacin und Oxybutynin bei Patienten unter und über 65 Jahren verglichen. Hierbei wurde Solifenacin in beiden Altersgruppen besser toleriert als Oxybutynin, es zeigten sich jedoch für die jeweiligen Substanzen keine signifikanten Unterschiede zwischen den Altersgruppen (40).

Tab. 2
Häufig eingesetzte Medikamente mit anticholinergen Nebenwirkungen ohne urologische Indikation; nach Hayes (40)

Indikationsgruppe
○ Antidepressiva, z. B. Trizyklika (Amitriptylin, Imipramid)
○ Antiarrhythmika, z. B. Chinidin, Disopyramid
○ Antiemetika, Antivertiginosa, z. B. Dimenhydrinat, Meclozin, Promethazin
○ Antihistaminika, z. B. Diphenhydramin, Chlorphenamin
○ Atypische Antipsychotika, z. B. Clozapin, Quetiapin, Olanzapin
○ Typische Antipsychotika, z. B. Thioridazin, Chlorpromazin
○ Bronchodilatatoren, z. B. Ipratropiumbromid

Ein potenzielles Problem sämtlicher Anticholinergika ist die Verschlechterung der Kognition. Während sich bei gesunden Probanden keine Hinweise auf relevante zentralnervöse Nebenwirkungen ergaben, wurden bereits einige Beobachtungen von akuten Verwirrtheitszuständen bei Alzheimer-Patienten unter einer Behandlung mit Acetylcholinesterase-Inhibitoren publiziert, bei denen der dringende Verdacht auf eine Verschlechterung durch die Anticholinergika bestand (41).

Besonders bei älteren Patienten sollte bei der Gabe von Anticholinergika die möglichen zentralen Nebenwirkungen, wie kognitive Einschränkungen oder Schlafstörungen, berücksichtigt werden. Während vor allem für Oxybutynin deutliche zentrale Wirkungen beschrieben wurden, scheinen weder Trospiumchlorid (quarternäres Amin) noch Darifenacin (keine M1-Rezeptor-Bindung; dieser Rezeptor scheint die zentralen Wirkungen zu vermitteln) relevante zentrale Nebenwirkungen zu verursachen (42).

Trospiumchlorid ist als quaternäres Amin und großes Molekül nicht liquorgängig (zumindest bei intakter Blut-Hirn-Schranke), was zumindest theoretisch hinsichtlich der Beeinflussungen der kognitiven Funktion auch für PARKINSON-Patienten ein Vorteil sein könnte (43). Vergleichende Studien zu dieser Substanz liegen jedoch derzeit nicht vor. Eine Review aller publizierten Studien bezüglich der zentralen Nebenwirkungen der Anticholinergika identifizierte 5 randomisierte Doppelblindstudien. Ausreichende Daten lagen lediglich für Oxybutynin (konsistent kognitive Defizite unter Medikation) und Darifenacin (konsistent keine nachweisbare Einschränkung wesentlicher kognitiver Funktionen) vor, während für die anderen Anticholinergika keine ausreichend sichere Datenlage zu bestehen scheint (44). Daher sollte bei entsprechend vorbelasteten Patienten kritisch auf das Auftreten zentralnervöser Nebenwirkungen geachtet werden, vor allem auch, weil viele andere Medikamente (Tab. 2) ebenfalls anticholinerge Nebenwirkungen aufweisen (45). Unter Berücksichtigung der vorgenannten Kautelen ist auch beim älteren Menschen eine anticholinerge Therapie der Dranginkontinenz mit zufriedenstellender Effektivität und Verträglichkeit möglich.

Operative Therapie

○ Botulinumtoxin A: Bei der Therapie der neurogenen Detrusorüberaktivität ist die Effektivität von Botulinumtoxin-A-Injektionen in den Detrusor gut belegt. Mittlerweile existieren auch Studien zur Anwendung dieser Substanz bei idiopathischer Detrusorüberaktivität bzw. Dranginkontinenz (Abb. 2). Auch bei dieser Indikation haben mehrere Studien eine gute Wirksamkeit belegen können (46, 47).

Dass diese (zum Teil in Narkose durchgeführten) Injektionen nach im Mittel 6–11 Monaten wiederholt werden müssen, schränkt den Gebrauch bei einer Dranginkontinenz ebenso ein wie das Risiko einer chronischen Harnretention mit der Notwendigkeit des intermittierenden Katheterismus bzw. der Dauerkatheterableitung. Daher besteht eine Indikation zu dieser Therapie erst nach Versagen aller konservativen Therapiemaßnahmen. Zudem ist die Substanz für diese Indikation nicht zugelassen, was zu erheblichen Problemen bei der Kostenerstattung führt, obwohl Studien zeigen konnten, dass eine erfolgreiche Therapie auch zu reduzierten Kosten führt (48).

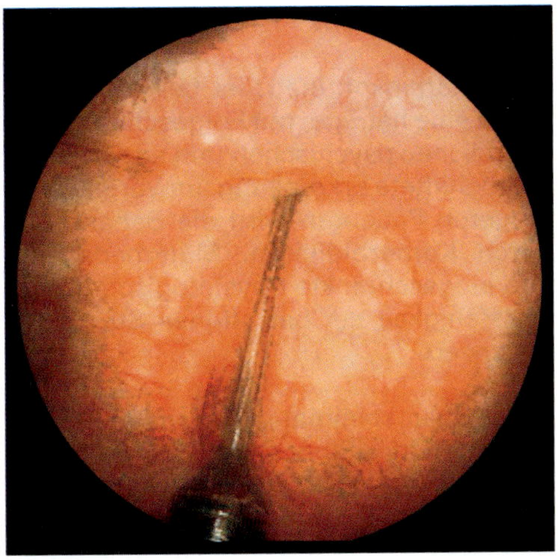

Abb. 2
Injektion von Botulinumtoxin in den Detrusor

Sakrale Neuromodulation

Die sakrale Neuromodulation ist eine minimal-invasive operative Technik, bei der Elektroden in den Bereich der sakralen Nervenplexus, die für die Steuerung der Harnblase verantwortlich sind (S3 bzw. S4), eingebracht werden. Die eigentliche Modulation erfolgt über einen ebenfalls implantierten, programmierbaren Impulsgeber. Studien demonstrieren bei einem Follow-up von bis zu 14 Jahren gute Langzeiteffekte dieser Therapie mit Erfolgsraten bis zu 85% (49). Diese Effekte waren unabhängig vom Alter der Patienten (50). Somit kann dieses Verfahren auch bei ausgewählten älteren Menschen und unter Berücksichtigung der Komorbiditäten eine erfolgversprechende, minimal-invasive Therapieoption sein (51).

Fazit für die Praxis

○ Die Harninkontinenz ist bei alten Menschen eine häufige, mit Folgeschäden und erheblichen psychischen und sozialen Folgen behaftete Erkrankung. Im Vergleich zu jüngeren Patienten wird die Behandlung durch Komorbiditäten, Multimedikation und eingeschränkte physiologische Funktionsfähigkeit der betroffenen Strukturen erschwert.

○ Die neuen, minimal-invasiven operativen Verfahren, der Einsatz der Verhaltenstherapie sowie der gezielte Einsatz von Anticholinergika können auch bei alten Menschen nebenwirkungsarm zu einer deutlichen Besserung der Symptome führen. Da nicht nur eine vollständige Heilung, sondern auch bereits eine deutliche Verbesserung der Beschwerden zu einem erheblichen Gewinn an Lebensqualität führt, ist der auch heute noch weit verbreitete diagnostische und therapeutische »Nihilismus« völlig unangebracht.

○ Trotz der Vielzahl der innovativen Behandlungsformen sollten vor deren Einsatz primär die Optimierung der aktuellen Medikation sowie physikalische und verhaltensmodifizierende Therapien angestrebt werden.

Literatur

1. Maggi S, et al. Prevalence rate of urinary incontinence in community-dwelling elderly individuals: the Veneto study. J Gerontol A Biol Sci Med Sci 2001; 56: M14–18.

2. Molander U, et al. Urinary incontinence and related symptoms in older men and women studied longitudinally between 70 and 97 years of age. A population study. Arch Gerontol Geriatr 2002; 35: 237–244.

3. Wagner TH, Hu TW. Economic costs of urinary incontinence. Int Urogynecol J Pelvic Floor Dysfunc 2002; 60 (Suppl 1): 7–12.

4. Morley JE. Drugs, aging and the future. J Gerontol Sci 2002; 57A: M2–6.

5. Morley JE. Urinary incontinence and the community-dwelling elder: a practical approach to diagnosis and management for the primary care geriatrician. Clin Geriatr Med 2004; 20: 427–435.

6. Penning-van Beest FJA, et al. Undertreatment of urinary incontinence in general practice. Ann Pharmacother 2005; 39: 17–21.

7. Hajjar RR. Psychosocial impact of urinary incontinence in the elderly population. Clin Geriatr Med 2004; 20: 553–564.

8. Lee PS, et al. Measuring the psychosocial impact of urinary incontinence: the York Incontinence Perceptions Scale (YIPS). J Am Geriatr Soc 1995; 43: 1275–1278.

9. Resnick NM, et al. Age and the lower urinary tract: what is normal? Neurourol Urodyn 1995; 14: 577–579.

10. Leitlinien der deutschen Urologie: Diagnostik des Benignen Prostata-Syndroms (BPS). AWMF-Leitlinien-Register Nr. 043/034 (http://awmf.org).

11. Homma Y, et al. Urinary symptoms and urodynamics in a normal elderly population. Scand J Urol Nephrol 1994; 157: 27–30.

12. Gomes CM, Arap S, Trigo-Rocha FE. Voiding dysfunction and urodynamic abnormalities in elderly patients. Rev Hosp Clin Fac Med S Paulo 2004; 59: 206–215.

13. Resnick NM, et al. The pathophysiology and clinical correlates of established urinary incontinence in frail elderly. N Engl J Med 1989; 320: 1–7.

14. Hellstrom PM, Sjoquist A. Involvement of opioid and nicotinic receptors in rectal and anal reflex inhibition of urinary bladder motility in cats. Acta Physiol Scand 1988; 133: 559–562.

15. Van Oyen H, Van Oyen P. Urinary incontinence in Belgium; prevalence, correlates and psychosocial consequences. Acta Clin Belg 2002; 57: 207–218.

16. Leitlinie der Deutschen Gesellschaft für Urologie: Urologische Diagnostik bei Blasenfunktionsstörungen der Frau, AWMF Leitlinien Register Nr. 043/038 (http://awmf.org).

17. Hay-Smith EJC, et al. Pelvic floor muscle training for urinary incontinence in women. The Cochrane Database of Systematic Reviews 2001, Issue 1.

18. Goode PS, et al. Effect of behavioral training with or without pelvic floor electrical stimulation on stress incontinence in women. JAMA 2003; 290: 345–352.

19. Nobis V, et al. Langzeit-Effektivität von Biofeedback und Elektrostimulation in der Inkontinenztherapie im Vergleich. 18. Arbeitstreffen des Forum Urodynamicum, Bochum, 9.–10. 3. 2007 (Abstractband S. 25).

20. Burns PA, et al. A comparison of effectiveness of biofeedback and pelvic muscle exercise treatment of stress incontinence in older community-dwelling women. J Gerontol 1993; 48: M167–M174.

21. Wang AC, et al. Single-blind, randomized trial of pelvic floor muscle training, biofeedback-assisted pelvic floor muscle training, and electrical stimulation in

the management of overactive bladder. Urology 2004; 63: 61–66.
22. Ghoniem GM, et al. A randomized controlled trial of duloxetine alone, pelvic floor muscle training alone, combined treatment and no active treatment in women with stress urinary incontinence. J Urol 2005; 173: 1647–1653.
23. Cody JD, et al. Oestrogen therapy for urinary incontinence in post-menopausal women. Cochrane Database of Systematic Reviews 2009, Issue 4.
24. Mariappan P, et al. Serotonin and noradrenaline reuptake inhibitors (SNRI) for stress urinary incontinence in adults. The Cochrane Database of Systematic Reviews 2005, Issue 3.
25. Morse AN, et al. Exclusion of elderly women from published randomized trials of stress incontinence surgery. Obstet Gynecol 2004; 104: 498–503.
26. Dietz HP, Wilson PD. Colposuspension success and failure: a long-term objective follow-up study. Int Urogynecol J Pelvic Floor Dysfunct 2000; 11: 346–351.
27. Lorenzo-Gómez MF, et al. Risk factors for failure after transobturator vaginal tape for urinary incontinence. Actas Urol Esp 2011; 35: 454–458.
28. Faerber GJ. Endoscopic collagen injection therapy in elderly women with type I stress urinary incontinence. J Urol 1996; 155: 512–514.
29. Sevestre S, et al. Results of the tension-free vaginal tape technique in the elderly. Eur Urol 2003; 44: 128–131.
30. Schweitzer KJ, et al. Surgery for pelvic organ prolapse in women of 80 years of age and older. Acta Obstet Gynecol Scand 2005; 84: 286–289.
31. Hübner WA, Schlarp OM. Treatment of incontinence after prostatectomy using a new minimally invasive device: adjustable continence therapy. BJU Int 2005; 96: 587–594.
32. Cornu JN, et al. Mid-term evaluation of the transobturator male sling for post-prostatectomy incontinence: focus on prognostic factors. BJU Int 2011; 108: 236–240.
33. Ostaszkiewicz J, et al. Timed voiding for the management of urinary incontinence in adults. The Cochrane Database of Systematic Reviews 2004, Issue 1.
34. Burgio KL, et al. Behavioral training with and without biofeedback in the treatment of urge incontinence in older women: a randomized controlled trial. JAMA 2002; 288: 2293–2299.
35. Goode PS. Behavioral and drug therapy for urinary incontinence. Urology 2004; 63 (Suppl 1): 58–64.
36. Diokno AC, et al. Prevention of urinary incontinence by behavioral modification program: a randomized, controlled trial among older women in the community. J Urol 2004; 171: 1165–1171.
37. Wang AC, Chih SY, Chen MC. Comparison of electric stimulation and oxybutynin chloride in management of overactive bladder with special reference to urinary urgency: a randomized placebo-controlled trial. Urology 2006; 68: 999–1004.
38. Hay-Smith J, et al. Anticholinergic drugs versus placebo for overactive bladder syndrome in adults. The Cochrane Database of Systematic Reviews 2002, Issue 3.
39. Novara G, et al. A systematic review and meta-analysis of randomized controlled trials with antimuscarinic drugs for overactive bladder. Eur Urol 2008; 54: 740–763.
40. Herschorn S, et al. Tolerability of solifenacin and oxybutynin immediate release in older (>65 years) and younger (≤65 years) patients with overactive bladder: sub-analysis from a Canadian, randomized, double-blind study. Curr Med Res Opin 2011; 27: 375–382.
41. Edwards KR, et al. Risk of delirium with concomitant use of tolterodine and acetylcholinesterase inhibitors. J Am Geriatr Soc 2002; 50: 1165–1166.
42. Staskin DR. Overactive bladder in the elderly: a guide to pharmacological management. Drugs Aging 2005; 22: 1013–1928.
43. Staskin D, et al. Trospium chloride is undetectable in the older human central nervous system. J Am Geriatr Soc 2010; 58: 1618–1619.
44. Kay GG, Ebinger U. Preserving cognitive function for patients with overactive bladder: evidence for a differential effect with darifenacin. Int J Clin Pract 2008; 62: 1792–1800.
45. Hayes BD. Polypharmacy and the geriatric patient. Clin Geriatr Med 2007; 23: 371–390.
46. Schulte-Baukloh H, et al. Subjektive Patientenzufriedenheit nach Botulinumtoxin-A-Injektionen bei Detrusorhyperaktivität. Akt Urol 2005; 36: 230–233.
47. Schmid DM, et al. Experience with 100 cases treated with botulinum-A toxin injections in the detrusor muscle for idiopathic overactive bladder syndrome refractory to anticholinergics. J Urol 2006; 176: 177–185.
48. Wefer B, et al. Treatment outcomes and resource use of patients with neurogenic detrusor overactivity receiving botulinum toxin A (BOTOX) therapy in Germany. World J Urol 2010; 28: 385–390.
49. Al-zahrani AA, et al. Long-term outcome and surgical interventions after sacral neuromodulation implant for lower urinary tract symptoms: 14-year experience at 1 center. J Urol 2011; 185: 981–986.
50. Leong RK, et al. Satisfaction and patient experience with sacral neuromodulation: results of a single center sample survey. J Urol 2011; 185: 588–592.
51. Griebling TL. Sacral nerve stimulation in the elderly. Int Urogynecol J Pelvic Floor Dysfunct 2010; 21 (Suppl 2): S485–S489.

Stuhlinkontinenz

Christian Pehl

Eine Stuhlinkontinenz bedeutet für die betroffenen Patienten eine große soziale Beeinträchtigung (1). Die Lebensqualität ist ausgeprägt vermindert, die Patienten ziehen sich zunehmend aus Scham zurück, und nicht selten entwickelt sich auch eine reaktive Depression. Aus Scham werden die Beschwerden selbst gegenüber Ärzten häufig verschwiegen. Es gehört daher zur ärztlichen Aufgabe, bei allen Erkrankungen, die zu einer Inkontinenz führen können (Tab. 1), gezielt nachzufragen.

Es hat sich gezeigt, dass durch gezielte Anamnese eine Stuhlinkontinenz bis zu 10-mal häufiger aufgedeckt wird als durch spontanes Berichten durch die Patienten. Dies ist umso bedeutsamer, da durch geeignete diagnostische und therapeutische Verfahren sich bei vielen Betroffenen die Ursache der Stuhlinkontinenz erkennen lässt und eine Besserung der Beschwerden mit Normalisierung der Lebensqualität erreicht werden kann (2, 3).

Mit einer Prävalenz von etwa 1,5% ist die Stuhlinkontinenz ein bedeutendes medizinisches Problem (4, 5). Eine Inkontinenz kann in jedem Lebensalter auftreten (z. B. nach Trauma, Operation oder Entbindung), betroffen sind jedoch vor allem ältere Patienten. Im Alter >65 Jahren steigt die Prävalenz der Stuhlinkontinenz auf etwa 10% an. Besonders hoch ist die Prävalenz in geriatrischen Einrichtungen, die Angaben liegen in Altersheimen bei 20–32% und in Pflegeheimen bzw. geriatrisch psychiatrischen Heimen bei 56%.

Vielfach ist eine Inkontinenz letztlich der ausschlaggebende Grund, weshalb ein alter Mensch aus seiner gewohnten Umgebung in ein Pflegeheim verlegt wird. Bevorzugt betroffen sind Menschen mit Demenz (bis 80%), nach Schlaganfall sowie bei Diabetes mellitus. Oftmals tritt, vor allem im höheren Alter, die Stuhlinkontinenz in Kombination mit einer Harninkontinenz (Doppelinkontinenz) auf. Während im Alter <65 Jahren die Stuhlinkontinenz bei Frauen deutlich häufiger ist, bedingt durch die Gefahr von Sphinktereinrissen und Traktionsneuropathien (Überdehnungsschaden) des N. pudendus bei Entbindungen, gleicht sich die Prävalenz der Stuhlinkontinenz im höheren Alter zwischen den Geschlechtern aus.

Definition und Einteilung der Schweregrade

Entsprechend der Beschwerdeintensität wird die Stuhlinkontinenz in verschiedene Schweregrade eingeteilt. Für die klinische Routine hat sich folgende Einteilung bewährt (3):

Bei einer Stuhlinkontinenz Grad 1 gehen Winde unkontrolliert ab, bei Grad 2 (gut die Hälfte der Betroffenen) kann flüssig-breiiger Stuhl nicht gehalten werden, und bei Grad 3 (etwa ein Drittel der Betroffenen) besteht sogar die Unfähigkeit,

Tab. 1
Ursachen der Stuhlinkontinenz

◁

Gestörte Sphinkterfunktion
- Nerval: idiopathische neurogene Inkontinenz, Diabetes mellitus, postpartal
- Myopathisch: Internusmyopathie, Sklerodermie, Dermatomyositis, Sphinkteratresie, Dystrophia myotonica
- Traumatisch: Verletzung, postoperativ, postpartal
- Neoplastisch: Analkarzinom, tief sitzendes Rektumkarzinom
- Entzündlich: Fisteln (bei M. CROHN)

Gestörte Sensorik
- Nerval: idiopathische neurogene Inkontinenz, Diabetes mellitus
- Traumatisch: Hämorrhoidenoperation, Querschnitt
- Mechanisch: Überlaufinkontinenz

Gestörte Reservoirfunktion
- Traumatisch: koloanale Anastomosen, Korrektur kongenitaler Defekte
- Entzündlich: M. CROHN, Colitis ulcerosa, Proktitis

Gestörte Dünn- bzw. Dickdarmfunktion
- Diarrhö
- Funktionell: Colon irritabile (Reizdarm)

Gestörte neurale Steuerung
- Spinal: Querschnitt, Caudasyndrom, multiple Sklerose, Tabes dorsalis, Meningomyelozele
- Zerebral: Apoplex, multiple Sklerose, apallisches Syndrom, Demenz

▽

Tab. 2
Ursachen des Stuhlschmierens

- Proktologische Erkrankungen: Fisteln, Hämorrhoiden, Analfibrom
- Rektale Erkrankungen: Rektumprolaps, Fäkaliom
- Traumatisch: postoperativer Schlüssellochdefekt
- Idiopathisch: langer Analkanal, rektale Sensingstörung, Störung des rektoanalen Inhibitionsreflexes

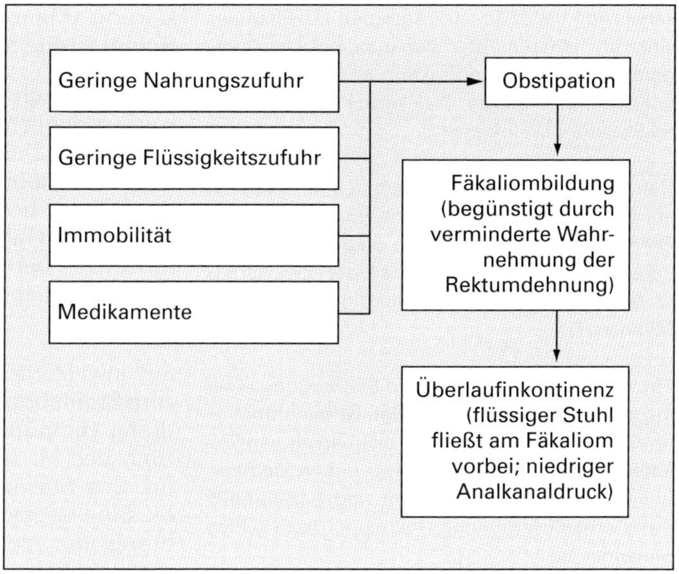

Abb. 1
Pathogenese der Fäkaliombildung

festen Stuhl zurückzuhalten. Abgegrenzt wird zumeist das isolierte Stuhlschmieren, das durch unbemerkten Abgang geringster Stuhlmengen im Anschluss an die Defäkation charakterisiert ist und häufig auf proktologischen Erkrankungen beruht (Tab. 2).

Neben dieser einfachen klinischen Einteilung gibt es Scores, wie z. B. den WEXNER-Inkontinenzscore, zur exakten Schweregradklassifizierung (für wissenschaftliche Fragestellungen) (6).

Pathophysiologie, unter besonderer Berücksichtigung des Alterns des betreffenden Organsystems

Pathophysiologisch kann einer Stuhlinkontinenz eine gestörte Sphinkterfunktion, eine gestörte Sensorik, eine gestörte Reservoirfunktion des Rektums, eine gestörte Dünn- bzw. Dickdarmfunktion und/oder eine gestörte übergeordnete neurale Kontrolle zugrunde liegen (Tab. 1). Bei mehr als 80% der Patienten findet sich bei einer Stuhlinkontinenz mehr als eine Ursache bzw. Funktionsstörung, weshalb in der Regel die komplette Diagnostik durchlaufen werden muss.

Bei jeder Inkontinenz im fortgeschrittenen Alter, in Alters- und Pflegeheimen, bei Demenz sowie bei vorangegangener Obstipation ist vor jeder Diagnostik zunächst stets durch digitale rektale Untersuchung ein Fäkaliom mit Überlaufinkontinenz auszuschließen (Abb. 1).

Durch die Stuhleindickung bei Obstipation, in geriatrischen Heimen bei bis zu 41% der Menschen vorliegend, und begünstigt durch eine Störung der rektalen Sensorik mit erhöhten Stuhldrangschwellen als Folge einer lange bestehenden Obstipation und/oder von neurologischen Erkrankungen im Bereich des peripheren (z. B. Diabetes mellitus) oder zentralen Nervensystems (z. B. Schlaganfall), kommt es zur Bildung großer, fester Stuhlballen, d. h. zur Fäkaliomentstehung. Primär oder sekundär verflüssigter Stuhl fließt am Fäkaliom vorbei und bei niedrigem Sphinkterdruck als ständiges Stuhlschmieren ab.

Neben dem häufigeren Auftreten von Erkrankungen, die zu einer Stuhlinkontinenz führen können, begünstigen physiologische Altersvorgänge die Entwicklung einer Stuhlinkontinenz im Alter. Häufig kommt es zu einer vermehrten Bindegewebsbildung bzw. Sklerosierung des M. sphincter ani internus. Bei über 70-Jährigen kann es dadurch zum Abfall des Ruheverschlussdrucks des Analkanals von bis zu 30–40% kommen (7). Ebenfalls sinkt im höheren Alter der maximal mögliche, durch willkürliche Kontraktion des M. sphincter ani externus erzeugte, Zwickdruck durch Verlust an Skelettmuskelmasse (7).

Östrogenrezeptoren im Bereich des M. sphincter ani externus bedingen zudem ein Absinken des Zwickdruckes bei Frauen mit Beginn der Menopause (8). Hinzu kommt, dass der Zwickdruck physiologisch bei Frauen niedriger ist als bei Männern (7).

Ein weiteres Problem, das die Entwicklung einer Inkontinenz im Alter begünstigt, ist die oftmalige Immobilität mit fehlender Erreichbarkeit von Toiletteneinrichtungen. Dies trägt, neben Demenz, neurologischen Erkrankungen und Fäkaliombildung, erheblich zur hohen Inkontinenzrate in Pflegeheimen bei.

Diagnostik

Basisdiagnostik

Die Diagnostik gliedert sich in Basisuntersuchungen (Anamnese, digitale Untersuchung, Proktoskopie) und spezifische Untersuchungsverfahren zur Inkontinenzabklärung (Manometrie, Endosonographie, Sphinkter-Elektromyogramm) (3, 7, 9).

Anamnestisch ist nach Risikofaktoren bzw. ursächlichen Erkrankungen zu fragen (Tab. 1 und 2) und die Schweregradeinteilung vorzunehmen. Weiterhin sind Stuhlinkontinenz begünstigende Medikamente zu erfragen (Tab. 3). Zudem kann man anamnestisch bereits Hinweise auf mögliche zugrunde liegende Störungen erhalten (10).

Ein unwillkürlicher Stuhlabgang (es kommt zum Stuhlabgang ohne dass vorher Stuhldrang verspürt wird) spricht für eine Störung des M. sphincter ani internus oder für eine Störung der anorektalen Sensorik. Eine Urgesymptomatik (starker Stuhldrang, der nicht oder nur kurzfristig zurückgehalten werden kann) lässt auf eine Störung des M. sphincter ani externus oder eine Compliancestörung, d. h. mangelnde Dehnbarkeit des Rektums (nach Operation oder Bestrahlung sowie bei Proktitis oder Rektumkarzinom) schließen.

Die digitale Untersuchung gibt Hinweise auf den Analkanal- bzw. Sphinkterdruck sowie mögliche Muskellücken. Zudem kann, mit der Ausnahme einer »hohen« Stuhlimpaktation, eine Fäkaliombildung im Rektum mit Überlaufinkontinenz erkannt werden (Abb. 1).

Die Proktoskopie dient dem Nachweis möglicher der Inkontinenz zugrunde liegender Erkrankungen im Enddarmbereich. Bei Patienten >55 Jahren ist bei einer Inkontinenz zudem eine Vorsorgekoloskopie indiziert, wenn nicht eine unauffällige Untersuchung in den letzten 5 Jahren bekannt ist.

Während die Basisdiagnostik jeder Patient mit einer Stuhlinkontinenz durchlaufen sollte, ist die Durchführung der zeitaufwändigen und an Spezialeinrichtungen gebundenen spezifischen Diagnostik nur indiziert, wenn der Patient auf »einfache« Therapiemaßnahmen nicht anspricht und aufgrund der körperlichen oder geistigen Fähigkeiten ein konservativ-übendes oder operatives Therapieverfahren in Betracht gezogen werden kann.

Tab. 3
Medikamente und Nahrungsbestandteile mit Assoziation zur Stuhlinkontinenz

- Antidepressiva
- Antipsychotika
- Narkotika
- Antiparkinsonmittel
- Antikonvulsiva
- Magnesiumhaltige Antazida
- Laxanzien
- Kaffee (Koffein)
- Sorbitol und Mannitol in Diätprodukten

Abb. 2–4
Rektummanometrie

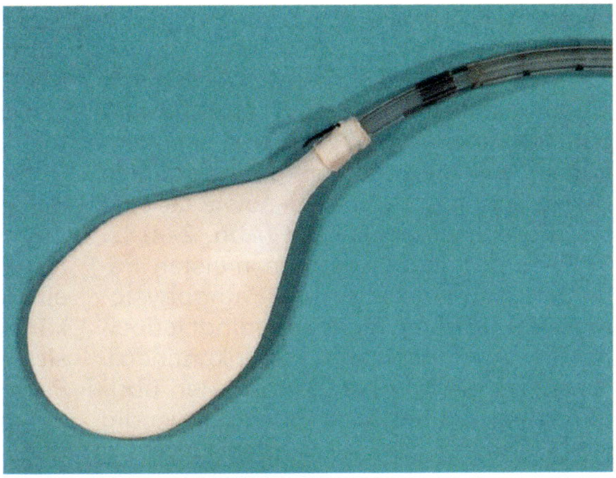

Abb. 2
Ballonkatheter zur Druck- und Sensorikmessung

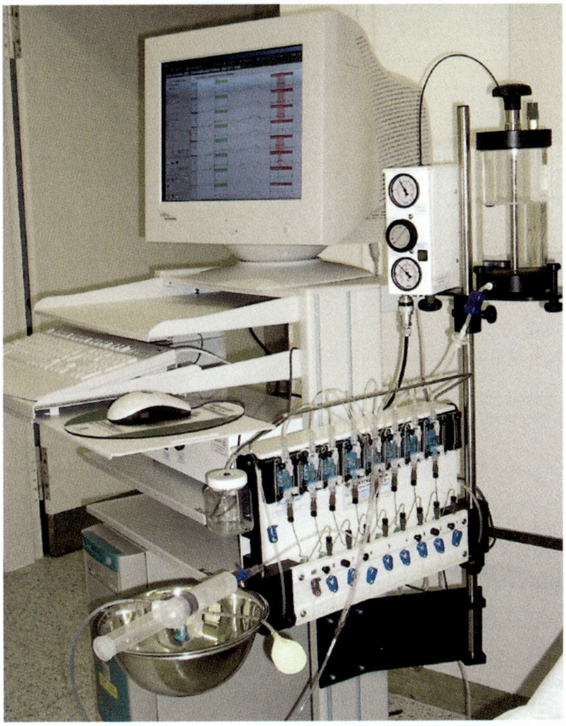

Abb. 3
Computergestützte Anlage zur Perfusionsmanometrie

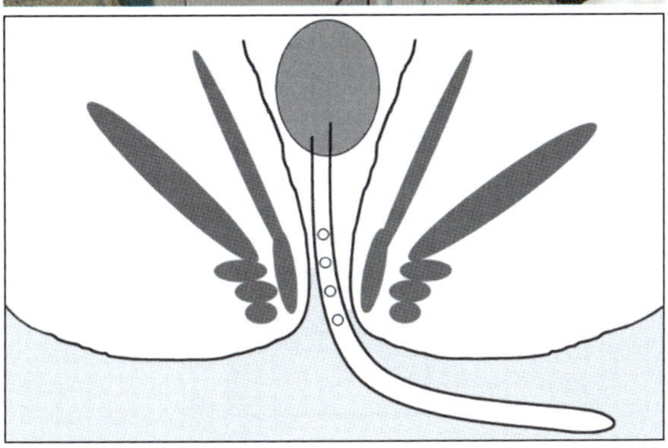

Abb. 4
Messung mit Stimulationsballon im Rektum und mit Druckmessung im Analkanal

Anorektale Manometrie

Bei der Rektummanometrie werden mit einem rektal eingeführten Spezialkatheter der Analkanaldruck in Ruhe und bei maximaler Willkürkontraktion die rektoanale Sensorik und Koordination sowie die rektale Compliance bestimmt (Abb. 2–4) (7, 9). Dies ermöglicht bei den meisten Patienten eine Einsicht in die Pathophysiologie der Störung, nicht unbedingt jedoch in die Ätiologie der Stuhlinkontinenz. Hierzu ist die Kombination mit den übrigen Untersuchungsmethoden notwendig (Abb. 5–8).

Anorektale Endosonographie

Mithilfe der anorektalen Endosonographie lassen sich Defekte der Analsphinkteren, meist Folge einer Schädigung bei einer Entbindung oder nach einer Operation im Schließmuskelbereich, darstellen (3, 11). Zu beachten ist, dass Sphinkterdefekte nach vaginaler Entbindung auch ohne eine begleitende Inkontinenz vorliegen können (11). Neben Muskeldefekten findet sich bei einem kleinen Teil inkontinenter Patienten endosonographisch eine Internusmyopathie, charakterisiert durch einen verschmälerten Internus mit erhöhter

Abb. 5–8
Messkurven der Rektummanometrie

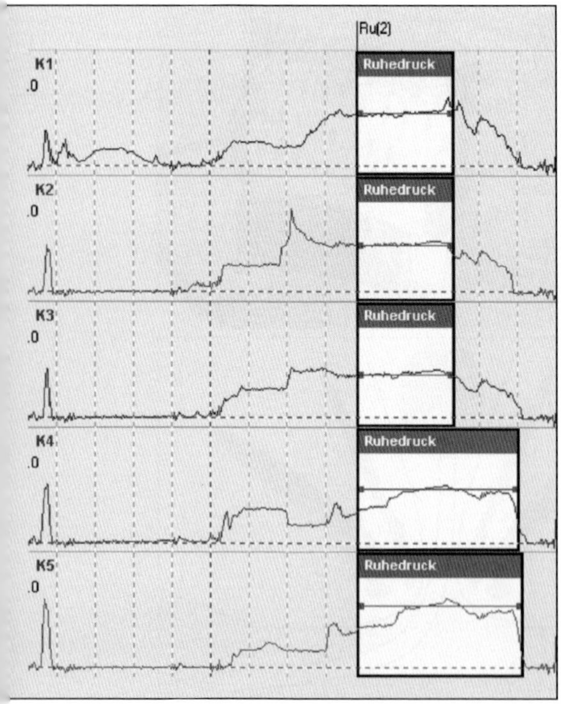

Abb. 5
Normale Ruhedruckkurve

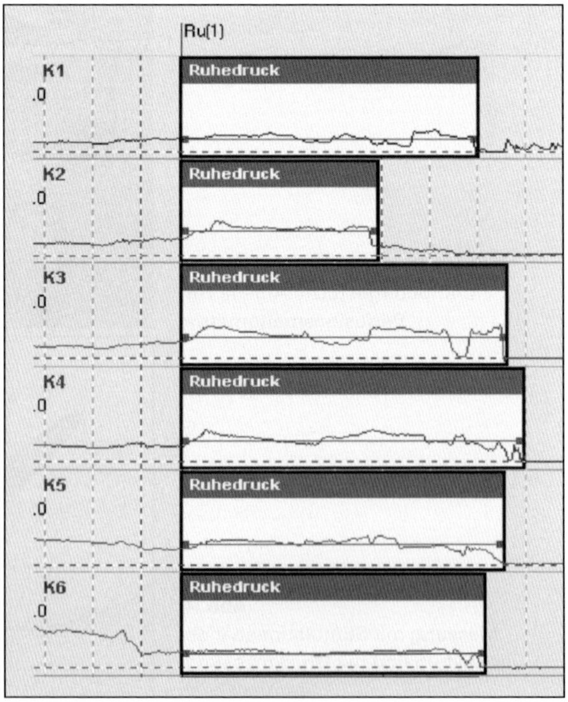

Abb. 6
Pathologisch niedriger Ruhedruck

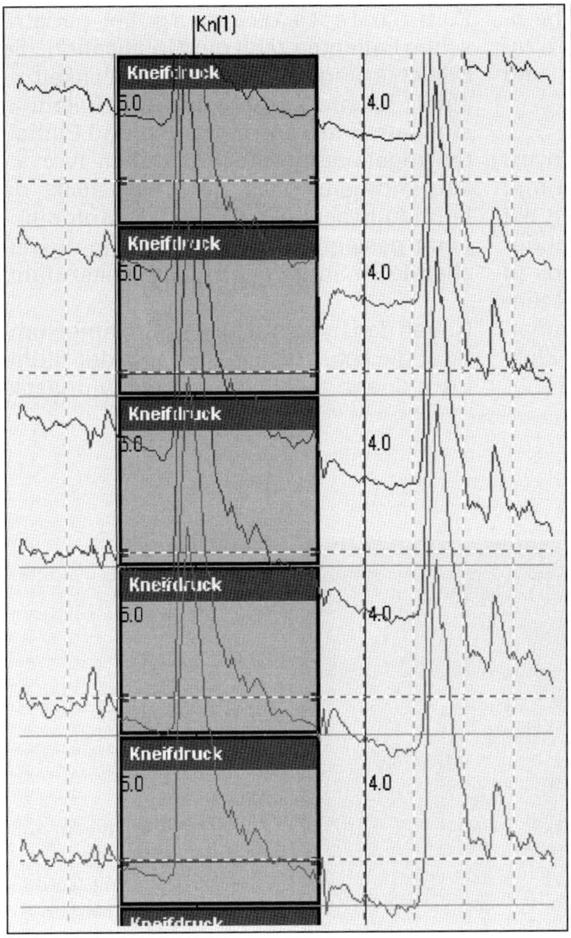

Abb. 7
Normaler Zwickdruck

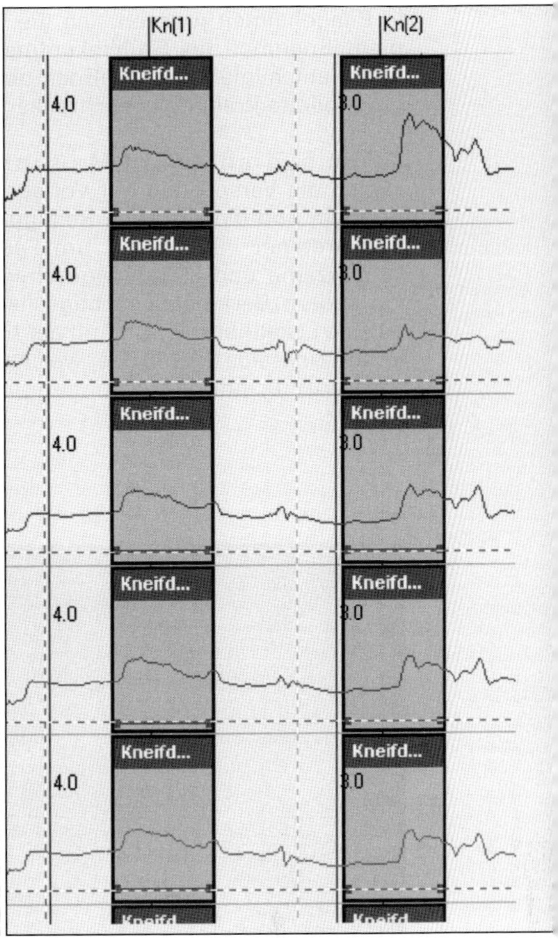

Abb. 8
Pathologisch niedriger Zwickdruck

Echogenität als Ausdruck eines Ersatzes der Muskulatur durch Bindegewebsfasern (Abb. 9 und 10) (12).

Neurophysiologische Diagnostik

Zum Nachweis einer neurogenen Schädigung des Kontinenzorgans empfiehlt sich ein Nadel-Elektromyogramm aus dem Externus. Als Ursache der peripher-neurogenen Affektion werden an 1. Stelle mechanische Faktoren im Sinne einer Überdehnung des N. pudendus angenommen (Traktionsneuropathie, z.B. bei der Entbindung), an 2. Stelle der Diabetes mellitus (11, 13).

Therapie

Konservative Therapieverfahren

Eine kausale Therapie der der Stuhlinkontinenz zugrunde liegenden Erkrankung ist anzustreben, vielfach aber nicht möglich.

In Pflegeheimen müssen sich die Therapiemaßnahmen bei Stuhlinkontinenz zumeist auf hygienische Maßnahmen und ein »Toilettentraining« beschränken.

Zu den hygienischen Maßnahmen zählen die Versorgung mit Vorlagen und Windeln und die sofortige Reinigung bei eingetretener Inkontinenz, um Feuchtigkeitsekzeme und Dekubitalgeschwüre zu verhindern. Bei einem Feuchtigkeitsekzem ist eine Lokaltherapie, z. B. mit der hypoallergen Zinksalbe DAB 10 oder weicher Zinklotio DAB 10, indiziert.

Zum Toilettentraining bei geriatrischen Patienten zählt die Mobilisation, die Erleichterung der Zugangsmöglichkeit zu einer Toilette (gegebenenfalls Toilettenstuhl am Bett), das Einführen und Einhalten regelmäßiger Toilettenzeiten (vor allem morgens nach dem Frühstück, da beim Aufwachen und Essen die Kolonmotilität gesteigert wird) sowie eine ausreichende Ernährung und Flüssigkeitszufuhr.

Neben den hygienischen Maßnahmen umfasst die konservative Therapie der Stuhlinkontinenz die Beckenbodengymnastik,

Abb. 9 und 10
Endosonographie

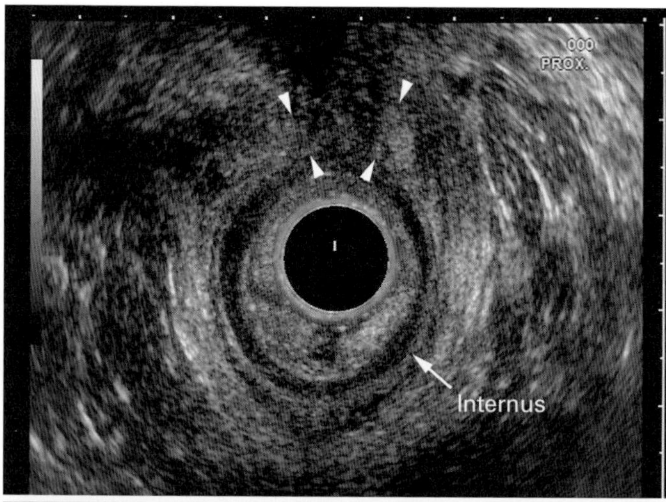

Abb. 9
Ruptur im M. sphincter ani externus (echoreich zwischen den Dreiecken) mit Ersatz durch Narbengewebe (Dreiecke zeigen Übergang vom echoreichen Externus zur echoarmen Narbe)

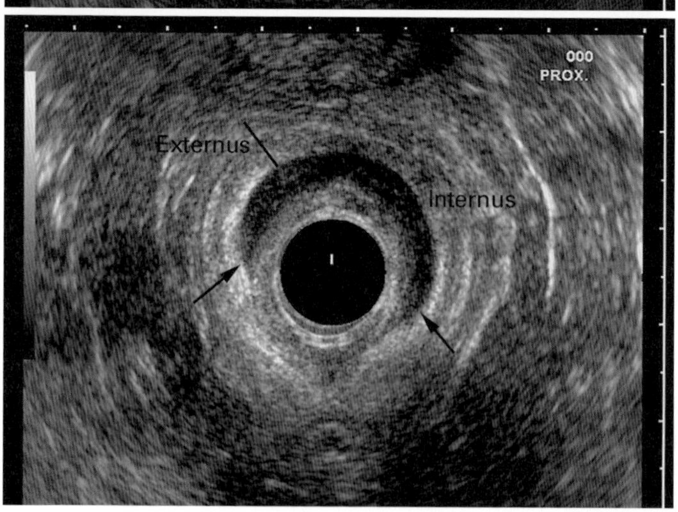

Abb. 10
Ruptur des M. sphincter ani internus (echoarm) mit Dehiszenz durch Retraktion der Muskelenden (Pfeile)

Tab. 4
Erfolgsrate konservativer und operativer Therapieverfahren bei Stuhlinkontinenz; Prozentsatz der Patienten mit gebesserter oder kompletter Kontinenz; modifiziert nach PEHL et al. (4)

	Median (Streubreite)	Studien	Pat. (n)
Konservative Therapie bzw. Beckenbodengymnastik	40% (39–40%)	2	49
Biofeedbacktherapie	73% (47–100%)	20	539
Elektrostimulation	55% (0–80%)	13	420
Defektnaht	75% (60–100%)	33	1368
Post anal repair	59% (28–97%)	23	1179
Anteriore Levatorenplastik	63% (45–93%)	6	107
Dynamische Grazilisplastik	74% (43–100%)	16	465
Artifizieller Sphinkter	80% (64–85%)	5	57
Sakraler Schrittmacher			
○ getestet	79% (67–92%)	6	186
○ implantiert	91% (89–100%)	6	160

die medikamentöse Therapie, die Kolonirrigation sowie die Verwendung von Analtampons (2, 5).

Für die Beckenbodengymnastik (in Kombination mit weiteren konservativen Maßnahmen) sind Erfolgsraten bis 40% beschrieben. Bei leichtgradiger Stuhlinkontinenz, vor allem in Kombination mit einer reduzierten Stuhlkonsistenz, eignen sich wasserbindende Ballaststoffe, z. B. Plantago-ovata-Samenschalen (indische Flohsamenschalen). Ansonsten ist Loperamid das Mittel der Wahl zur medikamentösen Therapie der Stuhlinkontinenz (14). Der peripher wirksame Opiatagonist fördert über eine Verlangsamung der Darmpassage die Flüssigkeitsrückresorption mit Festigung der Stuhlkonsistenz und Erniedrigung der Stuhlfrequenz. Die Dosierung erfolgt nach Wirkung (maximal 3 × 4 mg); mit einer Ileusentwicklung muss bei einer isolierten Stuhlinkontinenz ohne begleitende Dünn- oder Dickdarmerkrankung auch bei jahrelanger Dauereinnahme nicht gerechnet werden.

Bei postmenopausalen Frauen kann prinzipiell eine Hormonsubstitution zu einer Besserung ihrer Inkontinenz führen (15). Allerdings steht der Daueranwendung der Hormonersatztherapie das erhöhte Brustkrebsrisiko entgegen.

Laxanzien und Einläufe sind (eventuell mit Ausnahme einer Kolonirrigationstherapie) durch die Induktion einer Flüssigkeitssekretion mit länger anhaltendem Stuhlschmieren nicht zur Therapie einer Inkontinenz geeignet.

Bei der Kolonirrigation wird das Kolon durch große Flüssigkeitsvolumina morgens »freigespült«. Weiterhin besteht die Möglichkeit der Verwendung von Analtampons in verschiedenen Formen und Größen zum Abdichten des Analkanals. Allerdings werden diese zumeist wegen lokaler Druck- und Reizerscheinungen von den Patienten nicht lange toleriert.

Übende Therapieverfahren

Bei unzureichender Wirkung der genannten Therapieverfahren kann bei einer Externusschwäche und/oder einem sensorischen Defekt eine durch Biofeedback gesteuerte Übungstherapie und/oder eine Elektrostimulation durchgeführt werden (Tab. 4) (3, 7). Das aktive Training von anorektaler Motorik und Sensorik ist der passiven Elektrostimulation der Analsphinkteren vorzuziehen (3, 16). Die besten Ergebnisse sind möglicherweise durch eine Kombination der beiden Verfahren erreichbar (17).

Eine Biofeedbacktherapie kann auch bei älteren Menschen (>65 Jahren) und zum Teil sogar bei rollstuhlpflichtigen Patienten und/oder Patienten mit kognitiver Beeinträchtigung erfolgreich sein.

Noch experimentell sind Versuche der Verbesserung einer gestörten Funktion

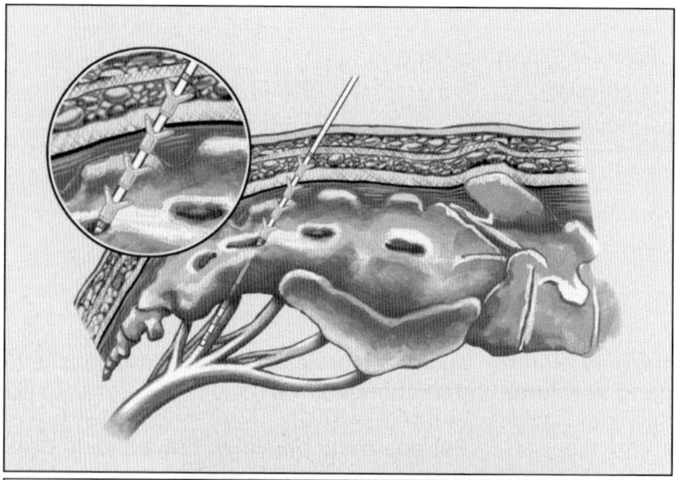

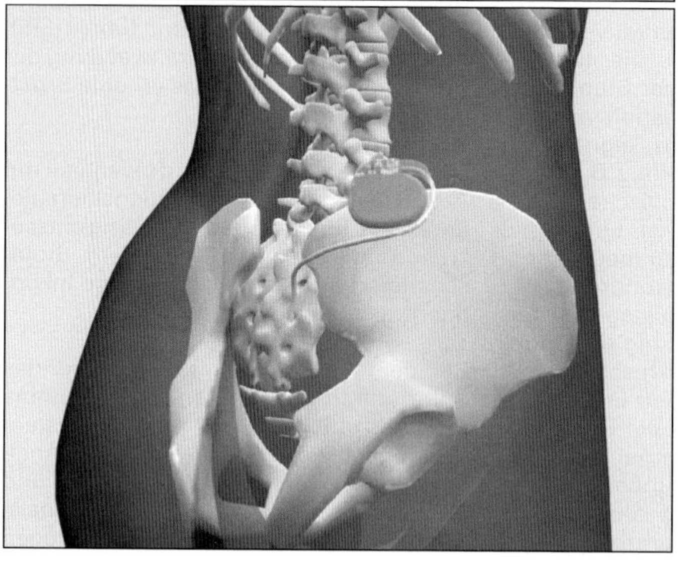

Abb. 11 und 12
Sakraler Schrittmacher: Eine Stimulationselektrode wird transsakral im Bereich des Plexus sacralis platziert (Abb. 11) und mit einem implantierten Schrittmacher verbunden (Abb. 12)

Bildmaterial mit freundlicher Genehmigung der Firma *Medtronic*

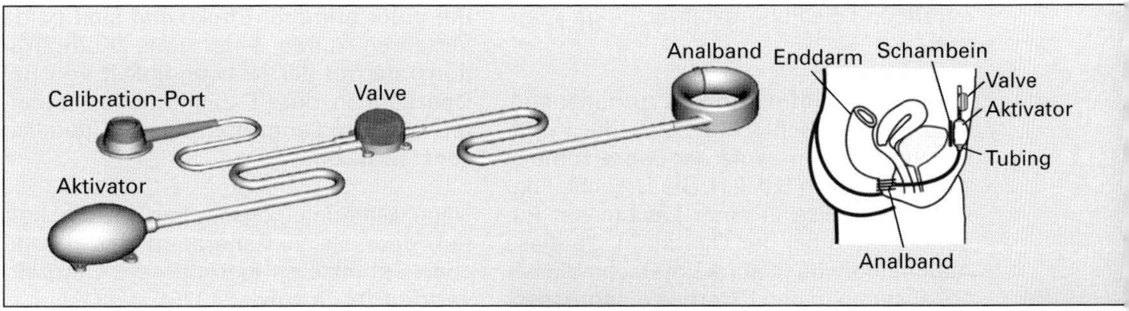

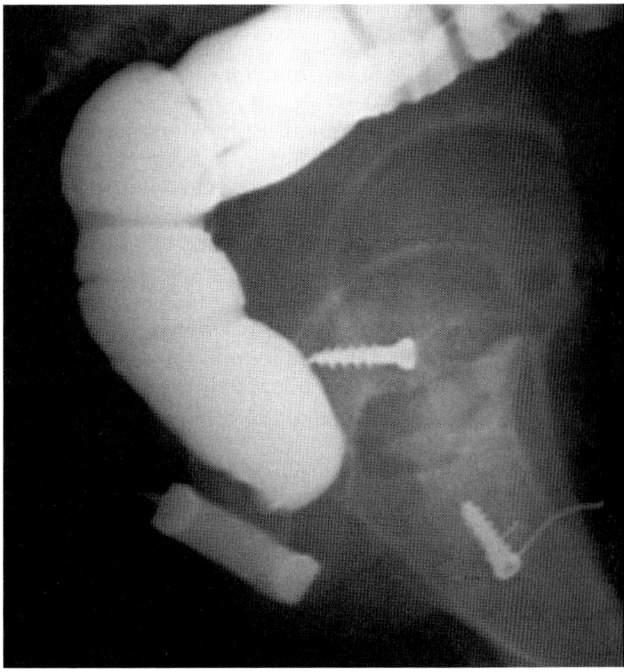

Abb. 13 und 14
Künstlicher Sphinkter, bestehend aus dem Analband, das um den Analkanal geschlungen wird, dem Ventil »Valve« zum Öffnen bzw. Entleeren des Analbandes, dem Verschlussmechanismus, dem Flüssigkeitsreservoir »Aktivator« und einem Port (»Calibration-Port«) als Zugangsmöglichkeit zum System, um den individuell erforderlichen analen Verschlussdruck einzustellen (»Tubing« = Verbindungsschläuche)

Bildmaterial mit freundlicher Genehmigung der Firma *A.M.I.*

des M. sphincter ani internus durch lokale Applikation von α-Mimetika – die glatte Internusmuskulatur besitzt stimulierende α1-Rezeptoren – oder durch Injektion von Kollagen oder inerten Kunststoffmaterialien zum Gewebsaufbau bzw. zur Gewebsverdickung (18, 19).

Operative Therapieverfahren

Bei einer erfolglosen konservativen Therapie kommen operative Verfahren zum Einsatz. Ein isolierter Defekt des Externus kann mit gutem Erfolg operativ genäht werden (2, 3). Eine derartige Defektnaht ist auch noch lange nach Eintritt der Ruptur – zumeist bei Frauen während der Entbindung auch ohne sichtbaren Dammriss – mit guten Erfolgsaussichten möglich. Negativ beeinflusst werden die Ergebnisse durch das gleichzeitige Vorliegen einer Pudendusneuropathie.

Bei Pudendusneuropathie ± Beckenbodensenkung mit Stuhlinkontinenz werden Repairoperationen, wie der »Post anal repair« und die anteriore Levatorplastik, durchgeführt. Hierbei wird dorsal oder ventral des Analkanals der Beckenboden gerafft und die Puborektalisschlinge adaptiert.

Während die Primärerfolge zufriedenstellend sind, verschlechtert sich die Kontinenzfunktion im Laufe der Jahre zumeist wieder deutlich (20, 21). Die Ursache liegt möglicherweise in einer Läsion von Pudendusästen bei der Operation, da diese Äste in individuell stark unterschiedlicher Lokalisation in den Externus einsprossen.

Sakrale Schrittmacherversorgung

Bei neurogenen Sphinkterstörungen ± Sphinkterdefekten wird daher zunehmend eine permanente sakrale Neurostimulation durch Implantation eines Schrittmachers durchgeführt (Abb. 11 und 12) (22, 23). Hierbei werden, zunächst temporär perkutan und bei Ansprechen durch Implantation, die sakralen Nervenwurzeln, die den Externus innervieren (zumeist S3, bisweilen S2 oder S4), am Austritt aus dem Kreuzbein über eine Elektrode stimuliert.

Dynamische Grazilisplastik und künstlicher Sphinkter

Bei Internusläsionen, besonders bei klaffendem Analkanal, kommt eine dynamische Grazilisplastik oder die Implantation eines künstlichen Sphinkters in Betracht.

Bei einer dynamischen Grazilisplastik wird der M. gracilis gefäß-nerven-gestielt am Bein gelöst, um den Analkanal herum geschlungen und am Sitzbein fixiert. Die Dynamisierung dient zum allmählichen Umbau des Muskelfasertyps (Typ II → Typ I), sodass letztlich eine Dauerkontraktionsfähigkeit erreicht wird.

Beim künstlichen Sphinkter wird ein Plastikcuff um den anorektalen Übergang gelegt, der mithilfe einer manuellen oder neuerdings automatischen Pumpe gefüllt oder abgelassen werden kann, um eine Kontinenz (Tab. 4, Abb. 13 und 14) zu erreichen bzw. eine Defäkation zu ermöglichen.

Bei guter primärer Effektivität sind beide Verfahren durch eine hohe Komplikationsrate mit der Notwendigkeit von Re-Operationen oder Explantationen behaftet, was die Langzeiterfolgsrate deutlich senkt (2, 3, 24).

Neue Materialeigenschaften lassen hoffen, dass die 2. Generation der künstlichen Sphinkteren eine bessere Langzeitverträglichkeit aufweist (25).

Bei einer therapierefraktären Stuhlinkontinenz ist auch als Ultima ratio die Anlage eines Anus praeter zu diskutieren, der den Patienten die soziale Gesellschaftsfähigkeit wieder ermöglicht.

Fazit für die Praxis

○ Die Stuhlinkontinenz ist eine häufige Erkrankung mit physisch wie psychisch ausgeprägten negativen Auswirkungen für die Betroffenen.

○ Aufgrund der demografischen Entwicklung der Gesellschaft werden Kenntnisse hinsichtlich Diagnostik und Therapie dieser Störung zunehmend wichtiger.

○ Die Zeit des Nihilismus und der Hinnahme dieser Störung als notwendiges Übel des Alters sollte wegen der mittlerweile vielfältigen therapeutischen Möglichkeiten vorüber sein.

○ Jede Stuhlinkontinenz, die nicht durch einfache therapeutische Maßnahmen beseitigt werden kann, bedarf der Überweisung zum Spezialisten, soweit dies die geistig-körperliche Situation des betagten Menschen noch zulässt.

○ Hier wird, basierend auf einer umfassenden diagnostischen Abklärung, ein individuelles Therapie(stufen)konzept geplant.

Literatur

1. Sailer M, et al. Quality of life in patients with benign anorectal disorders. Br J Surg 1998; 85: 1716–1719.
2. Rao SS. Diagnosis and management of fecal incontinence. American College of Gastroenterology Practice

Parameters Committee. Am J Gastroenterol 2004; 99: 1585–1604.
3. Pehl C, et al. Stuhlinkontinenz. Diagnostisches und therapeutisches Stufenkonzept. Dtsch Ärztebl 2000; 97: A1302–1308.
4. Johanson J, Lafferty J. Epidemiology of fecal incontinence: the silent affliction. Am J Gastroenterol 1996; 91: 33–36.
5. Wald A. Faecal incontinence in the elderly. Drugs Aging 2005; 22: 131–139.
6. Vaizey CJ, et al. Prospective comparison of fecal incontinence grading systems. Gut 1999; 44: 77–80.
7. Pehl C, et al. Anorektale Manometrie. Empfehlungen der Dt. Ges. f. Neurogastroenterologie und Motilität, der Dt. Ges. f. Koloproktologie, der Kommission für Proktologie der Dt. Ges. f. Verdauungs- und Stoffwechselkrankheiten und der Chirurgischen Arbeitsgemeinschaft für Coloproktologie der Dt. Ges. f. Viszeralchirurgie. Z Gastroenterol 2007; 45: 397–417.
8. Haadem K, et al. Estrogen receptors in the external anal sphincter. Am J Obstet Gynecol 1991; 164: 609–610.
9. Azpiroz F, Enck P, Whitehead W. Anorectal function testing – review of a collective experience. Am J Gastroenterol 2002; 97: 232–240.
10. Engel AF, et al. Relationship of symptoms in faecal incontinence to specific sphincter abnormalities. Int J Colorectal Dis 1995; 10: 152–155.
11. Sultan AH, et al. A prospective study of anal sphincter disruption during vaginal delivery. N Engl J Med 1993; 329: 1905–1911.
12. Vaizey CJ, Kamm MA, Bartram CI. Primary degeneration of the internal anal spincter as a cause of passive faecal incontinence. Lancet 1997; 349: 612–615.
13. Pinna Pintor M, et al. Pudendal neuropathy in diabetic patients with faecal incontinence. Int J Colorectal Dis 1994; 9: 105–109.
14. Read M, et al. Effects of loperamid on anal sphincter function in patients complaining of chronic diarrhoea with faecal incontinence and urgency. Dig Dis Sci 1982; 27: 807–814.
15. Donnelly V, O'Connell PR, O'Herlihy C. The influence of oestrogen replacement on faecal incontinence in postmenopausal women. Br J Obstet Gynaecol 1997; 104: 311–315.
16. Sprakel B, et al. Value of electrotherapy within the scope of conservative treatment of anorectal incontinence. Zentralbl Chir 1998; 123: 224–229.
17. Mahony R, et al. Randomized clinical trial of intra-anal electromyographic biofeedback physiotherapy with intra-anal electromyographic biofeedback augmented with electrical stimulation of the anal sphincter in the early treatment of postpartum fecal incontinence. Am J Obstet Gynecol 2004; 191; 885–890.
18. Cheetham M, Kamm M, Phillips R. Topical phenylephrine increases anal canal resting pressure in patients with faecal incontinence. Gut 2001; 48: 356–359.
19. Vaizey J, Kamm M. Injectable bulking agents for treating faecal incontinence. Br J Surg 2005; 92: 521–527.
20. Athanasiadis S, Sanchez M, Kuprian A. Long-term follow-up of Parks posterior. An electromyographic, manometric and radiologic study of 31 patients. Langenbecks Arch Chir 1995; 380: 22–30.
21. Bravo Guiterrez A, et al. Long-term results of anterior sphincteroplasty. Dis Colon Rectum 2004; 47: 727–731.
22. Jarrett M, et al. Systematic review of sacral nerve stimulation for faecal incontinence and constipation. Br J Surg 2004; 91: 1559–1569.
23. Matzel K, et al. Sacral spinal nerve stimulation for fecal incontinence: multicenter study. Lancet 2004; 363: 1270–1276.
24. Baeten C, et al. Safety and efficacy of dynamic graciloplasty for fecal incontinence: report of a prospective, multicenter trial. Dynamic Graciloplasty Therapy Study Group. Dis Colon Rectum 2000; 43: 743–751.
25. Schrag H, et al. German Artificial Sphincter System – GASSII: first in vivo evaluation of a novel and highly integrated sphincter prosthesis for therapy of major fecal incontinence. Biomed Tech 2005; 50: 371–374.

Kapitel 7

Geschlechts-spezifische Aspekte

Urogynäkologische Probleme

Medikamentöse Therapie

Bettina Wildt · Ralf Tunn

Die Altersgynäkologie macht mit ihren spezifischen Problemen und Fragestellungen aufgrund der demografischen Bevölkerungsentwicklung einen zunehmenden Anteil der gynäkologischen Versorgung aus.

Besonders die charakteristischen urogynäkologischen Probleme wie Belastungsharn- und Dranginkontinenz sowie Blasenentleerungsstörungen treten altersbedingt signifikant öfter auf, sind jedoch im Therapiekonzept deutlich komplexer, da es sich oft um kombinierte Probleme handelt.

So können anatomische und funktionelle Funktionseinschränkungen, wie z. B. ein Descensus genitalis mit begleitender Dranginkontinenz, gemischt auftreten. Inkontinenzbeschwerden sind selten reine Belastungsharn- oder Dranginkontinenz und häufig kombiniert mit Blasenentleerungsstörungen.

Ursächlichkeiten urogynäkologischer Symptome, wie z. B. nächtliche Pollakisurie, sind u. U. auch in internistischen Begleiterkrankungen zu suchen.

Eine medikamentöse Therapie bekommt vor diesem Hintergrund daher einen höheren Stellenwert und sollte stets vor einem eventuell operativen Vorgehen erprobt werden.

Bei der Entscheidung für ein Präparat wiederum muss auf Komorbiditäten, Wechselwirkungen mit anderen Medikamenten und auch eine alters- und verträglichkeitsadaptierte Dosierung geachtet werden.

Das Angebot der zur Verfügung stehenden Präparate erweitert sich ständig. Allerdings wird es in der Praxis aufwendiger, deren Vor- und Nachteile für die eigenen Patientinnen zu eruieren. Die folgende Übersicht zur medikamentösen Therapie der Belastungsharninkontinenz, der Dranginkontinenz und der Blasenentleerungsstörungen soll dazu beitragen, anhand aktueller Daten und Erfahrungen in der Praxis eine Entscheidungshilfe zu geben sowie ein Therapiekonzept zu finden.

Belastungsharninkontinenz

Bei Harnabgang in Situationen körperlicher Tätigkeit spricht man von einer Belastungsharninkontinenz, in schwererer Ausprägung auch bereits schon in Ruhe, dem Aufstehen aus dem Liegen oder Sitzen sowie Laufen. Mischsituationen wie Harnabgang mit zeitweise auftretenden Blasenentleerungsstörungen oder begleitender Drangsymptomatik treten dabei im Alter gehäuft auf. Die Indikationsstellung zur operativen Versorgung ist dadurch erschwert und Komorbiditäten schränken oft die Umsetzung eines ganzheitlichen Physiotherapiekonzeptes ein.

Die medikamentöse Therapie der Belastungsharninkontinenz erfolgt seit Zulassung des Wirkstoffes 2004 mit Duloxetin *(Yentreve)*. Duloxetin ist ein selektiver Serotonin-Noradrenalin-Wiederaufnahmehemmer (SNRI) und moduliert über den ONUF-Kern im Sakralnervenmark die Kontraktilität der Urethramuskulatur über Erhöhung der Aktivität des N. pudendus, was zur Reduktion der Inkontinenzepisodenfrequenz führt (1, 2), zusätzlich wird die Blasenkapazität in der Speicherphase erhöht, was zu einer Verlängerung der Miktionsintervalle (um 20 Minuten im Vergleich zum Plazebo) führt (3). Daher ergibt sich hier die Indikation zur Anwendung bei der Mischharninkontinenz bei im Vordergrund stehender Belastungskomponente.

Duloxetin ist außerdem für die Schmerztherapie bei diabetischer Neuropathie sowie einer Depression zugelassen, es können also u. U. 3 verschiedene Krankheitsbilder mit einem Medikament therapiert werden.

Zur Reduktion von anfänglich häufig auftretenden Nebenwirkungen, wie Schwindel und Übelkeit, hat sich in der Praxis die einschleichende Dosierung bewährt. 20 mg zur Nacht innerhalb der 1. Woche, danach Steigerung auf 2 × 20 mg/d, bei gutem Ansprechen und Verträglichkeit Steigerung auf 2 × 40 mg/d.

Eine altersadaptierte Dosisanpassung ist nicht erforderlich, Untersuchungen der Pharmakokinetik im Hinblick auf das Alter der Patientin zeigten bei großer interindividueller Plasmakonzentration keine signifikanten Unterschiede im Nebenwirkungsspektrum (4). Eine Dosisanpassung bei relevanten, im Alter gehäuft auftretenden Allgemeinerkrankungen, wie unbehandelter Hypertonie, Niereninsuffizienz oder unter blutverdünnender Therapie, ist erforderlich im Rahmen des allgemeinen Nebenwirkungsspektrums unter SNRI.

Eine Kombination von Duloxetin mit Anticholinergika-Gabe ist oft von klinischer Bedeutung und nicht kontraindiziert.

Wie den altersbedingten Veränderungen des Stoffwechsels muss auch jenen der Urogenitalorgane und des Kontinenzkontrollsystems Rechnung getragen werden. Eine in der Studie von VIKTRUP und YALCIN (5) nachgewiesene geringere Ansprechrate von Duloxetin bei Patientinnen jenseits des 65. Lebensjahres wird mit einer altersbedingten Abnahme der Urethramuskulatur und der nervalen Versorgung begründet.

Eine in Deutschland erfolgte Anwendungsbeobachtung von Duloxetin in der Urogynäkologie an 12000 Patientinnen (DUROSA – Duloxetine-Routine-Safety) zeigte ein besseres Tolerieren der Nebenwirkungen bei älteren Patientinnen, auch unter Komedikation sowie Zufriedenheitsraten bis 90%.

Dranginkontinenz

Gemäß der Definition der ICS (International Continence Society) handelt es sich bei der überaktiven Blase (Reizblase) um einen Zustand, der alleinig oder kombiniert durch imperativen Harndrang mit oder ohne Inkontinenz, Pollakisurie und Nykturie charakterisiert ist. Da diese aktuelle Definition nur auf Symptomen basiert, ist sie nicht zwangsläufig mit einer urodynamisch eruierbaren Detrusorhyperaktivität einhergehend. Sie umfasst gleichermaßen auch die sensorische Drangkomponente.

Diese neue Definition wurde in der Absicht festgelegt, die Diagnose, aber vor allem auch die Therapie in der täglichen Praxis zu vereinfachen.

Gemäß der ICS müssen bei Vorliegen der genannten Symptome zur Diagnosestellung »overactive bladder« (OAB) andere lokale pathologische oder endokrine Faktoren ausgeschlossen werden. Gerade in der Altersgynäkologie müssen also zunächst Komorbiditäten und Begleitmedikationen berücksichtigt oder ausgeschlossen werden. Zu nennen sind hier: eine diabetische Polyneuropathie, eine diabetische Nephropathie mit Polyurie; ein Hypertonus, gegebenenfalls mit Gabe von Diuretika oder z. B. eine Herzinsuffizienz mit nächtlich vermehrter Diurese.

Aus urogynäkologischer Sicht muss des Weiteren in der Postmenopause vor allem auch das Genitale beurteilt werden im Hinblick auf anatomische Defekte, Restharnbildung und lokalen Hormonmangel. Distensionszystozelen sowie eine Genitalatrophie oder eine De-novo-Urge nach Bandeinlage können typischerweise die Symptome einer OAB auslösen.

Sind die genannten Aspekte berücksichtigt, kann eine medikamentöse Therapie eingeleitet werden.

Die Beseitigung eines lokalen Hormonmangels durch topische Applikation von Östrogenen ein bis zweimal wöchentlich zeigte eine Besserung des Harndranges um bis zu 70% (6) und sollte daher eine stets begleitende Basistherapie sein, nachdem Kontraindikationen gegen eine Hormongabe ausgeschlossen wurden.

Die eigentliche medikamentöse Therapie sollte stets durch das Führen eines Miktionstagebuches zur Wahrnehmungsschulung und Anleitung zu Trink- und Miktionsverhalten bzw. einem Blasentraining begleitet werden.

Zur Behandlung der überaktiven Blase sind Anticholinergika das Mittel der Wahl.

Die am häufigsten verordneten Substanzen sind Darifenacin, Solifenacin, Oxybutinin, Tolterodin, Trospiumchlorid und Propiverin. Ihr gemeinsames Wirkprinzip liegt in der Blockierung der muskarinergen Rezeptoren für Acetylcholin und somit der Unterdrückung der unwillkürlichen Kontraktion des M. detrusor vesicae (vor allem M3-Rezeptoren). Da Muskarinrezeptoren unterschiedlichen Typs (M1–M5) nicht nur in der Harnblasenwand zu finden sind, ergeben sich entsprechende Nebenwirkungen, wie Akkomodationsstörungen, Mundtrockenheit, Obstipation, kognitive Beschwerden oder Tachykardien, ebenso wie Kontraindikationen (Magen-Darm-Retentionen, unbehandeltes Engwinkelglaukom, Tachyarrhytmien).

Die zur Verfügung stehenden Präparate können pharmakologisch in unterschiedliche Gruppen unterteilt werden und unterscheiden sich so auch in ihrem jeweiligen speziellen Wirkungs- und Nebenwirkungsspektrum.

Oxybutinin *(Dridase, Cystonorm)*, ein tertiäres Amin, ist das »klassische« Anticholinergikum. Oxybutinin verändert aufgrund seiner Liquorgängigkeit die Schlafphysiologie sowie das EEG und verschlechtert die Leistungsfähigkeit in neuropsychologischen Tests.

Eine verbesserte Verträglichkeit kann erreicht werden durch Gabe in der neueren ER-Form (»extended release«). Es entsteht durch die verzögerte Wirkstoffbeisetzung ein gleichmäßigerer Wirkspiegel und eine verbesserte 24-Stunden-Bioverfügbarkeit sowie eine niedrigere Konzentration des Abbaumetaboliten N-Desethyloxybutinin, der für die Nebenwirkungen verantwortlich ist. Eine einschleichende Dosierung wird empfohlen.

Im Hinblick auf die Altersgynäkologie ist daher besonders die transdermale Applikationsform *(Kentera*-Pflaster) erwähnenswert. Ein Metabolismus über die Leber wird bei dieser Applikationsform umgangen, was eine noch erheblichere Reduktion der Nebenwirkungen zur Folge hat.

Trospiumchlorid *(Spasmex)* ist als einziges der genannten Anticholinergika ein quartäres Amin. Es ist daher hydrophil, passiert nicht die Blut-Hirn-Schranke und wird nicht über die Leber metabolisiert, sondern weitestgehend unverändert über die Niere ausgeschieden und kann so zusätzlich lokal an der Blasenwand wirksam werden. Vor allem zentrale, kognitive und daher im Alter besonders relevante Nebenwirkungen werden so minimiert.

Tolterodin *(Detrusitol)*, ebenfalls ein tertiäres Amin, ist das am häufigsten verschriebene Anticholinergikum. Das Tolterodin scheint ebenso wie das Trospium insgesamt keine signifikanten Auswirkungen auf die kognitive Funktion bei älteren Patienten zu haben.

Die Bioverfügbarkeit von Propiverin *(Mictonorm)* wird durch Nahrungsaufnahme nicht beeinflusst. Es kann, gerade bei älteren Patienten mit begleitenden Magen-Darm-Erkrankungen auch nach den Mahlzeiten eingenommen werden und ist so besser verträglich. Eine altersadaptierte Dosisanpassung ist laut Herstellerfirma nicht erforderlich. Gerade eine Nykturie kann bei abendlicher Einnahme durch die Gabe von Propiverin gut behandelt werden.

Mit Darifenacin *(Emselex)* kam erstmals ein M3-selektives Anticholinergikum auf den Markt. Die Wirkung konnte in mehren Studien belegt werden (7, 8). Es fand sich nach 2-jähriger Therapie eine mediane Reduktion der wöchentlichen Inkontinenzepisoden um 80–86%. Durch den innovativen, M3-selektiven Therapieansatz ist das Medikament besonders für die Anwendung bei älteren Patientinnen geeignet. ZNS-Nebenwirkungen werden weitestgehend vermieden durch M1-Rezeptoren-Dominanz im Gehirn sowie durch einen aktiven Efflux-Transport durch P-Glykoprotein aus dem Liquor für Darifenacin. Ebenso ist die Anwendung bei behandeltem Glaukom oder anderen relevanten Begleiterkrankungen durch die Selektivität möglich.

Die gehäuft unter Gabe von Anticholinergika auftretende Obstipation kann unter der M3-Selektivität nicht gemindert werden, da im Darm ebenfalls M3-Rezeptoren lokalisiert sind.

Solifenacin *(Vesikur)*, auch ein tertiäres Amin, zählt ebenfalls zu den M3-selektiven Präparaten, mit allerdings etwas geringerer Selektivität als Darifenacin. In der klinischen Praxis ist daher die Nebenwirkung »Obstipation« etwas geringer ausgeprägt, sodass sich eine Verschreibung bei vorbelasteten Patientinnen empfiehlt. Der Vorteil der Dosisanpassung (5 mg versus 10 mg als Einmalgabe) erlaubt ein recht individuelles Therapieregime. Eine gute Wirksamkeit wird durch die lange Halbwertszeit von 6 Stunden erreicht.

Bei Patientinnen, die therapierefraktär für die Gabe von Anticholinergika sind, Anticholinergika aufgrund relevanter Begleiterkrankungen nicht einnehmen können oder wollen oder die Therapie wegen Nebenwirkungen abbrechen müssen, steht mit der intravesikalen Injektion von Botulinumtoxin A in den M. detrusor vesicae eine nebenwirkungsarme und effektive medikamentöse Behandlungsoption zur Verfügung. Diese Methode wird derzeit in der Urologie und Gynäkologie im »off label use« angewendet.

Das Neurotoxin des Erregers Clostridium botulinum verhindert die Ausschüttung von Acetylcholin in den synaptischen Spalt und bewirkt somit eine chemische Denervierung und Reduktion der Symptome einer OAB.

Studien belegen eine statistisch signifikante Besserung der Symptome (2% der Patienten ohne Drang postinterventionell, 86% ohne Inkontinenz), mit deutlicher Anhebung der maximalen Blasenkapazität (9), eine subjektive Zufriedenheit der Patientinnen konnte bei bis zu 88% erreicht werden (10). Die Botoxtherapie ist bei gutem Benefit der

Patientinnen in Zeitabständen von 9–12 Monaten wiederholbar. Im Hinblick auf die Altersgynäkologie spricht bei multimorbiden Patientinnen für diese Methode zusätzlich die Tatsache, dass der Eingriff in lokaler Anästhesie per Blaseninstillation mit zusätzlicher Analgosedierung durchführbar ist und altersspezifische Nebenwirkungen nicht bekannt sind.

Blasenentleerungsstörungen

Die Inzidenz von Blasenentleerungsstörungen, oft auch von Überlaufinkontinenz begleitet, nimmt im Alter zu. Infolge degenerativer Alterungsprozesse kann es zu verminderter Detrusorkontraktilität oder Detrusor-Sphinkter-Dyssynergien kommen.

Hierzu zählen neurogene Blasenfunktionsstörungen, z. B. nach denervierenden Karzinomoperationen bzw. Bestrahlungen, bei einer diabetischen Polyneuropathie und degenerativen Wirbelsäulenveränderungen, aber auch myogene und psychogene Ursachen.

Darüber hinaus kann die Harnblasenentleerungsstörung bei der Frau durch eine infravesikale Obstruktion bedingt sein, am häufigsten durch eine Distensionszystozele verursacht.

Iatrogene Ursachen sind vordergründig pharmakologische Wechselwirkungen, bedingt durch die Einnahme von Antidepressiva, Antihypertensiva, Antiarrhythmika, Anticholinergika und von PARKINSON-Medikamenten.

Die Ursachenbehebung steht bei Miktionsstörungen im Vordergrund, wie z. B. die operative Korrektur einer Distensionszystozele. Es sollten weiterführend die Methoden des Blasentrainings und der elektrophysiologischen Stimulation des M. detrusor vesicae ausgenutzt werden.

Einer medikamentösen Therapie sind Blasenentleerungsstörungen eher schwer zugänglich.

Unter dem Wissen, dass eine normale Miktion durch α-1-adrenerge Rezeptoren mit Entspannung der glatten Harnröhrenmuskulatur sowie über cholinerge Neuronen zur Aktivierung des Detrusors vermittelt wird, besteht der medikamentöse Therapieansatz in der Senkung des infravesikalen Widerstandes und der Tonisierung der Detrusormuskulatur.

α-1-Antagonisten (z. B. Terazosin, Tamsulosinhydrochlorid) senken – in der eigentlichen Verwendung als Prostatamedikamente – den infravesikalen Widerstand durch Entspannung der glatten Muskulatur (in der Prostata) und in der Harnröhre. Die Pharmakotherapie ist vor allem in der Behandlung postoperativer passagerer Blasenentleerungsstörungen von Bedeutung.

α-1-Blocker in der Urogynäkologie werden derzeit noch im off label use verwendet, worüber die Patientin aufzuklären ist; erste Pilotstudien zeigen allerdings signifikante Symptombesserung (11).

Zur Unterstützung der denervierten oder atonen Blase kann die Gabe von Bethanechol *(Myocholine)* zur Kontraktilitätserhöhung der Blasenwand erwogen werden. Bethanechol wirkt ähnlich wie der im Körper vorkommende Nervenbotenstoff Acetylcholin, jedoch mit längerer Wirksamkeit. Durch selektive Wirkung auf die Harnblase erhöht das Mittel die Spannung des Blasenmuskels.

Oft kommt jedoch nur das Erlernen des sauberen intermittierenden Dauerkatheterismus oder ein suprapubischer Katheter als Dauerlösung infrage.

Eine weitere Besonderheit des älteren Menschen ist der verminderte oder völlig fehlende nächtliche Anstieg des antidiuretischen Hormons.

Ein weiteres in der Altersgynäkologie auftauchendes Beschwerdebild ist z. B. die nächtliche Polyurie, auch bei einer begleitenden leichten Herzinsuffizienz.

Als wirkungsvoll zur Verbesserung der Lebensqualität durch nächtliches Durchschlafen hat sich die passagere Gabe von Desmopressin *(Minirin)* 0,1 mg zur Nacht bewährt, wenn sich im Miktionstagebuch zeigt, dass die nächtlichen Ausscheidungsmengen höher als die am Tage sind.

Altersabhängige Dosisanpassungen sind in der Therapie der Miktionsstörungen nicht erforderlich; problematisch ist teilweise, auch bei guter klinischer Wirksamkeit, die Verordnung des Tamsulosinhydrochlorids im »off label use«. Weitere Studien zur weiblichen Blasenentleerungsstörung wären wünschenswert.

Fazit für die Praxis

○ Der Stellenwert der medikamentösen Therapie urogynäkologischer Erkrankungen ist bei zunehmend älteren Patientinnen steigend.

○ Durch weit gefächerte Angebote, gerade auf dem Sektor der Anticholinergika, ist eine sehr individuelle Therapie möglich. Ein ausgewogenes Verhältnis zwischen Wirkung und Nebenwirkungen kann so auch bei alten Patientinnen mit Komorbiditäten erreicht werden.

○ Grundsätzlich ist altersbedingt sowohl für Anticholinergika als auch für Duloxetin keine Dosisanpassung erforderlich. Liquorgängige Anticholinergika sollten eher zurückhaltend verordnet werden, dadurch bedingte zentrale Nebenwirkungen werden häufig übersehen und »alterstypisch« tituliert.

○ Vor allem bei Acetylcholin-Mangel-Erkrankungen (z. B. Demenz, M. Alzheimer) sollte auf den Einsatz von unselektiven Anticholinergika verzichtet werden.

Literatur

1. Norton PA, et al. Duloxetine vs. placebo in the treatment of stress urinary incontinence. Am J Obstet Gynecol 2002; 187: 40–48.

2. Cadozo L, et al. Pharmacological treatment of women awaiting surgery for stress urinary incontinence. Obstet Gynecol 2004; 104: 511–519.

3. Boy S, et al. Facilitatory neuromodulative effect of duloxetine on pudendal motor neurons controlling the urethral pressure: a functional urodynamic study in healthy women. Eur Urol 2006; 50: 119–125.

4. Skinner MH, et al. Effect of age on the pharmacokonetics of duloxetine in women. Br J Clin Pharmacol 2003; 57: 54–61.

5. Viktrup L, Yalcin I. Duloxetine treatment of stress urinary incontinence in women: effects of demographics, obesity, chronic lung deseases, hypoestrogenism, diabetes mellitus and depression of efficiacy. Eur J Obstet Gynecol Reprod Biol 2007; 133: 105–113.

6. Cardozo LD, Kelleher CJ. Sex hormones, the menopause and urinary problems. Gynecol Endocrinol 1995; 9: 75–84.

7. Chapple C, et al. A pooled analysis of three phase III studies to investigate the efficacy, tolerability and safety of darifenacin in the treatment of overactive bladder. BJU Int 2005; 95: 993–1001.

8. Haab F, Stewart L, Dwyer P. Darifenacin, an M3 selective receptor antagonist, is an effective and well-tolerated once-daily treatment for overactive bladder. Eur Urol 2004; 45: 420–429.

9. Schmid DM, et al. Experience with 100 cases treated with botulinum toxine A injections in the detrusor muscle for idiopathic overactive bladder syndrome refratory to anticholonergics. J Urol 2006; 176: 177–185.

10. Neugart F, et al. Injections of Botulinum toxine A into the detrusor vesicae for treatment of refractory detrusor hyperactivity in non neurological patients. Aktuelle Urol 2006; 37: 212–217.

11. Rüdiger M. Tamsulosin bei Frauen mit schwerer LUTS. 35th Annual Meeting of the International Continence Society, 2005.

Beckenboden-senkungssyndrom

Genese, Diagnostik und Behandlungsoptionen aus proktologischer Sicht

Oliver Schwandner

Die Genese des »Beckenbodensenkungssyndroms« (Beckenbodeninsuffizienz und Descensus perinei) ist multifaktoriell, wobei physiologische Alterungsprozesse, Schwangerschaft (vor allem Multiparität) und Entbindung, Disposition, übermäßiges Pressen bei der Stuhlentleerung und chronische Obstipation, Übergewicht, prä- und postmenopausaler Östrogenmangel sowie operative Eingriffe im kleinen Becken zu den häufigsten Ursachen zählen. Infolge der Anatomie des weiblichen Beckenbodens und der genannten geschlechtsspezifischen Faktoren (Schwangerschaft und Entbindung) sind Frauen deutlich häufiger betroffen als Männer. Die klinischen Ausprägungsformen sind vielschichtig und reichen von der Inkontinenz (Stuhl- und Harninkontinenz) bis zur chronischen Obstipation, vom Deszensus bzw. Prolaps (Vaginalprolaps, Rektumprolaps) bis hin zu Sexualstörungen und pelvinen Schmerzsyndromen (1).

Topographisch orientierte Einteilung

Generell sind die Symptome der normalerweise weiblichen Patienten vielfältig, wobei die führende Beschwerdekonstellation vom Ausmaß der Beckenbodensenkung, dem betroffenen Kompartiment und den beteiligten anatomisch bzw. funktionell unterschiedlichen Strukturgruppen (Hohlorgane des Urogenitalsystems und Rektum, rhabdomuskuläres System der quergestreiften Muskulatur und das Beckenbindegewebe) abhängig ist (2). Häufige Symptome und anatomisch-morphologische Befunde bei der Beckenbodensenkung sind in den Tab. 1 und 2 dargestellt (3).

Aus anatomisch-topographischer Sicht wird die Beckenbodensenkung in Erkrankungen des vorderen, mittleren und hinteren Kompartiments eingeteilt (Abb. 1).

Typische Erkrankungen des vorderen Kompartiments sind durch Defekte der endopelvinen Faszie bzw. Abrisse am Arcus tendineus fasciae pelvis bedingt und führen zum sog. »Deszensus des vorderen Kompartiments«. Hierbei ist die Zystozele die häufigste Pathologie, wobei Distensions- oder Pulsationszystozelen (zentrale Defekte) von Traktions- oder Dislokationszystozelen (laterale Defekte) differenziert werden.

Defekte im Bereich des Parakolpiums oder Lig. sacrouterinum führen zu einem

Tab. 1
Häufige Symptome bei Beckenboden-insuffizienz

◁

- Druckgefühl im Beckenboden, Beckenbodensenkung (Descensus genitalis)
- Prolaps von Organen (z. B. utero-vaginaler Prolaps, Rektumprolaps)
- Stuhlinkontinenz, Stuhlschmieren
- Imperativer Stuhldrang
- Harninkontinenz, Harndrang, Pollakisurie, Nykturie
- Stuhlentleerungsstörung, chronische Obstipation
- Dumpfer perinealer Schmerz
- Sexualstörungen, Dyspareunie
- Einklemmungserscheinungen in der Scheide
- Blut- und Schleimauflagerungen

▽

Tab. 2
Differenzialdiagnose von Befunden bei Beckenbodeninsuffizienz

Descensus perinei	Cul-de-Sac-Syndrom	Outletobstruktion	Slow-transit-Obstipation
Descending perineum syndrome	Enterozele	Dyskoordination	Zystozele
Descensus genitalis	Sigmoidozele	Megarektum	Urethrozele
Scheidenstumpf-deszensus	Levatorhernie	M. Hirschsprung	Pelvic organ prolapse
Vaginalprolaps	Rektozele	Inertia recti	Harninkontinenz
Uterusprolaps	Ulcus simplex recti	Internushypertrophie	Internusmyopathie
Intussuszeption	Anismus	Intestinale neuronale Dysplasie	Puborektalisdyskinesie
Rektumprolaps	Spastik	Hypoganglionose	Rektoanale Dyssynergie
Stuhlinkontinenz	Sphinkterinsuffizienz	Aganglionose	Mukosaprolaps
Neurogene Inkontinenz	Muskuläre Inkontinenz	Sphinkterdysplasie	Autonome Störung
Stressinkontinenz	Sphinkterdefekt	Obstructed defecation syndrome	Chagas-Krankheit

Deszensus im mittleren Kompartiment, der klinisch als Descensus uteri, Scheidenstumpfdeszensus oder Enterozele imponiert. Gerade nach Hysterektomie kommt es bei 1–2% der Patientinnen zu einem bedeutsamen Deszensus des Scheidenstumpfes mit Bildung einer Hernie der Vaginalapex.

Der häufigste morphologische Befund im hinteren Kompartiment ist die ventrale Rektozele, die gewissermaßen durch Faszienausdünnung der endopelvinen Faszie im Septum bzw. Spatium rectovaginale entsteht, jedoch bei den meisten Patientinnen asymptomatisch ist und häufig ein »Epiphänomen« bei der Beckenbodensenkung darstellt (Abb. 2).

Beckenbodensenkung und Inkontinenz

Die Stuhlinkontinenz wird allgemein als Unfähigkeit, den Stuhl zu halten bzw. sich kontrolliert zu entleeren, definiert. Die Ausprägungsgrade des unwillkürlichen Stuhlverlusts sind enorm und reichen von der Stuhlinkontinenz für Winde (Grad I), über die Inkontinenz für flüssigen Stuhl (Grad II) bis zur Inkontinenz für festen Stuhl (Grad III). Ursachen für eine Stuhlinkontinenz sind vielfältig und beinhalten physiologische Alterungsprozesse, direkte Sphinkterschädigungen, Geburtstrauma oder operative Eingriffe, neurologische Ursachen sowie die Beckenbodensenkung.

Die entscheidende Pathologie der Beckenbodeninsuffizienz, die zur Stuhlinkontinenz führt, liegt in der Pudendusneuropathie, die eine Muskelfaseratrophie im Beckenboden bedingt. Zunächst bewegt sich der M. levator ani beim Pressmanöver weiter nach distal als beim intakten Muskel. Mit zunehmender Schwächung der Beckenbodenmuskulatur kommt es zum Fortschreiten des Descensus perinei, kann aber primär noch willentlich angehoben werden. Später entwickelt der Beckenboden auch in Ruhe ein deszendiertes Perineum, das »descending perineum syndrome« (DPS). Diese Veränderung führt zu einer Streckung bzw. Vergrößerung des rektoanalen Winkels, der Analkanal wird verkürzt und trägt zur fortschreitenden Sphinkterinsuffizienz bei. Darüber hinaus ist der Beitrag der Puborektalisschlinge zur Kontinenzleistung durch die Muskelfaseratrophie eingeschränkt. Dies sind Faktoren bei der Beckenbodeninsuffizienz, die ohne direkte Sphinkterverletzung bzw. anatomischen Sphinkterdefekt eine progrediente Stuhlinkontinenz verursachen können (1, 2).

Die häufige Koinzidenz der Stuhl- und Harninkontinenz beruht auf der weitgehend identischen Nervenversorgung von Harnblase und Rektum und den engen topographischen Lagebeziehungen. 10% der Frauen über 50 Jahre leiden unter einer Kombination von Stuhl- und Harninkontinenz, gleichzeitig haben 50–60% der Frauen mit Stuhlinkontinenz gleichzeitig eine Harninkontinenz, wobei Stress- und Urge-Inkontinenz am häufigsten sind (4). Die Koinzidenz von Stuhl- und Harninkontinenz bei der Beckenbodensenkung muss in differenzialdiagnostische Überlegungen mitzeinbezogen werden, sodass primär interdisziplinäre Behandlungsansätze entwickelt werden können.

Generell steigt die Prävalenz der Stuhlinkontinenz mit dem Lebensalter, wobei die Prävalenz in Alten- oder Pflegeheimen mit 30–50% angegeben wird. Darüber hinaus sind mit höherem Lebensalter bei Frauen die Symptome der Stuhlinkontinenz schwerwiegender als bei jüngeren Frauen, sodass Kontinenzstörungen für flüssigen oder festen Stuhl häufiger sind (5).

Anamnese

Jede standardisierte Diagnostik bei der Beckenbodensenkung setzt eine detaillierte Anamnese voraus, die neben proktologischen Leitsymptomen (Stuhlinkontinenz, Entleerungsstörung, Schmerz, Blut- oder Schleimabgang, Nässen, Juckreiz, Prolaps) eine ausführliche Stuhlanamnese (Anzahl der Defäkation pro 24 Stunden, Fragen nach Stuhlqualität bzw. Konsistenz, imperativer Stuhldrang, Gefühl der unvollständigen Entleerung, fraktionierte Entleerung, Stuhlschmieren, starkes Pressen, Anzahl der Inkonti-

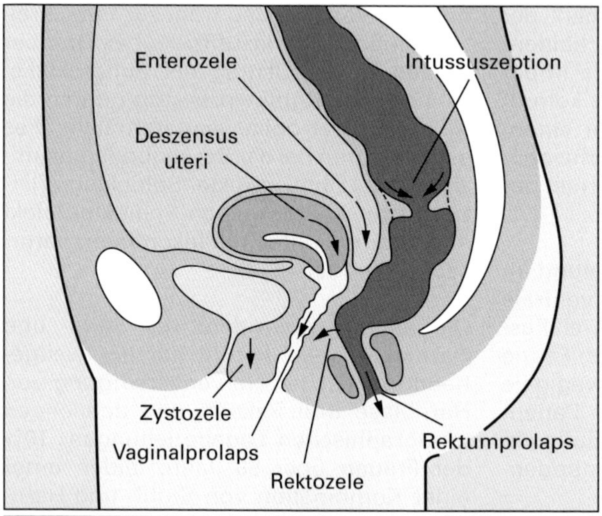

Abb. 1
Mögliche Pathologien
bei der Beckenbodensenkung

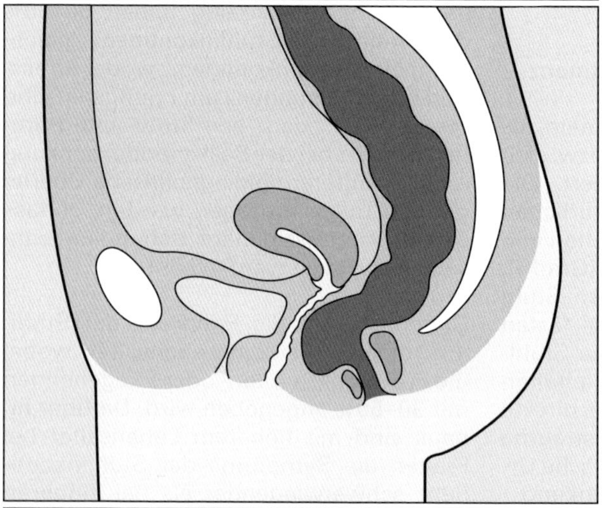

Abb. 2
Ventrale Rektozele

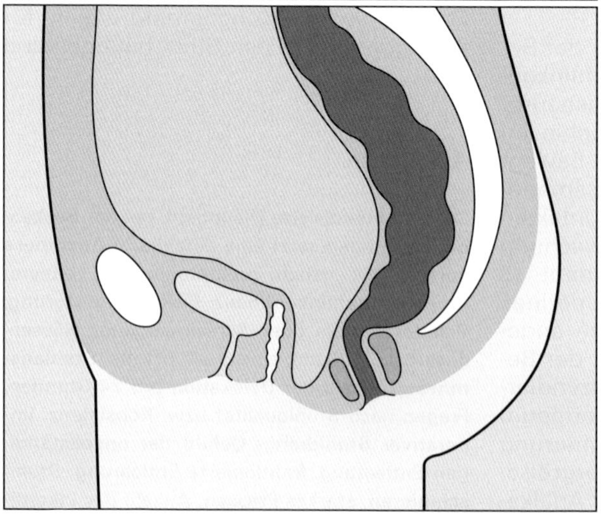

Abb. 3
Enterozele

nenzepisoden) sowie Symptome, die gynäkologische und urologische Kompartimente betreffen, miteinbezieht.

Gerade die gynäkologische Anamnese hinsichtlich Voroperationen (z. B. Hysterektomie), Geburten bzw. geburtstraumatischen Schäden, Menopause, sowie eine gezielte Anamnese hinsichtlich Harninkontinenz sind von entscheidender Bedeutung. Zusätzlich müssen Begleiterkrankungen (z. B. Diabetes, M. Parkinson, Multiple Sklerose) und Medikamenteneinnahme (z. B. obstipationsfördernde Medikation) in differenzialdiagnostische Überlegungen miteinbezogen werden.

Die genaue Anamnese hat darüber hinaus zum Ziel, dass zwischen Arzt und Patient eine Vertrauensbasis aufgebaut werden kann, da es sich bei der Beckenbodensenkung um ein immer noch tabuisiertes Thema handelt und die Patienten sich erst überwinden müssen, über ihre Symptome zu sprechen.

Bereits das ausführliche Anamnesegespräch erlaubt oftmals eine erste Verdachtsdiagnose, sodass eine bestimmte Zuordnung der Erkrankung bzw. Ausprägungsform der Beckenbodeninsuffizienz möglich wird. So beschreiben Patienten mit einer Rektozele häufig ein Gefühl der unvollständigen Entleerung bzw. Stuhlschmieren oder das Bedürfnis, kurz nach der Defäkation wieder die Toilette aufsuchen zu müssen.

Schildern die Patientinnen, dass sie nur unter digitaler Hilfe eine Defäkation erreichen (manueller Druck auf die Scheidenhinterwand), so ist dies bereits wegweisend für eine Rektozele.

Ein persistierendes Druckgefühl auf den Beckenboden oder eine fraktionierte Entleerung (häufige Entleerung kleinerer Portionen) bei hysterektomierten Patientinnen weist auf ein »Cul-de-Sac-Syndrom« (Enterozele, Sigmoidozele) hin (Abb. 3).

Eine unvollständige Entleerung sowie übermäßiges Pressen bei der Defäkation über viele Jahre hin weisen auf eine Beckenbodenfunktionsstörung hin, z. B. Intussuszeption, Rektozele oder Anismus.

- Detaillierte Anamnese (einschließlich Scores, Beurteilung der Lebensqualität)
- Proktologische Basisuntersuchung (Inspektion, Palpation, Proktorektoskopie)
- Urologische Diagnostik (einschließlich Miktionsprotokoll, Urodynamik, Zystoskopie)
- Gynäkologische Diagnostik (einschließlich Spekulumuntersuchung, Introitussonographie)
- Sonographie, Endosonographie
- Dynamische Beckenboden-MRT (MR-Defäkographie)
- Neurophysiologische Diagnostik (Beckenboden-EMG, Pudendusdiagnostik)
- Anorektale Manometrie
- Motilitätsuntersuchungen (Szintigraphie)
- Konsiliarische bzw. fakultative Zusatzdiagnostik (z. B. gastroenterologisch, neurologisch, psychosomatisch)

Tab. 3
Mögliche Diagnostik bei Beckenbodeninsuffizienz

Schwierig ist die Differenzialdiagnostik immer dann, wenn die Patientinnen subjektiv über eine Stuhlinkontinenz berichten, z. B. Stuhlschmieren bei Beckenbodeninsuffizienz und ventraler Rektozele. Erst bei gezielter Befragung offenbart sich dann eine jahrelang bestehende, chronische Obstipation, die als Ursache dem sekundären Symptom »Inkontinenz« vorausgegangen war.

Welche Diagnostik ist sinnvoll?

In der Diagnostik stehen aus proktologischer Sicht Stuhlinkontinenz, Stuhlentleerungsstörung, Rektumprolaps, Rektozele,

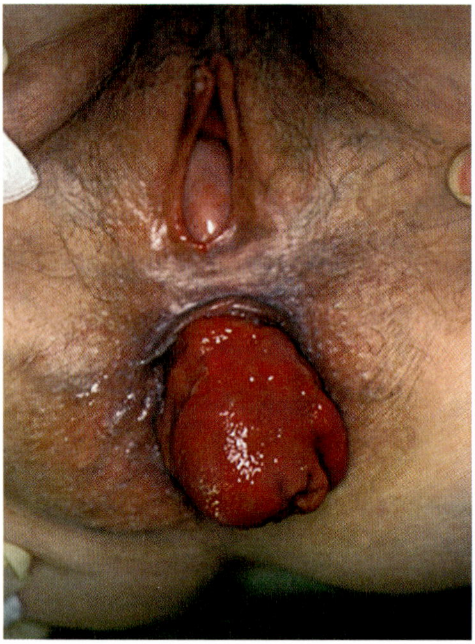

Abb. 4
Komplexe Beckenbodenstörung mit manifestem Rektumprolaps

△

▽

Abb. 5
Innerer Rektumprolaps (Intussuszeption des Rektums)

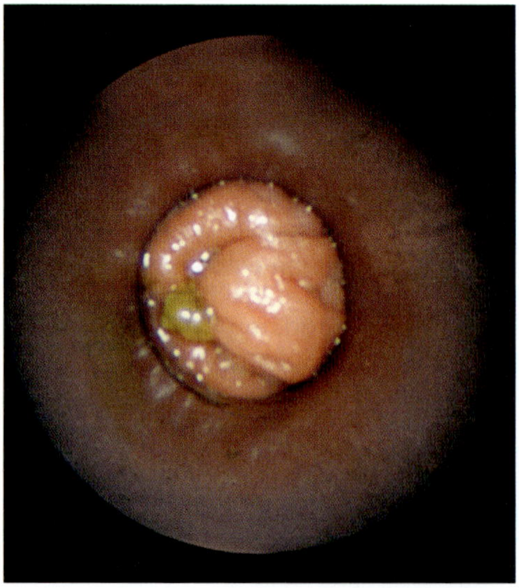

Enterozele sowie Descensus perinei im Vordergrund. Hingegen sind aus gynäkologischer bzw. urologischer Sicht die Prolapsformen der weiblichen Genitalorgane (Uterus und Vagina) sowie der Blase (Zystozele) und die Harninkontinenz die vorherrschenden Krankheitsbilder. Der Genitaldeszensus gehört hierbei zu den häufigsten Beckenbodenerkrankungen bei Frauen über 50 Jahre, wobei die morphologischen Defekte mit funktionellen Defiziten der Blase, des Enddarms und der Sexualfunktion einhergehen können. Die damit verbundenen »Senkungsbeschwerden« bedeuten meist eine beträchtliche Einbuße der Lebensqualität und der sozialen Kontakte für die betroffenen Frauen.

Die Diagnostik muss dieser Komplexität insofern Rechnung tragen, als infolge der heterogenen Erscheinungsformen eine interdisziplinäre Kooperation notwendig ist (1, 2). Die verfügbaren diagnostischen Möglichkeiten sind vielfältig und müssen in der Differenzialdiagnostik gezielt eingesetzt werden, wobei die Diagnostik individualisiert nach dem Beschwerdebild und den vorliegenden morphologischen Befunden durchgeführt werden sollte (Tab. 3).

Die p r o k t o l o g i s c h e Basisuntersuchung mit Inspektion, Palpation und Proktorektoskopie lässt viele pathologische Veränderungen bereits zweifelsfrei diagnostizieren. Ein manifester Rektumprolaps, eine ventrale Rektozele, ein deutlich erniedrigter Sphinkterdruck bei Stuhlinkontinenz oder ein muskulärer Defekt postoperativ sind vom erfahrenen Untersucher sicher durch Inspektion, Palpation sowie klinisch-proktologischer Untersuchung nachzuweisen (Abb. 4). Mit der Proktorektoskopie können Schleimhautläsionen (z. B. assoziiert mit einem rektalen Mukosaprolaps), Tumoren, Hämorrhoiden, Fissuren, aber auch die Intussuszeption (innerer Rektumprolaps) dargestellt werden (Abb. 5). Ein deszendierender Beckenboden wird beim Pressen und Kneifen beurteilt. Ein deszendierter Beckenboden verstreicht die Analfalte, sodass der Anus auf Höhe der Sitzbeinhöcker absinkt. Selbstverständlich wird bei der klinischen Untersuchung nicht nur nach Ursachen bzw. mit dem

Deszensus vergesellschafteten Störungen gesucht, vielmehr ist eine standardisierte Abklärung unter Einschluss aller pathologischen Veränderungen anzustreben.

Neben der Anamnese mit klinischer Untersuchung stehen mit der Sonographie bzw. Endosonographie einfache und kostengünstige Verfahren zur Verfügung. Die anale Endosonographie sollte immer Bestandteil der Diagnostik sein, um muskuläre Ursachen einer Stuhlinkontinenz auszuschließen und wird bei der Beckenbodensenkung durch die transvaginale Sonographie (Introitussonographie) ergänzt.

Die moderne Bildgebung des Beckenbodens, vor allem die dynamische Beckenboden-MRT (Defäko-MRT), hat sehr viel zum Verständnis der Funktion der funktionellen Einheit bzw. des Organs »Beckenboden« beigetragen (6, 7). Wegen der multifaktoriellen Ätiologie der Beckenbodeninsuffizienz mit Beteiligung meist mehrerer Kompartimente und häufig kombinierter Störungen ist die dynamische Abbildung aller pelvinen Organe entscheidend. Jedoch hat die Defäkographie den Nachteil, dass sie Veränderungen im mittleren, gewissermaßen »gynäkologischen« Kompartiment und im vorderen, »urologischen« Kompartiment des Beckenbodens nur unzureichend oder gar nicht abbilden kann.

Dies gelang in der Vergangenheit nur indirekt durch zusätzliche Kontrastierung der erreichbaren Organe mithilfe der Kolpozystorektographie, wobei Strahlenbelastung und psychische Belastung durch die Untersuchung selbst nicht vernachlässigt werden dürfen.

Somit ist retrospektiv davon auszugehen, dass durch die Fokussierung auf die Hauptbeschwerden eine allzu selektive und damit inkomplette Diagnostik nicht selten zur Therapie von Einzelkomponenten und somit nicht zur Beseitigung aller Ursachen der Beckenbodeninsuffizienz geführt hat. Es bleibt weiterhin zu betonen, dass die klinischen Beschwerden für die Therapieentscheidung relevant sind und die Behandlung nicht primär durch

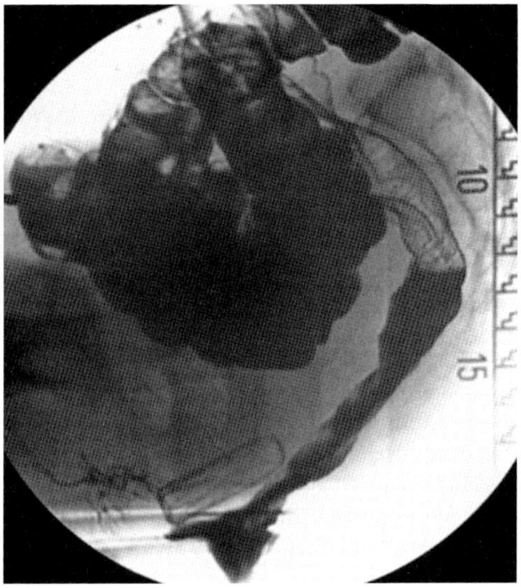

Abb. 6
Innerer Rektumprolaps in der dynamischen Beckenboden-MRT

△

▽

Abb. 7
Descensus perinei mit Sigmoidozele in der Defäkographie

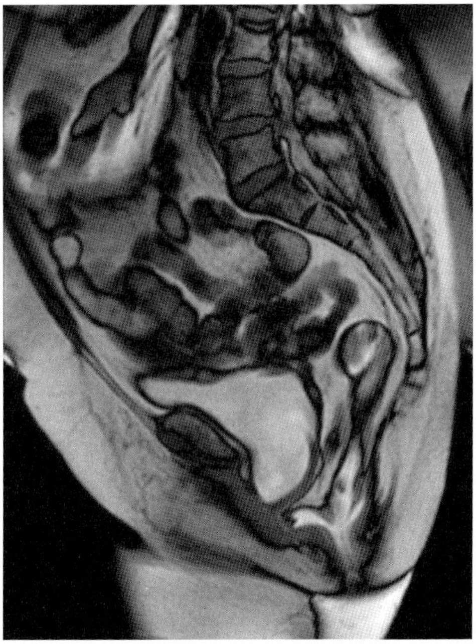

die dynamische Bildgebung festgelegt wird (Abb. 6 und 7).

Die dynamische Beckenboden-MRT hat im Vergleich zur konventionellen Defäkographie die Möglichkeit, eine vollständige Darstellung des Beckenbodens und seiner Organe zu gewährleisten, weil ohne Strahlenbelastung der Organe im kleinen Becken das vordere, mittlere und hintere Kompartiment und zusätzlich Enterozelen dargestellt werden. Innerhalb der letzten 10 Jahre hat die funktionelle Beckenboden-MRT wesentlich an Bedeutung und Verbreitung gewonnen und die Erfahrungen an Zentren haben gezeigt, dass die dynamische Beckenboden-MRT gleichzeitig die anatomische Lage aller pelvinen Organe während Ruhe-, Press- und Kneifphasen mit hoher Aussagekraft abbildet (6, 7).

Behandlungsoptionen bei der Beckenbodensenkung

Das Behandlungsspektrum bei der Beckenbodensenkung umfasst alle präventiven, konservativen oder operativen Behandlungsoptionen. Der Ruf nach »Interdisziplinarität« sollte sich hierbei nicht nur befund- und therapieadaptiert auf Chirurgen (Proktologen), Gynäkologen und Urologen beziehen, sondern auch eine enge Kooperation mit anderen Fachdisziplinen (u. a. Radiologie, Neurologie, Psychosomatik, Gastroenterologie) bzw. beteiligten Fachgruppen (u. a. Physiotherapie, Hebammen, Ernährungsberatung, Stomatherapie) voraussetzen (8).

Generell muss hervorgehoben werden, dass neben operativen Maßnahmen vielfältige präventive bzw. konservative Ansätze existieren, deren Stellenwert häufig unterschätzt wird, z. B.:

- Prävention von Beckenbodenfunktionsstörungen in der Schwangerschaft, z. B. Rückbildungsgymnastik im Wochenbett und postpartal;
- Beckenbodengymnastik unter physiotherapeutischer Anleitung;
- Biofeedback;
- Irrigationsbehandlung;
- Faradisierung, Konditionierung, Toilettentraining;
- medikamentöse Beeinflussung der Stuhlqualität bzw. der Stuhlkonsistenz;
- Ernährungsberatung;
- Analtampons;
- lokale Östrogenisierung;
- Pessartherapie;
- psychosomatische Betreuung.

Generell sollten primär konservative Behandlungsoptionen angeboten bzw. ausgeschöpft werden, da eine beträchtliche Anzahl der Patienten eine zufriedenstellende Verringerung der Beschwerden erreicht bzw. einen positiven Einfluss auf die Lebensqualität erfährt – und dies unabhängig vom Lebensalter. Erst nach Ausschöpfen konservativer Behandlungsansätze sollten individualisierte, d. h. an den Symptomen orientierte, befundorientierte interventionelle bzw. operative Behandlungsoptionen erörtert werden.

Beckenbodengymnastik und Biofeedback bei Stuhlinkontinenz

Einen wichtigen Stellenwert in der Behandlung der Stuhlinkontinenz nehmen die Beckenbodengymnastik unter physiotherapeutischer Anleitung und die Biofeedbacktherapie ein (9). Biofeedback ist besonders bei Patienten mit geringgradiger motorischer Sphinkterschwäche und intaktem Stuhldranggefühl geeignet. Bei ausgeprägter Beckenbodeninsuffizienz in Kombination mit einer Pudendusneuropathie ist der Nutzen einer alleinigen Biofeedbacktherapie eher begrenzt und wird nicht selten als flankierende Maßnahme oder Vorbereitung (bridging) einer operativen Therapie eingeleitet. Patientinnen mit ausgeprägten Prolapsformen (z. B. Rektumprolaps Grad III) oder größeren Sphinkterdefekten sind ebenfalls nicht mit Aussicht auf Erfolg assoziiert. Grundvoraussetzung für einen potenziellen Erfolg des Biofeedbacks sind eine entsprechende Motivation und zugrunde liegende Compliance der Patienten. Durch ein geeignetes Übungs- bzw. Trainingsprogramm soll die Sphinkterkontraktion bewusst gemacht und gestärkt werden sowie über eine Verbesserung des rektoanalen Reflexmechanismus die Stuhldrangkontrolle optimiert werden.

Da im Behandlungsalgorithmus der Stuhlinkontinenz konservative Behandlungsoptionen an erster Stelle stehen, ist die Frage berechtigt, ob die Biofeedbacktherapie der alleinigen Beckenbodengymnastik unter physiotherapeutischer Anleitung überlegen ist, von zentraler Bedeutung. Die Datenlage zu dieser Fragestellung ist jedoch heterogen und spärlich zugleich, da überwiegend verschiedene Inkontinenztypen (Harn- und Stuhlinkontinenz, muskuläre und neurogene Ätiologie) und uneinheitliche Patientenkollektive (Schwere der Inkontinenz) sowie unterschiedliche, teils nicht standardisierte Therapieangebote verglichen werden.

Dobben et al. (10) konnten eindrücklich zeigen, dass eine standardisierte Beckenbodengymnastik unter physiotherapeutischer Anleitung trotz unterschiedlicher Ätiologie der Stuhlinkontinenz effektiv ist. Die Verbesserung der Inkontinenzsymptomatik war hierbei mit einer Erhöhung des analen Kneifdrucks, des analen Dranggefühls und dem maximal erreichbaren rektalen Volumen assoziiert. Interessant blieb jedoch, dass die Verbesserung der anorektalen Funktion anhand der genannten Parameter nur mit einer geringen Verbesserung des verwendeten Inkontinenzscores (Vaizey-Score) assoziiert war. Deshalb schlussfolgerten die Autoren, dass eine verbesserte anorektale Funktion nach Physiotherapie nicht regelhaft mit einem Rückgang der Stuhlinkontinenz korreliert (10).

Hier zeigt sich exemplarisch das Dilemma bzw. die Diskrepanz in der Bewertung des Biofeedbacks bei Stuhlinkontinenz: Diejenigen Parameter, die Erfolg oder Misserfolg objektivierbar machen sollen und zur Verlaufskontrolle herangezogen werden können (z. B. anorektale Manometrie), sind nicht a priori mit dem subjektiv von den Patienten empfundenen Outcome korrelierbar. Somit bleibt es nur eingeschränkt möglich, eine Korrelation mit diagnostischen oder anatomisch-morphologischen Befunden, die einen Therapieerfolg oder -misserfolg vorhersagen, herzustellen.

Terra et al. (11) untersuchten diesen Zusammenhang bei 228 Frauen mit Stuhlinkontinenz und konnten belegen, dass Patientinnen mit passiver Stuhlinkontinenz (Dysfunktion des M. sphincter ani internus), dünner bzw. breiiger Stuhlkonsistenz, Dammriss bei Geburt sowie einer perinealen Vernarbung signifikant schlechtere funktionelle Ergebnisse nach »Beckenbodenrehabilitation« aufwiesen.

Darüber hinaus hat neben Motivation und Compliance das Lebensalter eine zentrale Bedeutung, vor allem da die Beckenbodeninsuffizienz und die Pudendusneuropathie bei älteren Patientinnen häufiger sind (4).

Die einzige methodisch korrekte, randomisierte Studie zum Vergleich zwischen alleiniger Beckenbodengymnastik unter physiotherapeutischer Anleitung und Biofeedback kombiniert mit Beckenbodengymnastik, kommt zu einem eindeutigen Ergebnis (12): So war die funktionelle Erfolgsrate nach Biofeedback (71% Erfolg) der alleinigen Beckenbodengymnastik (41% Erfolg) signifikant überlegen. Die Studie zeigte somit, dass die Biofeedbackbehandlung effektiv ist und der alleinigen Beckenbodengymnastik hinsichtlich der Verringerung der Inkontinenzepisoden und der Schwere der Inkontinenz (anhand des Fecal Incontinence Severity Index) signifikant überlegen ist (12).

Konservative Behandlung bei Stuhlentleerungsstörung

Bei funktionell bedingter Entleerungsstörung haben konservative Therapieansätze, wie z. B. Stuhlregulation, defäkationsprovozierende Suppositorien, Beckenbodengymnastik, Biofeedback oder Irrigationsbehandlung ebenfalls Priorität. Während bei Anismus und Koordinationsstörungen Biofeedback die Therapie der Wahl ist, kann eine Biofeedbacktherapie auch bei komplexen Beckenbodenfunktionsstörungen primär oder vor jedem operativen Eingriff als konservative Behandlungsoption eingesetzt werden. Gerade vor dem Hintergrund, dass ein nicht zu unterschätzender Anteil von Patienten eine psychogene oder psychosoziale Komponente aufweist, ist somit die Biofeedbacktherapie eine Möglichkeit der Konditionierung. Prinzipiell können die meisten Erkrankungen für eine zufriedenstellende Verringerung

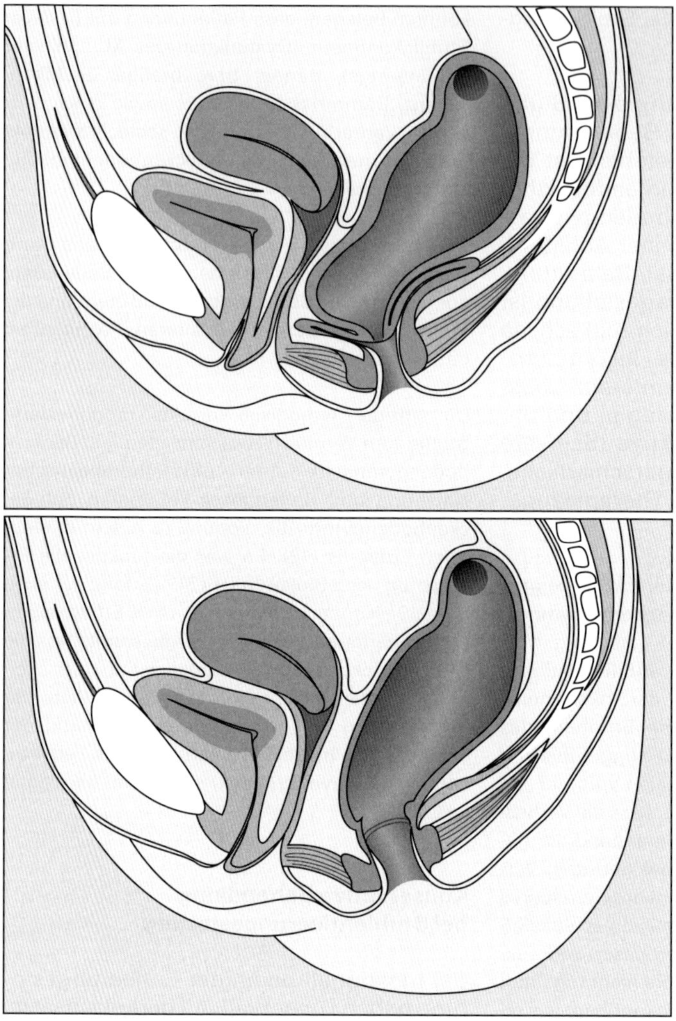

Abb. 8 und 9
Prinzip der STARR-Operation

der Beschwerden mit Steigerung der Lebensqualität konservativ behandelt werden (13).

Die Ausweitung des Indikationsspektrums der Biofeedbacktherapie bei der Stuhlentleerungsstörung hat dazu geführt, dass die initial berichteten Erfolgsraten von 82–93% (Indikation: Anismus bzw. Koordinationsstörung) derzeit auf Erfolgsraten von 60–80% gesunken sind.

In einer Metaanalyse wurden 38 Studien (darunter 7 randomisierte bzw. 10 kontrollierte Studien) hinsichtlich Indikation, Trainingsprotokolle, methodischer und technischer Daten und Erfolgsrate des Biofeedbacks bei chronischer Obstipation bewertet: Hierbei konnten die Autoren eine mittlere Erfolgsrate >70% belegen (14). Kritikpunkte der publizierten Studien umfassen die ungenaue Selektion und Indikation in gleicher Weise wie inkonsistente Trainingsprotokolle und die häufig fehlende Objektivierung der Erfolgskriterien (14).

Abb. 10
Klammernahtgerät
(Contour-Transtar)

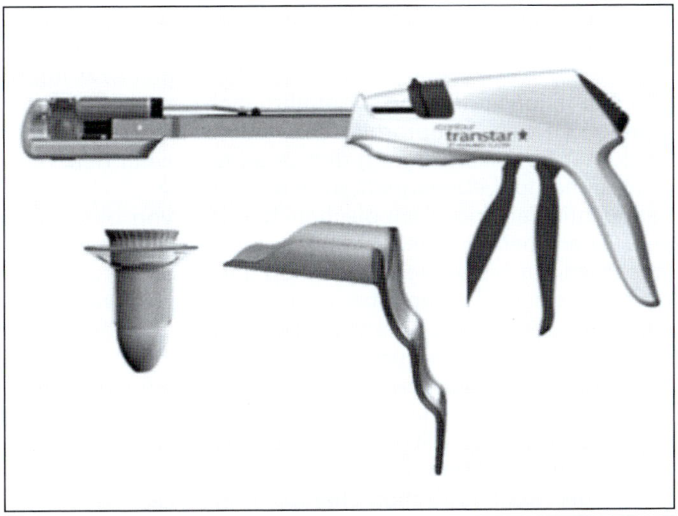

Abb. 11
Prinzip der sakralen
Neuromodulation

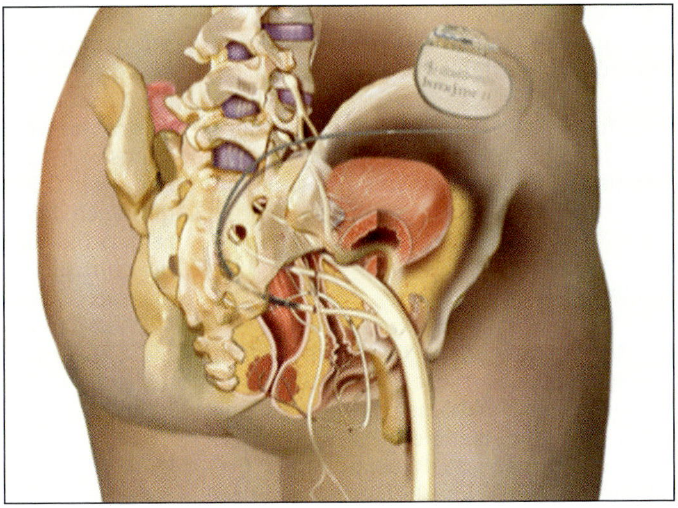

Operative Behandlungsoptionen

Wenn konservative Behandlungsoptionen ausgeschöpft sind und ohne funktionellen Erfolg bleiben, sollten operative Therapieoptionen individuell erörtert werden. Hierbei besteht jedoch weiterhin Unklarheit, ob es wirklich »sinnvolle« operative Optionen bei der Beckenbodensenkung gibt. Natürlich hat die zunehmende Interdisziplinarität am Beckenboden dazu geführt, dass deszensuschirurgische Eingriffe mit niedriger Morbidität und hohen Erfolgsraten durchgeführt werden, aber die Operation bei der Beckenbodensenkung existiert nicht. Während Kombinationseingriffe am Beckenboden eher die Ausnahme sind, steht aus proktologischer Sicht eine Vielzahl von operativen Alternativen zur Verfügung, wobei die funktionellen Ergebnisse hinsichtlich »Erfolg« (Symptomverbesserung, positiver Einfluss auf die Lebensqualität) unterschiedlich bewertet werden.

Die Operationsindikation orientiert sich generell an den Symptomen der Patienten (unter Berücksichtigung des Leidensdrucks und der Lebensqualität) in Kombination mit den morphologischen Befunden. Gerade bei der Stuhlinkontinenz muss jedoch darauf hingewiesen werden, dass die chirurgische Therapie bei ausgewählten Befunden – z. B. operative Therapie des manifesten Rektumprolaps – die einzige kausale Therapie sein kann. Liegen häufige proktologische Symptome bzw. Befunde assoziiert mit einer komplexen Beckenbodensenkung vor, sollte vor Einleitung der proktologischen Therapie prinzipiell ein interdisziplinär entwickeltes Stufenkonzept festgelegt und mit den Patienten erörtert werden.

Nachfolgend werden ausgewählte operative Therapieoptionen bei häufigen proktologischen Erkrankungen dargestellt und bewertet.

STARR-Operation

Die Beobachtung, dass der innere Rektumprolaps gewissermaßen zu einem »mechanischen« Verschluss des distalen Rektums bzw. Analkanals führt, impliziert, dass die transanale Resektion des prolabierenden Rektums (STARR-Operation) eine effiziente chirurgische Behandlungsoption ist, wenn andere Ursachen der Entleerungsstörung ausgeschlossen sind (Abb. 8 und 9).

Prinzipiell kann die Indikation zur STARR-Operation bei klinisch und bildmorphologisch relevanter Symptomatik einer Stuhlentleerungsstörung (mit innerem Rektumprolaps und/oder ventraler Rektozele) gestellt werden. Zeigt die Funktionsdiagnostik jedoch eine vergesellschaftete funktionelle Störung (z. B. Anismus), sollte primär eine Biofeedbacktherapie eingeleitet werden. Ist die Symptomatik (bei innerem Rektumprolaps und ventraler Rektozele) mit anderen Störungen vergesellschaftet (z. B. Enterozele, Sigmoidozele, urogenitaler Prolaps bzw. Descensus genitalis), sollten primär diese Veränderungen behandelt bzw. interdisziplinär ein Therapiekonzept erarbeitet werden und die potenzielle Indikation zur STARR-Operation erst nach einer Re-Evaluation gestellt werden (15).

Von besonderer Bedeutung ist die Assoziation eines inneren Rektumprolaps und einer ventralen Rektozele mit einer klinisch manifesten Stuhlinkontinenz. Hier ist eine detaillierte Funktionsdiagnostik der Inkontinenz notwendig, um nicht durch eine STARR-Operation eine präoperativ bestehende Stuhlinkontinenz zu demaskieren.

Gerade bei der Stuhlentleerungsstörung ist die Patientenselektion, die Entscheidungsfindung (konservativ oder operativ) und die Wahl der »optimalen« Operationsmethode schwierig, sodass die STARR-Operation weder Mythos noch Schreckgespenst ist, sondern von einer differenzierten Diagnostik gelenkt wird. Die Ergebnisse des deutschen STARR-Registers zeigen hierbei eindrücklich, dass sowohl die chirurgischen Ergebnisse (Morbidität) als auch die funktionellen Resultate nach 12 Monaten vielversprechend sind, sodass die STARR-Operation eine effektive chirurgische Behandlungsoption bei sorgfältiger Patientenselektion ist (16).

Darüber hinaus zeigte eine randomisierte Multicenterstudie eine signifikante Überlegenheit der STARR-Operation im Vergleich zur Biofeedbacktherapie bei Patientinnen mit Entleerungsstörung infolge eines inneren Rektumprolaps (17). Zudem hat die Einführung der STARR-Operation mit dem *Contour-Transtar*-Gerät nicht zu erhöhten Komplikationsraten geführt (18). Eine definitive Bewertung dieses Verfahrens bzw. die Differenzialindikation zur »herkömmlichen« STARR-Operation (PPH01) sind aber zum jetzigen Zeitpunkt nicht möglich. Es muss jedoch auch darauf hingewiesen werden, dass die Inzidenz der »fecal urgency« nach STARR-Operation, die bei 10–20% der Patientinnen auftritt, ein beachtliches Problem darstellt und noch nicht gelöst ist (16).

Zudem haben andere Publikationen bzw. Patientenberichte sowohl über schwere chirurgische Komplikationen (Nachblutung, retroperitoneales

Hämatom, rektovaginale Fistel) bzw. unbefriedigende funktionelle Langzeitresultate die generelle Ablehnung der STARR-Operation bei einigen Koloproktologen bestätigt (19, 20).

Ventrale Rektopexie – eine Alternative?

Vor dem Hintergrund funktionell enttäuschender Ergebnisse nach STARR-Operation und auf der Suche nach chirurgischen Therapiealternativen erfahren laparoskopisch durchführbare transabdominelle Verfahren (u. a. ventrale Rektopexie), die zu guten funktionellen Ergebnissen beim manifesten Rektumprolaps geführt hatten, eine »Renaissance«, auch beim inneren Rektumprolaps.

Obwohl die unterschiedlichen Rektopexieverfahren noch in den 1990er-Jahren durch funktionell schlechte Resultate bei Entleerungsstörung infolge eines inneren Rektumprolaps mit Skepsis behaftet waren, zeigen aktuelle Studien der laparoskopischen ventralen Rektopexie (Mesh-Rektopexie) ermutigende Ergebnisse hinsichtlich Symptomverbesserung und Lebensqualität bei Entleerungsstörung wegen eines inneren Rektumprolaps (21). Zudem ist auch die laparoskopische Resektionsrektopexie im Langzeitverlauf mit guten funktionellen Resultaten im Hinblick auf die Obstipation assoziiert (22). Inwieweit sich die guten funktionellen Resultate der ventralen Rektopexie im Langzeit-Follow-up bestätigen, bleibt abzuwarten.

Manifester Rektumprolaps – transabdominell oder perineal-transanal operieren?

Die Frage »Welche Operation ist die beste?« beim manifesten (externen) Rektumprolaps wird seit Jahrzehnten kontrovers geführt. Hier konkurrieren transabdominelle Verfahren (Resektionsrektopexie, Rektopexie) mit perinealen bzw. transanalen Verfahren (z. B. ALTEMEIER, DELORME), wobei evidenzbasierte Grundlagen und Resultate randomisierter Studien fehlen. Die Rezidivrate scheint nach transabdomineller Resektionsrektopexie am niedrigsten (22). Gerade bei hochbetagten Patienten und älteren Patienten mit assoziierter Ko-Morbidität wird häufig ein perineales bzw. transanales Verfahren empfohlen (23). Neuerdings gibt es auch hier vielversprechende Ergebnisse (niedrige Morbidität, niedrige Rezidivrate im Kurzzeit-Follow-up) einer minimal-invasiven perinealen Prolapsresektion mit dem *Contour-Transtar*-Klammernahtgerät (Abb. 10), wobei Langzeitergebnisse an größeren Kollektiven oder kontrollierte Studien noch ausstehen (24).

Bedeutung der sakralen Neuromodulation

Die sakrale Neuromodulation (sakrale Neurostimulation bzw. »SNS«) hat ihren festen Stellenwert in der Therapie der Stuhlinkontinenz (Abb. 11). Gerade bei Patienten mit proktologischer (z. B. Stuhlinkontinenz) und urologischer Symptomatik (z. B. Drang-Inkontinenz, »überaktive Blase«) sind funktionell hervorragende Resultate zu erreichen, die im Langzeitverlauf Bestand haben (25).

In den letzten Jahren wird die sakrale Neuromodulation auch bei Stuhlinkontinenz infolge eines anatomischen Sphinkterdefekts erfolgreich eingesetzt (25), wobei Langzeitergebnisse noch ausstehen. Auch bei Stuhlentleerungsstörung und chronischer Obstipation (slow-transit constipation) scheint die sakrale Neuromodulation einen Stellenwert zu erreichen (26). Hierbei ist der therapeutische Ansatz völlig different zu den geschilderten Operationsverfahren wie der STARR-Operation, die auf einer Korrektur morphologisch bestehender Befunde basieren. Das Konzept der sakralen Neuromodulation ist somit ein Paradigmenwechsel in der Behandlung von funktionellen Störungen, die mit einer Beckenbodensenkung einhergehen.

Behandlung der Beckenbodensenkung im Alter

Generell sind die Beckenbodensenkung und die damit verbundenen Symptome (urogynäkologisch und proktologisch) mit der Alterung des Menschen assoziiert, wobei meistens Frauen betroffen sind. In epidemiologischen Studien wurde diesbezüglich ein klarer Zusammenhang von

Senkungsbeschwerden und Inkontinenz mit der Lebensqualität nachgewiesen (27). Neben Schwangerschaft und Geburt ist höheres Lebensalter ein signifikanter »Risikofaktor« für den Beckenboden, wobei Symptome der Harninkontinenz, Obstipation und Stuhlentleerungsstörung bei mehr als einem Drittel von Patientinnen mit einem »Beckenbodensenkungssyndrom« vorkommen (28).

Vergleicht man zudem jüngere mit älteren Patientinnen, so sind zweit- und drittgradige Stuhlinkontinenz sowie eine bilaterale Pudendusneuropathie bei Patientinnen mit höherem Lebensalter signifikant häufiger (5). Obwohl mit der Beckenbodensenkung assoziierte Symptome bei älteren Patientinnen häufiger und schwerwiegender sind, zeigen die meisten Studien zum Behandlungserfolg, dass die funktionellen Resultate bei älteren Patientinnen – wobei die Cut-off-Werte für höheres Lebensalter variieren (65 Jahre bzw. 75 Jahre) – sich nicht von den Erfolgsraten bei jüngeren Patientinnen unterscheiden: Diese ermutigenden Ergebnisse gelten sowohl für konservative (z. B. Beckenbodengymnastik) als auch operative Therapieoptionen (z. B. Deszensuschirugie, posteriore und anteriore Mesh-Repairs) und die sakrale Neuromodulation bei Stuhlinkontinenz (28–30).

Fazit für die Praxis

○ Die klinischen Ausprägungsformen der Beckenbodensenkung sind vielschichtig.

○ Leitsymptome sind Entleerungsstörung, Harn- und Stuhlinkontinenz, verschiedene Prolapsformen sowie Schmerzsyndrome.

○ Die Diagnostik mit interdisziplinären Ansatz hat den höchsten Stellenwert.

○ Therapiemaßnahmen müssen individualisiert festgelegt werden und reichen von konservativen Behandlungsoptionen bis hin zu operativen Maßnahmen, die auch bei Patientinnen mit höherem Lebensalter erfolgreich eingesetzt werden können.

Literatur

1. Schwandner O, et al. »Beckenbodensenkungssyndrom«. Genese und Diagnostik. gynäkol prax 2008; 32: 261–274.

2. Fürst A, et al. Koloproktologische Erkrankungen des Beckenbodens. Radiologe 2000; 40: 446–450.

3. Schwandner O, et al. Differenzialdiagnostik der Beckenbodeninsuffizienz. Chirurg 2004; 75: 850–860.

4. Strohmaier WL. Kombinierte Stuhl- und Harninkontinenz. Coloproctology 2001; 23: 135–141.

5. Wang J, et al. Fecal incontinence: does age matter? Characteristics of older vs. younger women presenting for treatment of fecal incontinence. Dis Colon Rectum 2008; 51: 426–431.

6. Lienemann A, et al. Funktionelle MRT des Beckenbodens. Methodik und Referenzwerte. Radiologe 2000; 40: 458–464.

7. Savoye-Collert C, Koning E, Dacher JN. Radiologic evaluation of pelvic floor disorders. Gastroenterol Clin North Am 2008; 37: 553–567.

8. Schwandner O. Beckenbodenerkrankungen: Ruf nach Interdisziplinarität. Amb Chir 2009; 13: 34–38.

9. Schwandner O. Biofeedback bei Stuhlinkontinenz. Was ist heute gesichert? chir praxis 2011; 73: 203–209.

10. Dobben AC, et al. Functional changes after physiotherapy in fecal incontinence. Int J Colorectal Dis 2006; 21: 515–521.

11. Terra MP, et al. Can the outcome of pelvic-floor rehabilitation in patients with fecal incontinence be predicted? Int J Colorectal Dis 2008; 23: 503–511.

12. Heymen S, et al. Randomized controlled trial shows biofeedback to be superior to pelvic floor exercises for fecal incontinence. Dis Colon Rectum 2009; 52: 1730–1737.

13. Battaglia E, et al. Long-term study on the effects of visual biofeedback and muscle training as a therapeutic modality in pelvic floor dyssynergia and slow-transit constipation. Dis Colon Rectum 2004; 47: 90–95.

14. Heymen S, et al. Biofeedback treatment of constipation. A critical review. Dis Colon Rectum 2003; 46: 1208–1217.

15. Schwandner O, et al. Decision-making algorithm for the STARR procedure in obstructed defecation syndrome: position statement of the group of STARR Pioneers. Surg Innov 2008; 15: 105–109.

16. Schwandner O, Fürst A. German STARR Registry Group. Assessing the safety, effectiveness, and quality of life after the STARR procedure for obstructed defecation: results of the German STARR registry. Langenbecks Arch Surg 2010; 395: 505–513.

17. Lehur PA, et al.; ODS II Study Group. Outcomes of stapled transanal rectal resection vs. biofeedback for the treatment of outlet obstruction associated with rectal intussusception and rectocele: a multicenter, randomized, controlled trial. Dis Colon Rectum 2008; 51: 1611–1618.

18. Isbert C, et al. Comparative study of Contour Transtar and STARR procedure for the treatment of obstructed defecation syndrome (ODS) – feasibility, morbidity, and early functional results. Colorectal Dis 2010; 12: 901–908.

19. Madbouly KM, Abbas KS, Hussein AM. Disappointing long-term outcomes after stapled transanal rectal resection for obstructed defecation. World J Surg 2010; 34: 2191–2196.

20. Pesactori M, Zbar AP. Reinterventions after complicated or failed STARR procedure. Int J Colorectal Dis 2009; 24: 87–95.

21. Collinson R, et al. Laparoscopic ventral rectopexy for internal rectal prolapse: short-term functional results. Colorectal Dis 2010; 12: 97–104.

22. Laubert T, et al. Laparoscopic resection rectopexy for rectal prolapse: a single-center study during 16 years. Surg Endosc 2010; 24: 2401–2406.

23. Kim M, et al. Quality of life after transperineal rectosigmoidectomy. Br J Surg 2010; 97: 269–272.

24. Scherer R, Marti L, Hetzer FH. Perineal stapled prolapse resection: a new procedure for external rectal prolapse. Dis Colon Rectum 2008; 51: 1727–1730.

25. Matzel KE. Sacral nerve stimulation for faecal incontinence: its role in the treatment algorithm. Colorectal Dis 2011; 13 (Suppl 2): 10–14.

26. Kamm MA, et al. Sacral nerve stimulation for intractable constipation. Gut 2010; 59: 333–340.

27. Bartlett L, Nowak M, Ho YH. Impact of fecal incontinence on quality of life. World J Gastroenterol 2009; 15: 3276–3282.

28. Ghezzi F, et al. Surgical treatment for pelvic floor disorders in women 75 years or older: a single-center experience. Menopause 2011; 18: 314–318.

29. Gerten KA, et al. Prolapse and incontinence surgery in older women. J Urol 2008; 179: 2111–2118.

30. Tan E, et al. Meta-analysis: sacral nerve stimulation versus conservative therapy in the treatment of faecal incontinence. Int J Colorectal Dis 2011; 26: 275–294.

Beckenboden-chirurgie

Aktuelle Entwicklung

Johannes Dietl

Nahezu jede Dritte wegen einer Inkontinenz oder eines Deszensus operierten Patientin erleidet über kurz oder lang ein Rezidiv. Aus diesem Grunde ist es seit jeher das Bestreben der Beckenbodenchirurgie, diese relativ hohe Rückfallquote zu reduzieren.

Mehr Marketing als effektive Therapie?

In den letzten Jahren fand die Anwendung von synthetischen Materialien zur operativen Behandlung der Inkontinenz und des Descensus genitalis immer mehr Zuspruch. Dabei kamen zahlreiche Modifikationen, die von der Industrie auf den Markt »geworfen« wurden, direkt im Operationssaal zum Einsatz – o h n e vorher in prospektiven Studien geprüft worden zu sein.

Der folgende Beitrag soll die derzeitige Anwendung von suburethralen Schlingen und vaginalen Netzen kritisch hinterfragen.

Therapeutische Prinzipien

Die operative Behandlung der weiblichen Inkontinenz, häufig kombiniert mit einer Deszensuschirurgie, ist außerordentlich vielfältig. Es dürften mittlerweile an die 150 verschiedene Methoden existieren. Die langfristigen Erfolgsraten können aber nach wie vor nur als bescheiden bezeichnet werden.

Von den zahlreichen Theorien, die immer wieder publiziert wurden, haben folgende drei eine besondere Aufmerksamkeit erlangt:

Drucktransmissionstheorie

Die sog. »Drucktransmissionstheorie« von ENHORNING (1) besagt, dass die Übertragung des intraabdominellen Drucks auf die Urethra die Schließfunktion der Urethra beeinflusst. Mithilfe dieser Vorstellung versuchte man die rein empirischen Erfahrungen der Kolposuspensionsoperationen, wie Burch, Marshall-Marchetti etc., theoretisch zu untermauern, indem durch die Operation der urethro-vesikale Übergang in Richtung Abdomen verlagert wird, um damit eine bessere Transmission des intraabdominellen Drucks auf die Urethra zu erreichen. Diese Theorie fand durch die Anwendung der Kolposuspensionsmethoden eine weite Verbreitung.

Integraltheorie

1990 veröffentlichten Petros und Ulmsten (2) ihre »Integraltheorie«. Der Kernsatz dieser Theorie lautet: *»Elevation of the bladder neck has no anatomical or physiological reason. Instead the form and practice should be bladder neck support«* – nicht die Elevation der Urethra, sondern die sie umgebenden Strukturelemente sind für ihre Funktion entscheidend. Diese sehr allgemein gehaltene und vom anatomischen Standpunkt aus logische Aussage erbrachte eigentlich keine neuen Aspekte zur Ursache der Harninkontinenz; schon lange versuchte man, die »intrinsische« Sphinkterschwäche der Urethra durch diverse suburethrale Schlingen zu beheben (3–5).

Hammock-Hypothese

Die Integraltheorie wurde (zunächst) in der Fachwelt überhaupt nicht wahrgenommen. 1994 veröffentlichte dann DeLancey (6) die sog. »Hammock-Hypothese«. Er erwähnte zwar die »Drucktransmissionstheorie«, die »Integraltheorie« aber mit keinem Wort. Nach seiner Theorie bildet das suburethrale Widerlager (»hammock«) die entscheidende Struktur für den Verschlussmechanismus der Urethra.

1995 beschrieben Ulmsten und Petros (7) eine suburethrale retropubische vaginale Schlingenplastik (Intravaginal Slingplasty [IVS]), die als ambulanter Eingriff in Lokalanästhesie durchführbar war. Dabei kamen verschiedene Materialien zur Anwendung: *Mersilene* (n = 37), *Goretex* (n = 5), *Teflon* (n = 6) und *Lyodura* (n = 2).

Die Kurzzeitergebnisse waren durchaus vergleichbar mit den herkömmlichen Methoden der Inkontinenzchirurgie, vor allem auch mit der Kolposuspensionsoperation – der Vorteil der neuen Methode (die man unter einer einheitlichen Theorie [»Integraltheorie«] zusammenfassen konnte) lag aber in der ambulanten, einfachen Durchführbarkeit der Operation.

Materialien

Was offen blieb, war die Materialfrage. Bei 2 Eingriffen musste das Band *(Goretex*-Schlinge) wieder entfernt werden. Wegen der ungeklärten Materialfrage erfolgte zunächst keine Vermarktung.

Im Jahr nach der Publikation von Ulmsten und Petros (7) erschien von Ulmsten et al. (8) eine fast identische Arbeit mit gering modifizierter chirurgischer Technik. Darin wird ebenfalls die ambulante Operation einer suburethralen Schlinge in Lokalanästhesie (»modified IVS-plasty«) beschrieben. Die Kurzzeitergebnisse waren identisch zur Vorgängerarbeit – als Verbesserung wurde die Anwendung von Polypropylen gesehen.

»IVS« versus »TVT«

Da nur eine Materialart eingesetzt wurde, konnte diese auch durch eine entsprechende, das Material herstellende Firma vermarktet werden. Das griffige Akronym »TVT« (Tension-free Vaginal Tape) wurde in der Originalarbeit von 1996 noch nicht erwähnt, sondern erst 1 Jahr später international auf Kongressen eingeführt. Obwohl »IVS« und »TVT« fast identische einfache operative Verfahren mit gleichen Ergebnissen waren – beide eigneten sich als ambulanter Eingriff in Lokalanästhesie – bestand doch ein essenzieller Vorteil für TVT, nämlich dessen Vermarktung durch eine weltumspannende Firma.

Der Siegeszug des TVT war nicht mehr aufzuhalten. Wegen der Einfachheit der Operation und der niedrigen Lernkurve wurde TVT bei Inkontinenz bald zur Standardoperation. Außerdem war nun eine

Bestätigung der »Integraltheorie« gefunden, da bekanntlich eine Theorie nur dann wahr ist, wenn sie mit den Fakten übereinstimmt (9).

Zahlreiche bereits laufende prospektiv randomisierte Studien wurden gar nicht mehr abgeschlossen (10). Eine größere, gut validierte prospektiv randomisierte Multicenterstudie erbrachte beim Vergleich des TVT mit der BURCH-Kolposuspension ähnliche objektive und subjektive Ergebnisse für beide Verfahren (11).

Schlingen und Netze

Das große Problem der traditionellen Inkontinenz- bzw. Prolapschirurgie ist ihre hohe Rezidivrate zwischen 29% und 70% (12, 13), d. h., wir können unseren Patientinnen keine absolut sichere Besserung ihrer Beschwerden versprechen.

Während wir Operateure »von uns selbst« eine 100%ige Heilungsrate fordern, sind die Patientinnen oft mit einem in unseren Augen nur mäßigen operativen Ergebnis zufrieden (14, 15).

Diese Forderung (die exakte Wiederherstellung der Anatomie durch den Operateur) führte letztlich zu der Einführung von Netzen in der Inkontinenz- und Deszensuschirurgie. Anfänglich wurden diese nur in Ausnahmesituationen, z. B. bei einem Rezidiv, eingesetzt. Gegenwärtig findet aber eine geradezu »epidemieartige« Ausbreitung der Anwendung von Netzen in der Beckenbodenchirurgie statt. Viele Netze werden bereits beim Primäreingriff implantiert, und das Spektrum der verschiedenen Materialien und Formen erfährt eine ständige Erweiterung (16, 17). Im Gegensatz zu den aufwändigen Zulassungsstudien im Vorfeld der Einführung neuer Arzneimittel können chirurgische Hilfsmittel (Medizinprodukte) ohne extensive Testung direkt an die Operateure und an die Patienten verkauft werden. Prospektiv randomisierte Studien, die neue und althergebrachte Methoden miteinander vergleichen, werden nicht durchgeführt.

Die Tatsache, dass es sich bei diesen Produkten um keine Arzneimittel handelt, erlaubt deren Anwendung ohne entsprechende Sicherheits- oder Effektivitätsstudien. Dies führt zu einer Verbreitung von nicht getesteten und potenziell gefährlichen Produkten durch die Chirurgen weltweit (18). **Eine Qualitätskontrolle wird ausschließlich durch die Industrie garantiert.**

Es ist daher nicht überraschend, dass in der Zwischenzeit mehr als 200 Artikel in »peer-reviewed«-Journalen erschienen sind, die über Komplikationen mit einer Unmenge von suburethralen Schlingenapplikationen und vaginalen Netzen berichten.

Hernie oder Deszensus?

Von einer anatomisch-mechanistischen Betrachtungsweise aus sind Hernien der Bauchdecke oder der Leiste und der Deszensus der Vaginalwände ähnliche morphologische Phänomene. Bei beiden Erscheinungsformen werden »Schwächen« des Bindegewebes und ein »Ausdünnen bzw. Auseinanderweichen« von Haltestrukturen angeschuldigt. Inzwischen gilt als gesichert, dass die Einlage eines Netzes bei der Operation der Leistenhernie das Auftreten von Rezidiven deutlich vermindern kann (19).

Während bei Bauchdecken- bzw. Narbenhernien aber meist ein Defekt (eine Lücke) in der Faszie besteht, ist es beim Deszensus der Vagina ein Verlust an Elastizität der Vaginalhaut mit Verminderung des Kollagengehalts (20, 21); eine mechanische »Lücke« ist in der Vaginalhaut nicht vorhanden.

Im Gegensatz zur Bauchdecke ist die Vagina ein multifunktionelles Organ, das nicht nur reichlich mit Gefäßen und Nerven ausgestattet ist, sondern auch »drüsige« Sekrete absondert. Die Intensität dieser Sekretion oder Desquamation unterliegt einem hormonellen und sexuellen Stimulus. Durch die große Oberfläche der Vaginalhaut und der ständig wechselnden Durchfeuchtung kann es bei entsprechender Disposition und Störung des lokalen Milieus zur Infektion kommen.

Die Einlage von Netzen in der Hernienchirurgie erfolgt in einem sterilen Gebiet. Netze in der Vagina sind aber der andauernden Gefahr der mechanischen Erosion und einer infektiösen Kontamination ausgesetzt. Die Folgen können ein vermehrter Fluor, Granulationsgewebe mit Blutungen, Störungen des Sexuallebens bei Mann und Frau, andauernde Schmerzen sowie schwerwiegende Infektionen sein. Für die normale Funktion der Vagina ist außerdem ein flexibles, nachgiebiges Gewebe notwendig, das die Fähigkeit zur Weitung ohne Schmerzen besitzt. Idealerweise müsste das implantierte Material in der Vagina dehnbar und elastisch sein, was aber wiederum mit einem Verlust an Stützfunktion einherginge. Bis heute existiert kein derartiges ideales Fremdmaterial (22).

Bei den traditionellen Methoden der Inkontinenz- und Deszensuschirurgie wird das eigene Gewebe der Patientin verwendet. Die Einführung von Fremdmaterial sollte die Effizienz des Eingriffs erhöhen und die Morbidität verringern.

Polypropylen *(Prolene)* ist das derzeit am meisten eingesetzte Fremdmaterial in der Beckenbodenchirurgie. Dieser Kunststoff wird inzwischen bei allen Formen des Descensus vaginae implantiert (Zystozele, Rektozele, Prolaps des Scheidenendes etc.), was zur Einbettung eines mehr oder minder großen Netzes unter die Scheidenhaut führt. Die Vorteile der Verwendung dieser Kunststoffnetze liegen in der relativ einfachen Operation und den kurzen Operationszeiten.

Heilungsraten und Komplikationen

Ob die Langzeitergebnisse des Einsatzes von Fremdmaterial mit den traditionellen Methoden vergleichbar (oder besser) sind, vermag bis heute niemand zu sagen. Für Polypropylen liegen Langzeiterfahrungen über einen Zeitraum von 7 Jahren mit TVT vor (23). Die objektivierbare Heilungsrate der Inkontinenz betrug bei insgesamt 64 Patientinnen 81%; 22% klagten über eine Urge-Inkontinenz.

An schwerwiegenden Komplikationen wurden in der »User Facility Device Experience Database (MAUDE)« der FDA im Zeitraum April 1999 bis September 2005 bei 700 gemeldeten TVT-Operationen 32 Gefäßverletzungen mit 2 Todesfällen und 33 Darmverletzungen mit 6 Todesfällen beobachtet (24).

Auch wenn es sich dabei um kleine Zahlen handelt und die Meldungen an »MAUDE« freiwillig sind – es sind lebensbedrohliche Komplikationen.

Das propagierte transobturatorische suburethrale *Prolene*-Band (25, 26) wird als komplikationsärmer als TVT beschrieben, da die Schenkel des Kunststoffbändchens nicht retropubisch, sondern durch die Fossa obturatoria platziert werden, womit das Risiko einer Gefäß-, Blasen- oder Darmverletzung verringert wird, obschon diese Komplikationen auch bei transobturatorischen Schlingen beschrieben wurden (27, 28). Während über Langzeitergebnisse noch nicht berichtet werden kann, liegen bereits Veröffentlichungen über schwerwiegende Komplikationen vor (24, 29–33), die sich in erster Linie auf Blutungen und Infektionen beziehen (Abb. 1). In der MAUDE-Database wird auch von 2 Todesfällen (eine Sepsis und eine Blutung) berichtet (24).

Bei den Netzen werden gehäuft vaginale Erosionen (Abb. 2) und Dyspareunien beschrieben (34–37). So betragen die Erosionsraten bei Kurzzeit-Follow-ups 0–20%. Die Einlage von *Prolene*-Netzen in die Vagina führte bei einer Studie (38) zu einer Zunahme der Dyspareunie für die vordere Vaginalwand von präoperativ 18% auf postoperativ 38%, für die hintere Vaginalwand von 6% auf 69%. Oft werden aber weder prä- noch postoperativ Fragen nach dem Sexualleben an die Patientinnen durch die Operateure gestellt (39).

Bei entsprechender Operationstechnik zeigen sich im Übrigen hinsichtlich der Rezidivrate keine Unterschiede im Kurzzeit-Follow-up (~9 Monate) zwischen der traditionellen vorderen Kolporrhaphie und der Einlage eines *Prolene*-Netzes (40).

Abb. 1
Abszess am linken Oberschenkel nach Einlage eines TVT-O vor 2 Jahren in einer auswärtigen Klinik

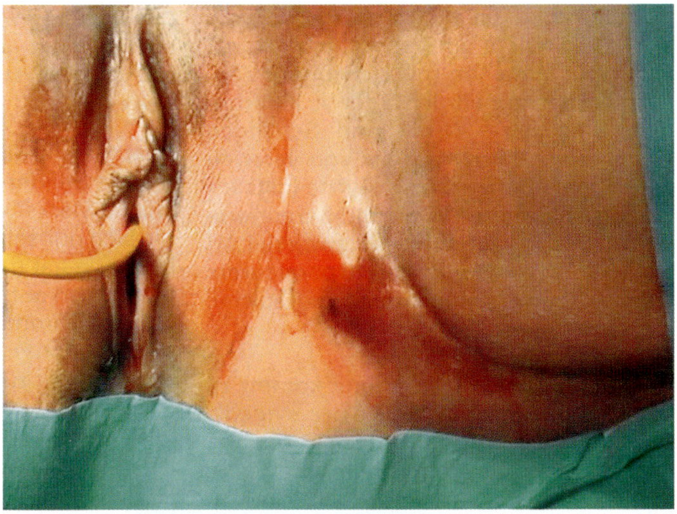

Abb. 2
Erosion des Netzes im Bereich der hinteren Vaginalwand nach Einlage vor 1 Jahr in einer auswärtigen Klinik

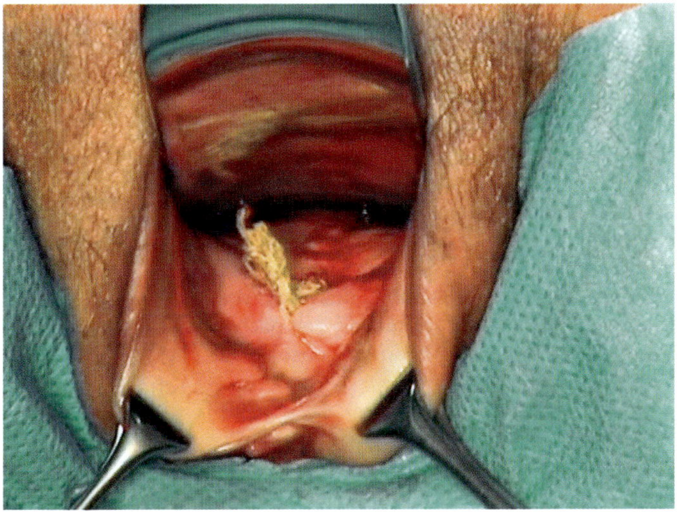

Ein grundsätzliches Problem bei allen neuen Applikationsformen von Schlingen und Netzen ist die Entfernung des eingesetzten Materials.

Ein Operateur sollte bei jeder Operation, die er durchführt, die Situation beherrschen und jederzeit in der Lage sein, eine Korrektur vornehmen zu können. Dies ist ein chirurgisches Grundprinzip.

Bei der Anwendung von Schlingen und Netzen, die tief in die Weichteile am Oberschenkel appliziert werden, ist deren komplette Entfernung u. U. extrem schwierig, wenn nicht unmöglich (29).

Eine Resektion des vaginalen Teils der Schlinge oder des Netzes, z. B. bei einer Erosion, ist einfach; verursacht der in den Weichteilen verankerte Teil aber Schmerzen und/oder Infektionen, so lässt sich dieser eventuell nur mit einer Defektheilung – oder gar nicht – revidieren (18).

Für den Operateur bedeutet die Behandlung der netzbedingten Komplikationen – in aller Regel eine teilweise oder komplette Entfernung – eine Herausforderung, die er auf vaginalem oder abdomino-vaginalem Wege angehen muss. Größere Zentren werden zunehmend damit konfrontiert, eingesetzte Netze und Schlingen wieder zu entfernen, da sie von verzweifelten Patientinnen oft als »letzte Instanz« aufgesucht werden. Der undifferenzierte Einsatz von Netzen führte zu zweierlei Arten von gynäkologischen Operateuren: solche, die Netze einsetzen, und solche, die sie entfernen (36).

Die »Cochrane-Collaboration« kommt zu dem Schluss, dass derzeit keine evidenzbasierte Empfehlung für die Verwendung von Netzen in der Prolapschirurgie gegeben werden kann, außer in prospektiv randomisierten klinischen Studien (41). Daher muss die Patientin fairerweise vor einer solchen Operation aufgeklärt werden, dass die Anwendung eines Netzes bisher nicht ausreichend in der klinischen Praxis erprobt ist.

Die allermeisten Patientinnen werden bei entsprechender Darlegung der Problematik einer Studie wohl zustimmen. Da sie selbst integraler Bestandteil der chirurgischen Forschung sind, sollten sie daher ihr Einverständnis erst nach einer offenen Diskussion (»informed consent«) geben.

Marketing im Operationssaal

Heute werden ständig neue Materialien und Methoden auf den Markt und in den Operationssaal gebracht, sodass es schwer fällt, den Überblick zu bewahren (17, 42). Es besteht derzeit kein Grund zur Annahme, dass andere suburethrale Schlingen bessere Resultate erbringen als das traditionelle TVT (43). Im Gegenteil – die bislang vorgelegten Studien, die verschiedene Schlingen miteinander vergleichen, sind meistens unzureichend randomisiert und umfassen oft nur relativ wenige Probandinnen, sodass eine allgemeine Empfehlung zur Verwendung von Fremdmaterialien in der vaginalen rekonstruktiven Chirurgie wegen des Fehlens von gut geplanten prospektiv randomisierten Studien nicht gegeben werden kann (22).

Die unkritische Verwendung von vaginalen Netzen kann nicht vorbehaltlos empfohlen werden, und das Neue ist nicht immer das Bessere, nur weil es neu ist.

Allerdings erhält die Verbreitung der Netze und Bänder durch das industrieunterstützte Marketing eine Eigendynamik, die sich nur schwer eindämmen lässt. Die Industrie hat naturgemäß großes Interesse am Verkauf der Materialien – die warnenden Stimmen vor dieser Flut von Produkten nehmen aber gerade in letzter Zeit immer mehr zu (17, 30, 39).

Derzeit gibt es keine ausreichend validen Daten, die Langzeitergebnisse zur Sicherheit und Effizienz der vaginalen Netze in der Prolapschirurgie beschreiben.

Der Paradigmawechsel, der sich in der von Petros und Ulmsten aufgestellten Integraltheorie ausdrückt, vollzog sich nicht nur durch die Verbreitung über Publikationen, sondern vor allem auch durch das wettbewerbsinduzierte Marketing (44). Gestützt auf diese neue einheitliche Theorie ließen sich zahlreiche Modifikationen subsumieren, die letztlich alle ihren Ausgang vom IVS nahmen.

Derzeit existieren unzählige unwesentliche Abänderungen dieser Technik, angefangen von dem Instrumentarium über den Weg zur Applikation des Bandes bis hin zum verwendeten Material. Als Ergebnis dieses »Wettbewerbs« sind seit der Einführung des ersten Exemplars 1995 (7) bereits 26 Produkte von 8 Herstellern auf dem Markt, die alle ein Ziel verbindet, nämlich die operative Behandlung der Stressinkontinenz (45).

Nun ist aber Neuheit um ihrer selbst willen keine Wissenschaft (44). Im Laufe der Zeit wurden oft neue Praktiken und Methoden ohne kritische wissenschaftliche Prüfung eingeführt – mit fatalen Konsequenzen für die Patienten. Wer die historischen Zusammenhänge nicht kennt, wird heutzutage leicht Opfer eines kommerziellen Werbefeldzugs, der die jeweils neueste Innovation anpreist. Marketing hat in vielen Bereichen längst die kritische methodische Prüfung ersetzt (46).

»Das größte Risiko bei einer Operation ist immer noch der Operateur selbst« – dies gilt naturgemäß auch für die Beckenbodenchirurgie. Durch die vermeintlich einfachen minimal-invasiven Eingriffe mit alloplastischen Materialien und deren weite Verbreitung steigt der Druck auf den »unerfahrenen« Operateur, diese Techniken a u c h einzusetzen – bei oft fehlender Kenntnis und ohne langjähriger Erfahrung mit den traditionellen Methoden der Deszensus- und Inkontinenzchirurgie.

Hinzu kommt, dass einige Kliniken von der Industrie als sog. »Ausbildungszentren« deklariert werden, in denen der gynäkologische Operateur die Operation mit alloplastischen Materialien »erlernen« kann. Der moderne Beckenbodenchirurg unterliegt einer Art G r u p p e n z w a n g, der ihn zur unkritischen Anwendung »neuer innovativer Verfahren« verleitet, da er ansonsten Gefahr läuft, die aktuelle Entwicklung zu verpassen – diese Entwicklung wiederum ist von einer Tendenz der ständigen Erneuerung gekennzeichnet, wo nach kurzzeitigem Bericht über die »aktuellen Ergebnisse« und Vorstellung der neuen Methoden bereits der »Ausblick« auf » n o c h weniger invasive Methoden« und »neue Materialien« geworfen wird (47).

Der Operateur wird so zum Spielball von »Marketinginteressen«, deren angebotsinduzierter Nachfrage er nur schwer widerstehen kann (48).

Eine Methode wie die Kolporrhaphie, die über Jahrzehnte zum bewährten Arsenal des gynäkologischen Operateurs gehörte, ist plötzlich »nichts mehr wert«, da sie angeblich »so schlechte« Resultate erbrachte. Aktuelle, prospektiv randomisierte Studien erzielten jedoch unterschiedliche Ergebnisse (49–51). Obwohl mit dem Netz oft bessere anatomische Resultate in der Kurzzeitbeobachtung als bei der traditionellen Kolporrhaphie berichtet wurden, waren die postoperativen Beschwerden beider Gruppen absolut vergleichbar; bei der alloplastischen Gruppe kamen netzspezifische Beschwerden (z. B. Netzerosion) hinzu. Ein Rezidivdeszensus Grad II (52), der in der traditionell operierten Gruppe häufiger auftrat, wurde meist als asymptomatisch empfunden (49, 53).

Schlussfolgerung

- Wie soll man sich als gynäkologischer Operateur verhalten?
- Soll man eine alte Methode zugunsten der neuen, überall propagierten Technik verlassen?

Diese Fragen sind eigentlich einfach zu beantworten: Sind der Operateur und seine Patientinnen mit den Ergebnissen der angewandten Technik zufrieden, dann besteht kein zwingender Grund für einen Wechsel, außer eine neue Technik ist erwiesenermaßen zumindest gleichwertig oder sogar effizienter als die alte, und sie kann schneller, weniger invasiv und sicherer angewendet werden (39).

Voraussetzungen jeglicher Beckenbodenchirurgie sind nach wie vor die Kenntnis der Anatomie des Operationsgebietes und die Beherrschung von Früh- und Spätkomplikationen durch den Operateur. Er muss n i c h t i m m e r Vorreiter für die Anwendung eines neuen Produkts sein, das außerhalb von Studien am Patienten »erprobt« wird.

Der »Wildwuchs« von zahlreichen Methoden und Materialien seit Einführung des TVT ist eher als Hinweis auf eine Krise (44) denn als Fortschritt in der Beckenbodenchirurgie zu bezeichnen. Eine einheitliche Theorie, wie sie noch in der »Integraltheorie« für das TVT formuliert wurde, existiert derzeit nicht. Es wird versucht, mit empirischen Modellen immer wieder neue Methoden langfristig zu etablieren. Durch die Vielzahl der angebotenen Verfahren und Materialien kommt es allerdings zu einer gegenseitigen Verdrängung, was die Verwirrung weiter fördern dürfte.

Der u n k r i t i s c h e Einsatz von Bändern und Netzen in der Beckenbodenchirurgie ist aufgrund des nach wie vor nicht erwiesenen Vorteils gegenüber den traditionellen Methoden a b z u l e h n e n. Ihre Anwendung sollte nur in gut geplanten randomisierten Studien erfolgen. Diese erfordern eine faire und täuschungsfreie Aufklärung der Patientin über die Erfolgsaussichten und die bekannten Komplikationen. Ansonsten ist der Einsatz bei strenger Indikation (wie Mehrfachrezidive und das Fehlen anatomischer Strukturen) denkbar (54).

Fazit für die Praxis

○ Neue Materialien in Form von Bändern und Netzen zur Deszensus- und Inkontinenzchirurgie werden ständig auf den Markt gebracht. Diese Materialien sind allerdings kaum in Studien erprobt – die Einführung in die Kliniken erfolgt in erster Linie durch das Marketing der Industrie.

○ Da bis heute keine eindeutige Überlegenheit der neuen Materialien zur operativen Therapie der Inkontinenz und des Deszensus erwiesen ist, muss deren Anwendung als experimentell betrachtet werden.

○ Aus diesem Grunde sollten neue Netze und Bänder nur im Rahmen gut geplanter prospektiv randomisierter Studien mit entsprechender Aufklärung der Patientinnen eingesetzt werden.

Literatur

1. Enhorning G. Simultaneous recording of the intravesical and intraurethral pressure. Acta Obstet Gynecol Scand 1961; 276 (Suppl): 1–69.
2. Petros PE, Ulmsten U. An integral theory of female urinary incontinence: Experimental and clinical considerations. Acta Obstet Gynecol Scand 1990; 69 (Suppl 153): 7–31.
3. Giordano D. Congress Francais de Chirurgie; 1907: 506–518.
4. Aldridge AH. Transplantation of fascia for relief of urinary stress incontinence. Am J Obstet Gynecol 1942; 44: 398–402.
5. McGuire EJ, Lytton S. Pubovaginal sling procedure for stress incontinence. J Urol 1978; 119: 82–87.
6. DeLancey JOL. Structural support of the urethra as it relates to stress urinary incontinence: the hammock hypothesis. Am J Obstet Gynecol 1994; 170: 1713–1723.
7. Ulmsten U, Petros P. Intravaginal slingplasty (IVS): An ambulatory surgical procedure for treatment of female urinary incontinence. Scand J Urol Nephrol 1995; 29: 75–82.
8. Ulmsten U, et al. An ambulatory surgical procedure under local anesthesia for treatment of female urinary incontinence. Int Urogynecol J 1996; 7: 81–86.
9. Popper K. The Myth of Framework. In: Notturno MA, editor. Defence of Science and Rationality. London: Routledge; 1994.
10. Nygaard IE, Heit M. Stress urinary incontinence. Obstet Gynecol 2004; 104: 607–620.
11. Ward KL, Hilton P. A prospective multicenter randomized trial of tension-free vaginal tape and colposuspension for primary urodynamic stress incontinence: two-year follow-up. Am J Obstet Gynecol 2004; 190: 324–331.
12. Weber AM, et al. Anterior colporrhaphy: a randomized trial of three surgical techniques. Am J Obstet Gynecol 2001; 85: 1299–1306.
13. Olson AL, et al. Epidemiology of surgically managed pelvic organ prolapse and urinary incontinence. Obstet Gynecol 1997; 89: 501–506.
14. Swift SE. »First do no harm« and the emerging story of the vaginal reconstructive mesh implant. Int Urogynecol J 2007; 18: 983–984.
15. Munir N, et al. Outcome following TVT sling procedure: a comparison of outcome recorded by surgeons to that reported by their patients at a London district general hospital. Eur Urol 2005; 47: 635–640.
16. Petri E, Kölbl H. Eminence, or rather eloquence, or rather economy-based medicine? Int Urogynecol J 2004; 15: 147–148.
17. Ostergard DR. Lessons from the past: directions for the future. Do new marketed surgical procedures and grafts produce ethical, personal liability, and legal concerns for physicians? Int Urogynecol J 2007; 18: 591–598.
18. Feifer A, Corcos J. The use of synthetic sub-urethral slings in the treatment of female stress urinary incontinence. Int Urogynecol J 2007; 18: 1087–1095.
19. Scott NW, et al. Open mesh versus non-mesh for repair of femoral and inguinal hernia. Cochrane Database Syst Rev 2002: CD002197.
20. Norton P, Boyd C, Deak SB. Collagen synthesis in women with genital prolaps or stress urinary incontinence. Neurourol Urodyn 1992; 11: 300.
21. Jackson SR, et al. Changes in metabolism of collagen in genitourinary prolapse. Lancet 1996; 347: 1658–1661.
22. Huebner M, Hsu Y, Fenner DE. The use of graft materials in vaginal pelvic floor surgery. Int J Gynecol Obstet 2006; 92: 279–288.
23. Nilsson CG, Falconer C, Rezapour M. Seven-year follow-up of the tension-free vaginal tape procedure for treatment of urinary incontinence. Obstet Gynecol 1004; 104: 1259–1262.
24. Deng DY, et al. Presentation and management of major complications of midurethral slings: Are com-

plications under-reported? Neurourol Urodyn 2007; 26: 46–52.
25. Delorme E. Transobturator urethral suspension: mini-invasive procedure in the treatment of stress urinary incontinence in women. Prog Urol 2001; 11: 1306–1313.
26. de Leval J. Novel surgical technique for the treatment of female stress urinary incontinence: transobturator vaginal tape inside-out. Eur Urol 2003; 44: 724–730.
27. Rajan S, Kohli N. Retropubic hematoma after transobturator sling procedure. Obstet Gynecol 2005; 106: 1199–1202.
28. Minaglia S, et al. Bladder injury during transobturator sling. Urology 2004; 64: 376–377.
29. Karsenty G, et al. Severe soft tissue infection of the thigh after vaginal erosion of transobturator tape for stress urinary incontinence. Int Urogynecol J 2007; 18: 207–212.
30. Isom-Batz G, Zimmern PE. Vaginal mesh for incontinence and/or prolapse: caution required! Expert Rev Med Devices 2007; 4: 675–679.
31. Deval B, Haab F. Management of the complications of the synthetic slings. Curr Opin Urol 2006; 16: 240–243.
32. Boyles SH, et al. Complications associated with transobturator sling procedures. Int Urogynecol J 2007; 18: 19–22.
33. Haensel A, et al. Osteomyelitis following a transobturator sling (TVT-0). BJOG 2007; 114: 1577–1479.
34. Deffieux X, et al. Vaginal mesh erosion after transvaginal repair of cystocele using Gynemesh or Gynemesh-Soft in 138 women: a comparative study. Int Urogynecol J 2007; 18: 73–79.
35. Lin LL, et al. Dyspareunia and chronic pelvic pain after polypropylene mesh augmentation for transvaginal repair of anterior vaginal wall prolapse. Int Urogynecol J 2007; 18: 675–678.
36. Scheiner D, Betschart C. Beckenbodenchirurgie und weibliche Sexualfunktion im Blickfeld. Gynäkol Geburtshilfliche Rundsch 2007; 47: 49–51.
37. Hurtado EA, Bailey HR, Reeves KO. Rectal erosion of synthetic mesh used in posterior colporrhaphy requiring surgical removal. Int Urogynecol J 2007; 18: 1499–1401.
38. Milani R, et al. Functional and anatomical outcome of anterior and posterior vaginal prolapse repair with prolene mesh. BJOG 2005; 112: 107–111.
39. Shull B, Karram MM. Concerns regarding pelvic reconstructive surgery. Int Urogynecol J Pelvic Floor Dysfunct 2005; 16: 251–252.
40. Handel LN, Frenkl TL, Kim YH. Results of cystocele repair: a comparison of traditional anterior colporrhaphy, polypropylene mesh and porcine dermis. J Urol 2007; 178: 153–156.
41. Maher C, et al. Surgical management of pelvic organ prolapse in women. Cochrane Database Syst Rev 2007; 18: CD004014.
42. Norton P. New technology in gynecologic surgery: is new necessarily better? Obstet Gynecol 2006; 108: 707–708.
43. Nygaard I. Marketed vaginal mesh kits: rampant experimentation or improved quality of care? Int Urogynecol J 2007; 18: 483–484.
44. Kuhn S. Die Struktur wissenschaftlicher Revolutionen. 2. Aufl. Frankfurt/Main: Suhrkamp; 1976.
45. Hilton P. Of porcupines and poodles – a joint challenge to industry and the profession. Int Urogynecol J 2007; 18: 3–11.
46. Wall LL. Innovation in surgery: caveat emptor. Int Urogynecol J 2001; 12: 353–354.
47. Baumann O, Lehment C. Transobturatorieller Mesh-Repair beim subvesikalen Vaginaldefekt. gynäkol prax 2007; 31: 685–699.
48. Smith J. Food, flattery and friendship. BMJ 2003; 326: 1174.
49. Hiltunen R, et al. Low-weight polypropylene mesh for anterior vaginal wall prolapse: a randomized controlled trial. Obstet Gynecol 2007; 110: 455–462.
50. Sand PK, et al. Prospective randomized trial of polyglactin 910 mesh to prevent recurrence of cystoceles and rectoceles. Am J Obstet Gynecol 2001; 184: 1357–1362.
51. Weber AM, et al. Anterior colporrhaphy: a randomized trial of three surgical techniques. Am J Obstet Gynecol 2001; 185: 1299–1304.
52. Bump RC, et al. The standardization of terminology of female pelvic organ prolapse and pelvic floor dysfunction. Am J Obstet Gynecol 1996; 175: 10–17.
53. Gandhi S, et al. A prospective randomized trial using solvent dehydrated fascia lata for the prevention of recurrent anterior vaginal wall prolapse. Am J Obstet Gynecol 2005; 192: 1649–1654.
54. Petri E. Einlage von Netzimplantaten bei Senkungszuständen – Indikation und Komplikationen. gynäkol prax 2007; 31: 288–291.

Männergesundheit

Walter Krause

Die »reproduktive Gesundheit des Mannes« (United Nations International Conference on Population and Development [ICPD], Kairo 1994) umfasst soziale Aspekte der befriedigenden Partnerschaft und Geschlechtsidentifikation, psychologische Aspekte der ungestörten Libido und des sexuellen Interesses sowie ungestörte körperliche Reaktionen, wie Erektion und Ejakulation, normale Androgenproduktion und die erhaltene Zeugungsfähigkeit.

Alterungsvorgänge und Krankheiten bedrohen die reproduktive Gesundheit. Die WHO führt 2000 im »Aging and Health Programme« als Determinanten des Alterns genetische, sozioökonomische, geschlechtsspezifische, kulturelle und politische Faktoren auf. Hinzu kommen Lifestyledrogen und Medikamente (1).

Männer haben eine geringere Lebenserwartung als Frauen, sie haben auch eine geringere »active life expectancy« im Alter von 65 Jahren (etwa 15 Jahre) gegenüber der von Frauen (etwa 19 Jahre) (2).

Häufige Krankheiten des alternden Mannes sind (3):

- Prostatakrebs: 1 von 11 Männern wird am Prostatakarzinom erkranken;
- benigne Prostatahyperplasie: 35% der Männer zwischen 70 und 79 Jahren werden Symptome zeigen;
- Lungenkrankheiten (COPD) werden bei 85% zum Tode führen;
- das Kolonkarzinom wird eine Mortalität von 33% haben;
- Osteoporose: das Lebenszeitrisiko einer Fraktur eines 50-jährigen Mannes liegt bei 13%;
- Depressionen: nicht geschlechtsspezifisch, jedoch von hoher Inzidenz;
- Arteriosklerose: Männer haben höhere Triglyceride und Gesamtcholesterinwerte als Frauen.

Es wird versucht, durch Prävention den Rückgang der reproduktiven Gesundheit zu verzögern, es gibt allerdings nur wenige gesicherte Erkenntnisse. Auch zahlreiche Anti-Aging-Programme, die als »Jungbrunnen« angeboten werden, sind unter diesem Gesichtspunkt kritisch zu betrachten (4). In 2 Bereichen kann wohl ein Einfluss der Prävention auf die reproduktive Gesundheit als gesichert angesehen werden:

1. Ernährungsbedingte Krankheiten sind bei Männern eindeutig häufiger (Übergewicht 67%, bei Frauen 52%; Bluthochdruck 30%, bei Frauen 27%; Gicht 11%, bei Frauen 8%). Männer bevorzugen eine Kost, die weniger Kohlenhydrate, Ballaststoffe, Vitamine und Mineralien enthält. Die Ernährungsumstellung ist dennoch schwierig, denn Männer sehen gesundheitliche Probleme als Schwäche und lehnen professionelle Hilfe ab, sie betrachten Sorge um die Ernährung als Frauenthema (5).

2. Körperliche Aktivität hat einen günstigen Effekt auf die Gesundheit im Allgemeinen. Langdauernde körperliche Inaktivität schränkt die kardiozirkulatorische, kardiorespiratorische und metabolische Leistungsfähigkeit ein. Das Training der Muskelkraft und der Beweglichkeit ist deutlich billiger und effektiver als eine kostenintensive physikalisch-medikamentöse Passivtherapie (6).

Zur Prävention von Krankheiten gibt es, vor allem für das Prostatakarzinom, wissenschaftlich fundierte Aussagen (siehe Kapitel Krankheiten der Prostata, S. 238). Für Männer ab dem 45. Lebensjahr werden jährliche Krebsvorsorgeuntersuchungen für den Enddarm, die Prostata, die äußeren Geschlechtsteile sowie für die Hautoberfläche angeboten. Nach einer Schätzung des Zentralinstituts für die kassenärztliche Versorgung sind im Jahr 2000 etwa 17 261 000 Untersuchungen durchgeführt worden. Bei der Hauptzielgruppe der bis zu 69 Jahre alten Versicherten ergaben sich Beteiligungsraten von 55,4% für Frauen und 17,7% für Männer (7).

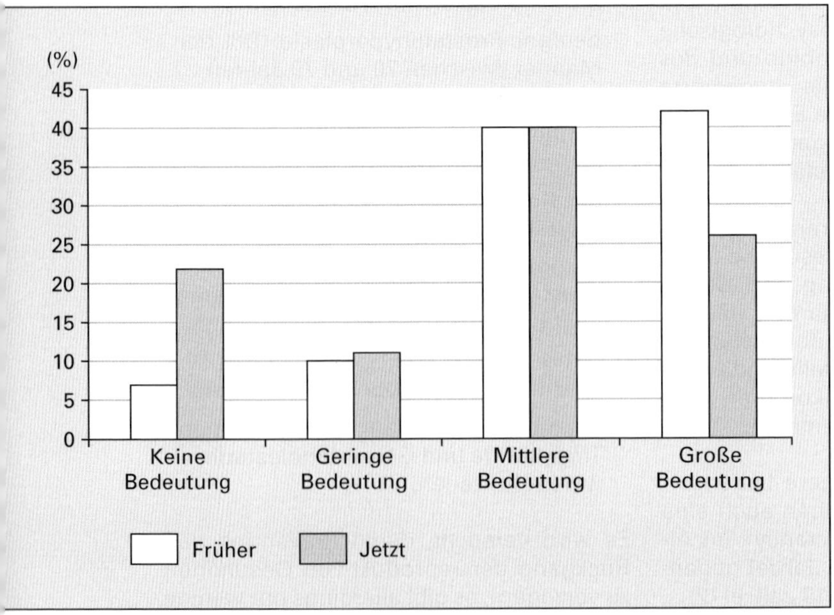

Abb. 1
Wertigkeit der Sexualität bei 80–102-Jährigen (allgemeine Population) (20)

2

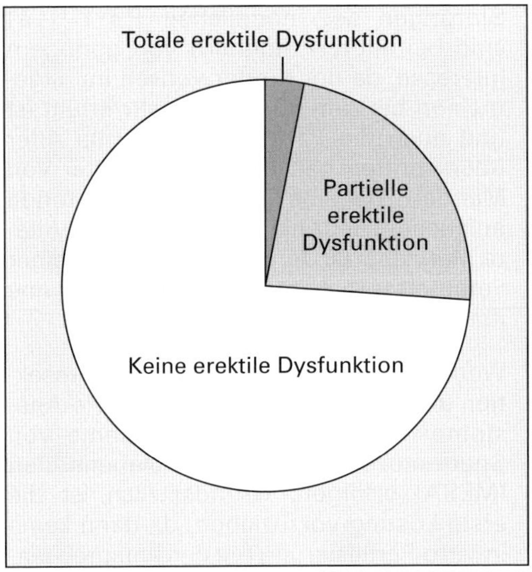

3

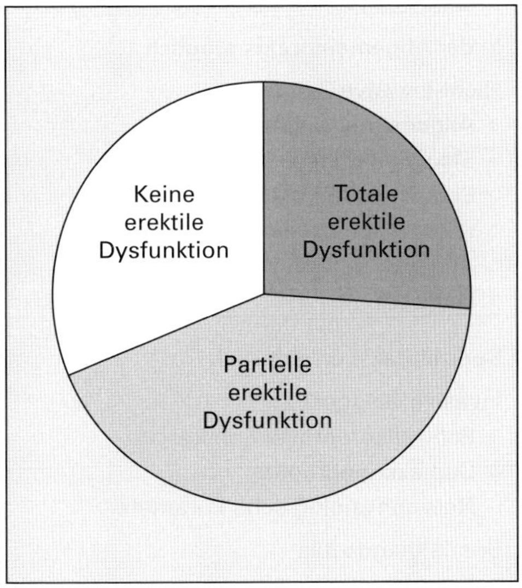

Abb. 2 und 3
Epidemiologie von Erektionsstörungen von 50–54-jährigen Männern (Abb. 2) und 70–74-jährigen Männern (Abb. 3)

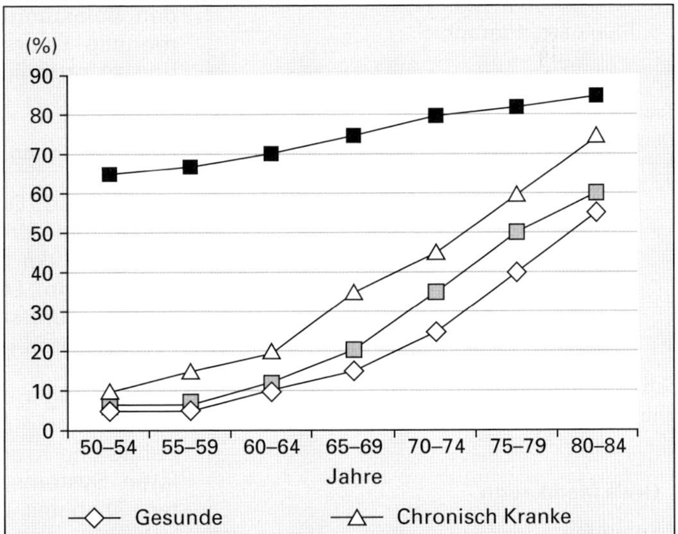

4

Abb. 4
Prävalenz der erektilen Dysfunktion und Gesundheitszustand (21)

Störungen der männlichen Sexualfunktion

Fertilitätsstörungen

Soweit bekannt ist, laufen im Hoden Regressionsvorgänge der Spermatogenese ab (8). Dennoch findet man bei der Untersuchung der Ejakulatparameter von (früher) fertilen älteren Männern keine wesentlichen Unterschiede zu denen von jüngeren fertilen Kontrollgruppen. Über die Fertilitätsrate gibt es zwar keine sicheren Informationen, jedoch haben Männer mit jüngeren Partnerinnen eine deutlich höhere Wahrscheinlichkeit, ein Kind zu zeugen (9).

In der Allgemeinpraxis möglich
Nicht-invasive Diagnostik:
○ Allgemeine Anamnese
○ Sexualanamnese
○ Erektionsqualitäten
○ Körperliche Untersuchung
○ Allgemeine klinische Chemie
○ Hormone
Spezialpraxis erforderlich
Invasive Diagnostik:
○ Schwellkörperinjektionstest
○ Duplexsonographie
○ Neurophysiologische Parameter
Spezialdiagnostik:
○ Kavernographie
○ Phalloarteriographie

Tab. 1
Diagnostik der erektilen Dysfunktion

△

▽

Tab. 2
Therapie der erektilen Dysfunktion

Orale Medikation
Yohimbin:
○ schwach wirksam
5-Phosphodiesterasehemmer:
○ Mittel der Wahl
○ nebenwirkungsarm
Schwellkörperinjektion
Alprostadil:
○ gut wirksam
○ nebenwirkungsarm
Operative Therapie
Alloplastische Schwellkörperprothese:
○ irreversibel

Störungen der männlichen Fertilität sind bei älteren Männern von geringem Interesse, da der Kinderwunsch im allgemeinen bis zum 40. Lebensjahr erfüllt ist und auch die Partnerin das fertile Alter überschritten hat; das mittlere Alter von Männern, die eine Fertilitätssprechstunde aufsuchen, liegt bei etwa 35 Jahren. Ältere Männer >60 Jahre stellen sich in einer Fertilitätssprechstunde vor, wenn sie eine jüngere Partnerin haben.

Wenn diese sich vorher einer Vasoresektion unterzogen haben, kann eine Re-Anastomosierung oder eine Entnahme von Spermatozoen aus dem Nebenhoden (MESA) erfolgen. Grundsätzlich ist die erste Lösung vorzuziehen, da dann keine In-vitro-Fertilisierung mit den entsprechenden Belastungen für die Partnerin (hormonelle Ovarstimulation, Oozytenpunktion) erforderlich ist.

Erektionsstörungen

Ursachen: Das für den Mann wichtigste Phänomen der Sexualität im Alter ist der Rückgang der Erektionsfähigkeit (erektile Dysfunktion). Das sexuelle Interesse bleibt jedoch grundsätzlich bis in das höchste Alter erhalten (Abb. 1).

Die wichtigste Ursache für die erektile Dysfunktion ist das Alter (Abb. 2 und 3). Zahlreiche Krankheiten des kardiovaskulären Systems, neurologische Krankheiten, Diabetes mellitus und Tumorkrankheiten können die Zunahme der erektilen Dysfunktion beschleunigen bzw. das Krankheitsbild verstärken (Abb. 4). Auch operative Eingriffe im Becken erhöhen das Risiko der erektilen Dysfunktion.

In mehreren Studien wurde gezeigt, dass kardiovaskuläre Risikofaktoren (Nikotinabusus, Hypertonie, Diabetes mellitus, Hyperlipoproteinämie, metabolisches Syndrom) eng mit der Entwicklung einer erektilen Dysfunktion korreliert sind. Die erektilen Dysfunktion kann Indikator der kardiovaskulären Risikofaktoren sein (10).

Zahlreiche Medikamente können die Erektionsqualität nachteilig beeinflussen: Beta-

Organe	Physiologische Wirkungen	Folgen von Mangel-erscheinungen
Genitalorgane	Wachstum, maskuline Entwicklung	Schrumpfung der Hoden (?)
Knochen	Wachstum, verstärkte Mineralisierung	Osteoporose
Kehlkopf	Wachstum	Fehlender Stimmwechsel (?)
Haut	Wachstum der Terminalhaare, Zunahme der Talgsekretion	Alopezie, Hauttrockenheit
Nieren	Zunahme der Erythropoetin-produktion	Niedrige Spiegel von EPO
Fettstoffwechsel	Dissoziierung der Lipoproteine	Kardiovaskuläres Risiko (?)
Kardiovaskuläres System	Gefäßerweiterung	?
Fettgewebe	Abnahme des viszeralen Fetts	Abnahme der fettfreien Körpermasse (lean body mass)
Knochenmark	Stimulation der Erythropoese	Anämie (?)
Muskel	Zunahme der Muskelmasse	Sarkopenie
Hoden	Erhaltung der Spermatogenese	Infertilität (?)
Prostata	Zunahme von Größe und Funktion	Benigne Prostatahypertrophie, Karzinom (?)
Brustdrüse	Wachstumshemmung	Gynäkomastie
Psychosexuelle Funktionen	Sexuelle Stimulation	Verminderte Libido
Intellekt	Zunahme	Abnahme des Raum-gedächtnisses
Stimmung	Verbesserung(?)	Depression (?)

Tab. 3
Klinische Effekte von Testosteron

blocker und andere Antihypertensiva, Finasterid, Cimetidin, Ketokonazol, Antiepileptika. Besonders stark beeinflussen Antiandrogene und Östrogene, die bei der Behandlung des Prostatakarzinoms verwendet werden, die Erektionsfähigkeit.

Klinik: Männer mit einer erektilen Dysfunktion schildern Veränderungen der verschiedenen Erektionsqualitäten: die Erektion tritt bei sexueller Stimulation verlangsamt ein, ihre Dauer ist kürzer, die Festigkeit der Schwellkörper (Rigidität) ist geringer und die Zeit nach Orgasmus bis zur nächsten ausreichenden Erektion ist verlängert (Refraktärzeit). Auch die morgendlichen Erektionen sind seltener und von geringerer Rigidität. Die Erektion reicht oft nicht für eine vaginale Penetration aus. Objektive Krankheitszeichen bestehen nicht. Auch andere Organe sind nicht betroffen, jedoch ist bei den genannten Krankheiten die erektile Dysfunktion nur eines der feststellbaren Symptome.

Diagnostik: Nacheinander werden nicht-invasive und invasive Maßnahmen eingesetzt (Tab. 1).

Die Erhebung der Anamnese erfordert viel Erfahrung. Es hat sich bewährt, dazu halbstandardisierte Fragebogen einzusetzen, dann gelingt oft schon eine Einordnung nach den Ursachen. Nicht vergessen: Medikamentengebrauch!

Die körperliche Untersuchung soll nicht nur lokale Veränderungen des Genitale berücksichtigen, sondern auch Hinweise auf Allgemeinkrankheiten.

In der klinischen Chemie sucht man nach Hinweisen auf Störungen des Fett-, Glukose- und Leberstoffwechsels.

Hormonbestimmungen schließen die von Testosteron, Prolaktin und Schilddrüsenhormon ein.

Die der Spezialpraxis vorbehaltenen Maßnahmen werden in diesem Kontext nicht weiter ausgeführt.

Therapie (Tab. 2): Die 5-Phosphodiesterasehemmer (Sildenafil *[Viagra]*, Tadalafil *[Cialis]*, Vardenafil *[Levitra]*) können auch in der Allgemeinpraxis verschrieben werden, wenn die Anamnese schwerwiegende Erkrankungen des Herz-Kreislauf-Systems ausgeschlossen hat. Auf die inapparenten Nebenwirkungen der Substanzen ist hinzuweisen. Bei Männern mit erektiler Dysfunktion kann die Therapie mit 5-Phosphodiesteraseinhibitoren weniger effektiv sein, wenn ein Testosteronmangel besteht (siehe Kapitel Altershypogonadismus, Seite 234). Die weiteren genannten Therapiemaßnahmen sind dem Spezialisten vorbehalten.

Der Patient muss wissen, dass wie bei allen Organsystemen ständige Übung wichtig ist (»use it or lose it«).

Ejakulationsstörungen

Ursachen: Beim Gesunden verändert sich die Ejakulations- und Orgasmusqualität bis ins hohe Alter nicht, die Frequenz wird allerdings geringer. Störungen der Ejakulation sind wesentlich seltener als Erektionsstörungen. Die häufigste Ursache ist die Problematik der unteren Harnwege

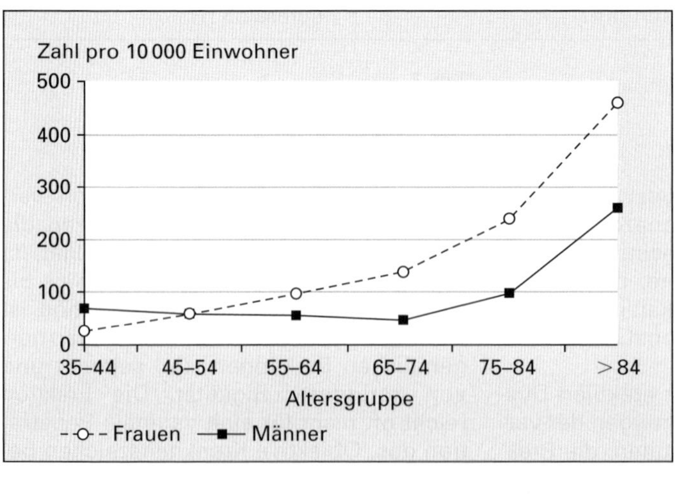

Abb. 5
Mittlere jährliche Zahl von Knochenbrüchen (23)

Tab. 4
Fragebogen zur Präsenz klinischer Symptome eines Altershypogonadismus; nach (22)

Haben Sie vermindertes sexuelles Interesse?	○ Ja	○ Nein
Fühlen Sie sich vermindert aktiv?	○ Ja	○ Nein
Haben Sie eine verminderte Muskelstärke und/oder Leistungsfähigkeit?	○ Ja	○ Nein
Haben Sie an Größe verloren?	○ Ja	○ Nein
Haben Sie eine verminderte Lebensfreude bemerkt?	○ Ja	○ Nein
Sind Sie oft traurig oder mürrisch?	○ Ja	○ Nein
Sind Ihre Erektionen weniger stark?	○ Ja	○ Nein
Haben Sie verminderte Fähigkeiten bei sportlicher Betätigung beobachtet?	○ Ja	○ Nein
Werden Sie oft mittags müde?	○ Ja	○ Nein
Haben Sie kürzlich eine verminderte Leistungsfähigkeit im Beruf beobachtet?	○ Ja	○ Nein

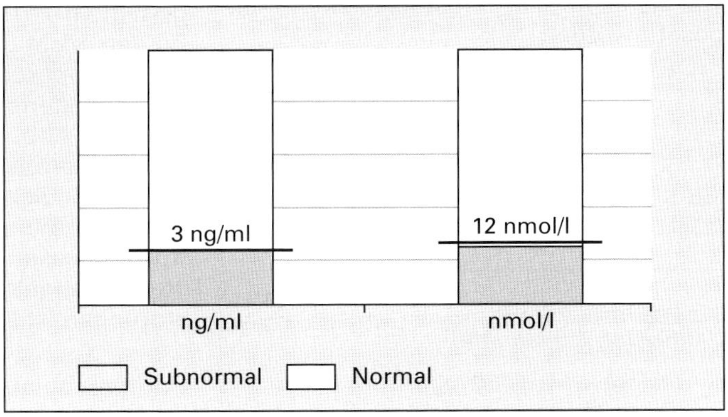

Abb. 6
Definition des Testosteronmangels anhand der Serumspiegel

(lower urinary tract symptoms [LUTS]) bei der benignen Prostatahypertrophie (BPH). Auch die dabei eingesetzten Medikamente (selektive Alphablocker) führen oftmals zu Ejakulationsstörungen. Weitere Ursachen sind: Operationen im kleinen Becken, vor allem der Prostata und der Gefäße, Traumen, neurologische Störungen und Medikamente (11).

Klinik: Die Ejakulation kann zu früh eintreten (Ejaculatio praecox). Diese ist meist eine lebenslang bestehende Störung. Verzögerte Ejakulation (Ejaculatio retardata) sind selten, häufiger ist eine Verminderung des Ejakulatvolumens bis hin zum völligen Fehlen (»trockener Orgasmus«). Beide Phänomene sind oft Nebenwirkungen von Medikamenten (Antidepressive, selektive Alphablocker).

Diagnostik: Die Anamnese ist entscheidend. Auf eine genaue Erhebung der Medikamente ist zu achten. Bisweilen sind Spezialuntersuchungen durch einen Neurologen notwendig.

Therapie: Sie richtet sich gegen das Grundleiden. Die Ejaculatio praecox kann auch in höherem Alter mit selektiven Serotonin-Wiederaufnahmehemmern (SSRI) behandelt werden.

Altershypogonadismus

Ursachen: Mit zunehmendem Alter kommt es zu einem langsamen Absinken der zirkulierenden Testosteronspiegel. Es gibt keine kritische Phase mit rascher Verminderung wie bei den weiblichen Wechseljahren. Dadurch kann es zur Beeinträchtigung der Funktionen der androgenabhängigen Organe kommen, die in Tab. 3 zusammengestellt sind.

Allgemeinkrankheiten, vor allem kardiovaskuläre Krankheiten, gehen oft mit niedrigen Testosteronspiegeln einher, wobei die Kausalität wohl wechselseitig ist. Zahlreiche Medikamente können die Testosteronsekretion beeinflussen, in erster Linie antiandrogene und östrogene Wirkstoffe, wie sie etwa beim Prostatakarzinom eingesetzt werden (12).

Tab. 5
Möglichkeiten der Testosteronsubstitution

- *Testim 50 mg Gel (Ferring Arzneimittel)*
- *Testogel 25 mg/-50 mg Gel im Beutel (Bayer Vital)*
- *TESTOPATCH 1,2 mg/24 h/-1,8 mg/24 h/-2,4 mg/24 h transdermales Pflaster (Pierre Fabre Pharma)*
- *Nebido 1000 mg Injektionslösung (Bayer Vital)*
- *Testosteron Depot 250 mg EIFELFANGO (Eifelfango)*
- *Testosteron-Depot GALEN 250 mg (GALENpharma/TAD Pharma)*
- *Testosteron-Depot JENAPHARM (Bayer Vital)*
- *Testosteron Depot-Rotexmedica (Rotexmedica)*
- *Testoviron-Depot-250 (Bayer Vital)*
- *Tostran 2% Gel (Arzneimittel ProStrakan)*

Definition: Nach der gemeinsamen Definition der International Society of Andrology (ISA), der International Society for the Study of the Aging Male (ISSAM) und der European Association of Urology (EAU) liegt ein Altershypogonadismus (late-onset hypogonadism [LOH]) vor, wenn klinische und biochemische Befunde für einen Testosteronmangel sprechen. Als klinische Symptome sind zu werten: Abnahme der sexuellen Aktivität, Abnahme der allgemeinen Leistungsfähigkeit, Schlafstörungen, Zunahme des Fettanteils an der Körpermasse, Abnahme der Muskelmasse und -kraft, spezifische Hautveränderungen, Abnahme der Knochenmasse (13).

Klinik: Das klinische Bild des Androgenmangels ist vielschichtig (Tab. 3). Zu den wichtigsten Symptomen gehören die Osteoporose, die rund 20 Jahre nach der klimakterischen Osteoporose der Frau beginnt (Abb. 5), die auf Erythropoetinmangel beruhende Anämie und die Sarkopenie, der Schwund der Muskulatur. Dadurch vermindert sich auch die fettfreie Körpermasse. Die Assoziation des Testosteronmangels mit sexuellen Funktionsstörungen ist schwach.

Darüber hinaus nehmen mit dem Alter zahlreiche Beschwerden zu: Neigung zu Erschöpfung, Herzbeschwerden, Gliederschmerzen, Magenbeschwerden. Die Trennung in androgenabhängige und nicht androgenabhängige Symptome ist praktisch nicht möglich (14).

Auch die Depressivität nimmt zu. Männer in höherem Alter (>55 Jahre) haben eine etwa dreimal so hohe Suizidrate wie Frauen. Auslöser für Alterdepressionen sind: Verlust der Selbstständigkeit, mangelnder sozialer Rückhalt, Vereinsamung, Verlust von Macht und Ansehen im Beruf, Fehlen von Zielen, soziale Entwurzelung (Umzug in ein Seniorenheim), finanzielle Sorgen (15).

Diagnostik: Zum Nachweis eines Altershypogonadismus ist die Erhebung einer speziellen Anamnese erfor-

Tab. 6
Ergebnisse plazebokontrollierter Studien an Männern über 50 Jahre. Die Zahlen stellen die eingeschlossenen Probanden dar (24)

↑ Verbesserung
→ keine Veränderung
↓ Verschlechterung

Organfunktion	↑	→	↓	Fazit
Blasenfunktion		44		→
Knochen	108	44		↑
Atmung			17	↓
Kardiovaskuläres System		152		→
Serumlipide	31	152		→
Fettfreie Körpermasse	225	75		↑
Hämatopoese	76	44		↑
Muskulatur	99	108		→
Prostata (PSA)		120		→
Sexualfunktionen		10		→
Gedächtnis		85		→
Stimmung		66		→

derlich (Tab. 4). Die Symptome allein sind vieldeutig und können auf zahlreichen anderen Ursachen beruhen. Deshalb ist gleichzeitig die Bestimmung der Testosteronserumspiegel erforderlich. Wenn der Spiegel des Gesamttestosterons unter 12 nmol/l oder 3 ng/ml liegt, ist ein Testosteronmangel wahrscheinlich (Abb. 6). Niedrige Testosteronspiegel ohne klinische Symptomatik sind irrelevant. Die Unterscheidung von Gesamttestosteron, freiem Testosteron und biologisch aktivem Testosteron im Serum ist nur für spezielle Fragestellungen wichtig.

Therapie: Für alle Patienten ist bei nachgewiesenem Altershypogonadismus eine Testosteronsubstitution sinnvoll. Zur Substitution sollte ausschließlich das unveränderte Testosteronmolekül verwendet werden (Tab. 5). Sie kann am besten durch die kutane Applikation von 5 mg Testosteron im Gel transdermal erreicht werden. Bei Beobachtung von Kontraindikationen (vor allem des Prostatakarzinoms) ist kurzfristiges Absetzen möglich. Mehrere Präparate stehen zur Verfügung (Tab. 5). Eine mögliche Alternative ist Testosteronundecanoat *(Nebido)*, das wirksame, gleichmäßige Blutspiegel über mehrere Wochen erreicht. Die früher häufig angewendeten Testosterondepotpräparate sollten nicht mehr verwendet werden, da sie nach Injektion überschießend hohe und anschließend abfallende Blutspiegel erzeugen.

Behandlungsziel sollten physiologische Blutspiegel (3,5–8 ng/ml) von Testosteron sein, supraphysiologische Blutspiegel sind zu vermeiden.

Während der Behandlung sind unbedingt regelmäßig eine digitale rektale Untersuchung und eine PSA-Bestimmung indiziert, um die Entwicklung eines Prostatakarzinoms zu erkennen.

Nicht alle Veränderungen, die beim Altersgonadismus beobachtet werden, sprechen auf eine Testosteronsubstitution an (Tab. 6). Wenn kein Behandlungserfolg klinisch zu beobachten ist, sollte die Therapie überdacht werden.

Die Testosteronsubstitution ist absolut kontraindiziert bei Männern mit einem Karzinom der Prostata oder der Brust, bei Männern mit signifikanter Polyzythämie, Schlafapnoe, schwerer Herzinsuffizienz und schweren Symptomen des unteren Harntrakts. Nach suffizienter Behandlung eines Prostatakarzinoms und wahrscheinlicher Tumorfreiheit kann eine Testosteronsubstitution erfolgen.

Krankheiten der männlichen Genitalorgane

Hautkrankheiten

Balanitis

Ursachen: Durch entsprechende Untersuchungen abzuklären sind: Bakterielle und mykotische Infektionen, allergisches Kontaktekzem, irritatives Kontaktekzem, atopisches Ekzem.

Klinik: Die Balanitis simplex äußert sich durch eine Hautrötung, die kleine Papeln und oft ringförmige Schuppenbildung zeigt. Subjektive Symptome sind Juckreiz und Trockenheitsgefühl (Abb. 7).

Therapie: Die Behandlung richtet sich nach der Ätiologie. Bei einer Infektion werden antibiotische oder antimykotische Externa angewendet. Eine allergische, irritative oder atopische Balanitis wird mit Kortikoiden behandelt, allerdings nicht länger als 1 Woche, um keine Hautatrophie zu erzeugen.

Eine Sonderform, die Balanitis plasmacellularis (Zoon), ist durch nichterosive, erythematöse, feucht erscheinende Flecke an der Glans gekennzeichnet (Abb. 8). Sie können lange Zeit unverändert bestehen. Die Diagnose erfordert eine histologische Untersuchung. Zur Behandlung ist eine Zirkumzision dringend anzuraten.

Selten ist eine Balanitis Teil systemischer Dermatosen, z. B. Psoriasis vulgaris oder Pemphigus-Krankheiten.

Lichen sclerosus et atrophicus

Die Krankheit wurde früher auch als Balanitis xerotica obliterans oder als Kraurosis penis bezeichnet. Es gibt vergleichbare Erscheinungen an der Vulva (Kraurosis vulvae). Die Ursache ist unbekannt.

Klinik: Die Veränderungen an der Glans sind diffuse oder umschriebene, bläulich-

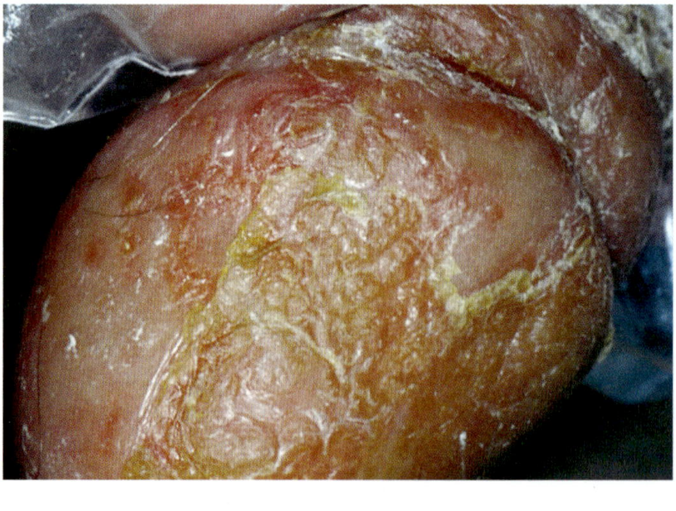

Abb. 7
Bei der Balanitis simplex sieht man rötliche Papeln und oft ringförmige Schuppenbildung

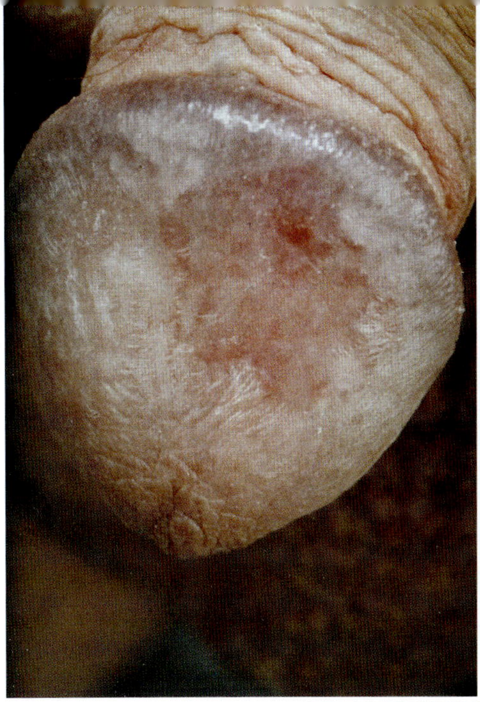

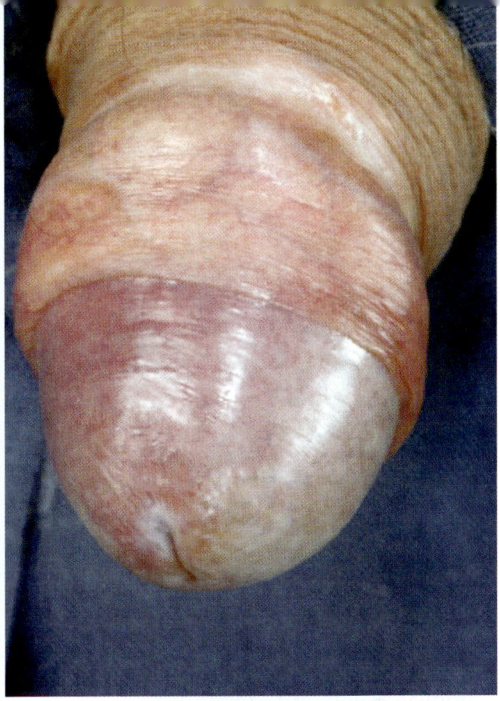

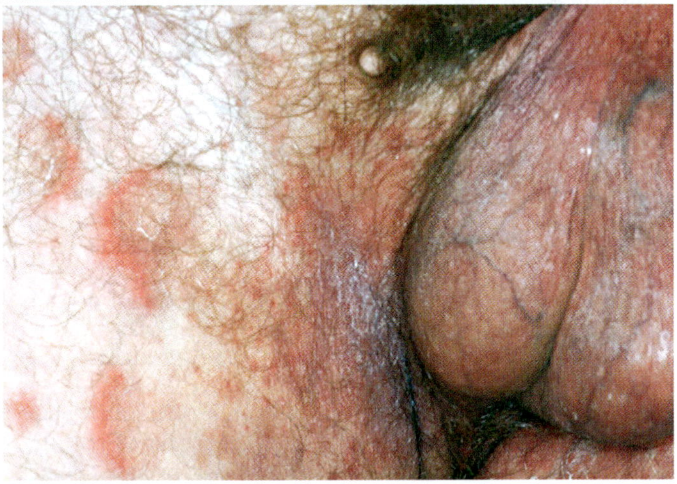

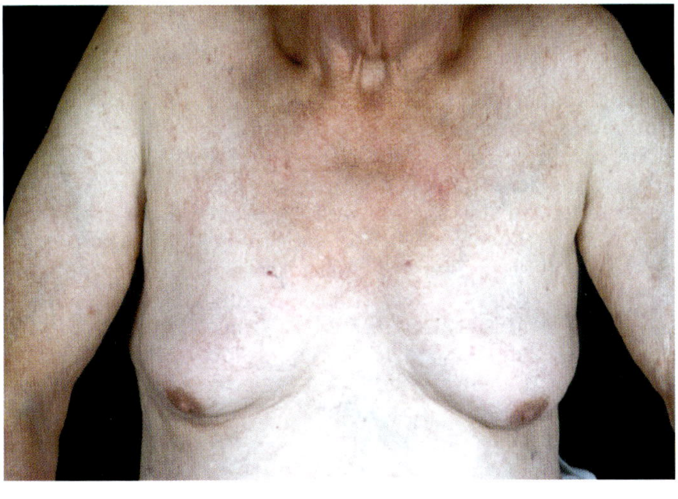

Abb. 8
Die Balanitis plasmacellularis (ZOON) ist durch nicht-erosive, erythematöse, feucht erscheinende Flecke an der Glans gekennzeichnet

Abb. 9
Lichen sclerosus et atrophicus. Die Veränderungen an der Glans sind diffuse oder umschriebene, bläulich- oder gelblichweißliche Plaques mit atrophischem Aussehen. Die Atrophie kann zu einer Phimose führen

Abb. 10
Kandidose der Skrotalhaut

Abb. 11
Bei der Gynäkomastie findet man eine meist seitengleiche, aber auch oft linksbetonte Anschwellung unter der Brustwarze, die die Gestalt der weiblichen Mamma in verschiedenem Grade nachahmt

oder gelblich-weißliche Plaques mit atrophischem Aussehen (Abb. 9). Zu Beginn besteht oft Juckreiz. Der Sulcus coronarius und der Meatus urethrae können narbenartig verändert und verengt werden. Die Schrumpfung der Vorhaut führt zu einer Phimose.

Therapie: In den letzten Jahren haben sich die topischen Kalzineurinantagonisten (Tacrolimus, Pimecrolimus) als erfolgreich erwiesen. Zur Behandlung der Phimose ist die Zirkumzision anzuraten.

Genitale Mykosen

Erreger: Am häufigsten findet man den Hefepilz Candida albicans, seltener andere Hefepilze. In geringer Anzahl findet man Hefepilze auch auf gesunder Haut, der bloße kulturelle Nachweis solcher Erreger beweist also nicht ihre ätiologische Rolle.

Klinik: Typisches Krankheitsbild ist die Balanitis. Häufig ist auch ein Befall der Leistenbeugen oder der periskrotalen Beugen. Die Involvierung der gesamten Skrotalhaut ist eher selten (Abb. 10). Einer Dermatitis in den Leistenbeugen oder periskrotal (Intertrigo) liegt oft nur eine Vermehrung der physiologischen Hautpilze Pytirosporon ovale zugrunde.

Diagnose: Im Nativpräparat oder nach GRAM-Färbung sieht man häufig Pilzfäden (Hyphen) oder Sporen. Eine Kultur sichert den Befund. Für die Kultivierung sind viele handelsübliche Nährböden geeignet.

Therapie: Fast immer ist eine topische Therapie ausreichend. Dafür stehen heute zahlreiche, gut wirksame antimykotische Zubereitungen basierend auf synthetischen Imidazolderivaten (Clotramizol) zur Verfügung. Sie sind in der Therapie weitgehend gleichwertig. Wichtig ist jedoch die Zubereitung: Cremes (wasserhaltig) sind besser verträglich als Salben, Lösungen führen oft zu einer Reizung. Pumpsprays oder Puder sind in der Genitalregion ungeeignet. Bei Immundefekten ist eine systemische Therapie mit einem der oral resorbierbaren Imidazolderivate (Fluconazol, Terbinafin, Itraconazol) erforderlich.

Krankheiten der Prostata

Benigne Prostatahyperplasie
(nach Leitlinien der Deutschen Gesellschaft für Urologie, DGU)

Der Symptomenkomplex der benignen Prostatahyperplasie (ICD-10-Kodierung N40) umfasst sowohl irritative als auch obstruktive Komponenten, die in unterschiedlicher Ausprägung vorliegen können. Nur ein Teil der Symptome ist abhängig vom Prostatavolumen, es besteht nur eine geringe Relation zwischen dem Prostatavolumen und dem Ausmaß der Beschwerden. Die eigentlichen Ursachen sind bis heute nicht eindeutig zu beschreiben (16).

Da der Terminus benigne Prostatahyperplasie strenggenommen ausschließlich eine histologische Diagnose beinhaltet, sollte man besser von dem benignen Prostatasyndrom sprechen, im angloamerikanischen Sprachraum als LUTS (lower urinary tract symptoms) bezeichnet. Diese LUTS können zu einer Beeinträchtigung der Lebensqualität in unterschiedlichem Maße führen.

Das benigne Prostatasyndrom ist eine Volkskrankheit, bis zu 40% der Männer >50 Jahre leiden an Symptomen. Die Häufigkeit nimmt mit dem Alter zu. Zur Quantifizierung wird meist der internationale Prostatasymptomenscore (IPSS) verwendet. Nach den IPSS-Werten werden Patienten mit milder Symptomatik (IPSS <8) von solchen mit mittlerer (IPSS 8–19) und schwerer Symptomatik (IPSS 20–35) unterschieden. Eine Therapieindikation wird im Allgemeinen bei einem IPSS-Wert >7 gesehen.

Eine große Zahl von Therapieformen stehen zur Verfügung, deren Erfolg jedoch sehr unterschiedlich ist. An konservativen Therapeutika sind die verschiedenen Formen der Phytotherapie, die Alpharezeptorenblocker und die 5-Alpha-Reduktasehemmer zu nennen. Weiterhin gibt es zahlreiche operative Verfahren, Goldstandard ist die transurethrale Resektion der Prostata.

Diagnostik und Therapie des benignen Prostatasyndroms gehören in die Hand des Urologen.

Prostatakarzinom
(nach Guidelines der Europaen Association of Urology)

Das Prostatakarzinom ist eine der wichtigsten Krankheiten des Mannes im Alter. Es macht etwa 11% aller Krebserkrankungen und 9% der Krebstodesfälle in Europa aus, mit einer Inzidenz von 214 pro 1000 Männer ist das Prostatakarzinom nach Lungen- und Darmkrebs die dritthäufigste Neoplasie des Mannes in Europa (17). Für die Beurteilung der Prognose ist neben dem Tumorstadium der Grad der zytologischen Differenzierung (GLEASON-Score) von Bedeutung.

Es gibt ein gewisses genetisches Risiko für die Entstehung eines Prostatakarzinoms. Über weitere Risikofaktoren liegen keine sicheren Aussagen vor, ebenso über mögliche Lifestylefaktoren zur Verminderung des Risikos. Die jahrelange Einnahme von Finasterid vermindert das Erkrankungsrisiko (nach 5 Jahren in einer Behandlungsgruppe 18,4%, in der Plazebogruppe 24,4% Prostatakarzinome [18]). Da das Risiko eines Prostatakarzinoms mit dem Ausmaß der androgenetischen Alopezie assoziiert ist (19), könnte deren Prophylaxe mit Finasterid bereits in jungen Jahren von Vorteil sein.

Eine wichtige Rolle spielt das Screening für die Entdeckung des Prostatakarzinoms, bevor der Tumor klinisch relevant wird. Es ist zwar noch unbewiesen, ob dieses Screening die Mortalität reduzieren kann, jedoch spielt die Frühentdeckung für den Krankheitsverlauf eine große Rolle. Das Screening stützt sich auf die digitale rektale Untersuchung und die Messung der Blutspiegel des prostataspezifischen Antigens (PSA). Bisher wird allerdings die Bestimmung des PSA noch nicht als Screeningleistung bezahlt. Demgegenüber sind andere Untersuchungsmethoden (Ultraschall) von geringerer Bedeutung. Bei jedem hinreichenden Verdacht ist die transrektale Biopsie erforderlich. Wenn eine der Screeningmethoden abnorme Resultate aufweist, ist die positive Biopsierate 6–15%, bei 2 Anomalien 18–60%, bei 3 Anomalien 56–72%. Die Zahlen bedeuten, dass die Aussage »normale Screeningparameter = kein Tumor« und »abnorme Screeningparameter = Tumor« nicht mit Sicherheit, sondern nur mit einer gewissen Wahrscheinlichkeit möglich ist.

Die Behandlungsstrategien des Prostatakarzinoms beinhalten Operation, Hormontherapie und Chemotherapie. Sie liegen in der Hand des Urologen und werden deshalb hier nicht weiter beschrieben. Wie bei allen onkologischen Behandlungsmaßnahmen ist in hohem Maße mit Nebenwirkungen zu rechnen, die ebenso wie die Krankheit selbst die Lebensqualität beeinträchtigen. Dazu gehören die erektile Dysfunktion und die Infertilität als direkte Operationsfolge sowie beide Phänomene gemeinsam mit der Gynäkomastie und Hitzewallungen als Folge der Hormontherapie.

Krankheiten der männlichen Brust

Definition: Vergrößerungen der männlichen Brust werden als Gynäkomastien bezeichnet. Rund 60% der Männer >50 Jahre haben eine Gynäkomastie. Als Maß gilt die Dicke einer waagerechten Quetschfalte (bei schlanken Menschen nicht >2 cm, bei allgemeiner Adipositas bis 3 cm).

Die Gynäkomastie ist meist eine »Imbalance« der Androgen- und Östrogenwirkungen am Drüsengewebe. Dafür können auch zahlreiche Medikamente verantwortlich sein. Regelmäßig tritt die Gynäkomastie bei der antiandrogenen und östrogenen Behandlung der Prostata auf.

Klinik: Bei der Gynäkomastie findet man eine meist seitengleiche, aber auch oft linksbetonte Anschwellung unter der Brustwarze, die die Gestalt der weiblichen Mamma in verschiedenem Grade nachahmt (Abb. 11). Die Brustwarze ist vergrößert, ebenfalls der Warzenhof (Durchmesser normal bis 2,8 cm). Fett und Drüsenkörper unter der Brustwarze sind in Form von Strängen, Verhärtungen und Konsistenzvermehrungen tastbar, Palpationsschmerz ist nicht selten.

Das pathologisch-anatomische Substrat der Gynäkomastie ist nicht unbedingt ein veränderter Drüsenkörper; auch die vermehrte Fettansammlung in diesem Bereich wirft die gleichen klinischen und therapeutischen Probleme auf. Die Bezeichnung »Pseudogynäkomastie« dafür ist nicht gerechtfertigt.

Diagnostik: Klinisch und sonographisch kann die Ausdehnung der Schwellung beurteilt werden. Für die Differenzialdiagnose gegen das seltene männliche Mammakarzinom wird die mammographische Untersuchung erforderlich, bei einer Verdachtsdiagnose folgt die zytologische und histologische Aufarbeitung.

Therapie: Sinnvolle konservative Behandlungsverfahren gibt es nicht, wenn auch mehrfach Tamoxifen eingesetzt wurde. Besser ist es, das Gewebe durch Exzision oder durch Liposuktion operativ zu reduzieren.

Literatur

1. Krause W. Drugs compromising male sexual health. Berlin-Heidelberg-New York: Springer; 2008.
2. Pientka L. Epidemiologie älterer Menschen. In: Schill WB, Bretzel RG, Weidner W, Hrsg. MännerMedizin. München: Urban & Fischer; 2004. Kapitel 1.1.
3. Lunenfeld B. Men's health and aging. The 5th world congress on the aging male. The Aging Male 2006; 9: 1–70.
4. Klentze M. Die Qualität von Anti-Aging-Programmen. In: Schill WB, Bretzel RG, Weidner W, Hrsg. MännerMedizin. München: Urban & Fischer; 2004. Kapitel 6.8.
5. Leitzman C. Ernährung und Ernährungsbewusstsein. In: Schill WB, Bretzel RG, Weidner W, Hrsg. MännerMedizin. München: Urban & Fischer; 2004. Kapitel 7.1.
6. Nowacki PE. Körper und Sport. In: Schill WB, Bretzel RG, Weidner W, Hrsg. MännerMedizin. München: Urban & Fischer; 2004. Kapitel 7.4.
7. Rohde V, Miller J. Vorsorgeuntersuchungen. In: Schill WB, Bretzel RG, Weidner W, Hrsg. MännerMedizin. München: Urban & Fischer; 2004. Kapitel 6.1.
8. Johnson L. Efficiency of spermatogenesis. Microsc Res Tech 1995; 32: 385–422.
9. Rolf C, Nieschlag E. Zeugungfähigkeit des alternden Mannes. In: Jocham D, et al., Hrsg. Aging Male. Marburg: Killian; 2000.
10. Baumhäkel M, Böhm M. Herzerkrankungen und Sexualität. In: Böhm M, Jockenhövel F, Weidner W, Hrsg. Männersprechstunde, Berlin-Heidelberg-New York: Springer; 2004.
11. Rowland D, et al. Disorders of orgasm and ejaculation in men. J Sex Med 2010; 7: 1668–1686.
12. Buvat J, et al. Endocrine aspects of male sexual dysfunctions. J Sex Med 2010; 7: 1627–1656.
13. Nieschlag E, et al. Investigation, treatment, and monitoring of recommendations late-onset hypogonadism in males: ISA, ISSAM, and EAU Recommendations. J Androl 2006; 27: 135–137.
14. Beutel ME, Wiltink J, Brähler E. Der Alternde Mann. In: Schill WB, Bretzel RG, Weidner W, Hrsg. MännerMedizin. München: Urban & Fischer; 2004.
15. Csef H. Psychische Krisen und psychosomatische Störungen In: Jocham D, et al., Hrsg. Aging Male. Marburg: Killian; 2000.
16. Berges R. Das benigne Prostatasyndrom (BPS). In: Krause W, et al., Hrsg. Andrologie – Krankheiten der männlichen Geschlechtsorgane. 4. Aufl. Stuttgart: Thieme; 2011. Kapitel 2.9.3.
17. Kaminsky A, Sperling H. Prostatakarzinom. In: Krause W, et al., Hrsg. Andrologie – Krankheiten der männlichen Geschlechtsorgane. 4. Aufl. Stuttgart: Thieme; 2011. Kapitel 2.9.4.
18. Thompson IM, et al. The influence of finasteride on the development of prostate cancer. N Engl J Med 2003; 349: 215–224.
19. Yassa M, et al. Male pattern baldness and the risk of prostate cancer. Ann Oncol 2011; 22: 1824–1827.
20. Bretschneider JG, McCoy NL. Sexual interest and behavior in healthy 80- to 102-year-olds. Arch Sex Behav 1988; 17: 109–129.
21. Bacon CG, et al. A prospective study of risk factors for erectile dysfunction. J Urol 2006; 176: 217–221.
22. Morley JE, et al. Validation of a screening questionnaire for androgen deficiency in aging males. Metabolism 2000; 49: 1239–1242.
23. Donaldson LJ, Cook A, Thomson RG. Incidence of fractures in a geographically defined population. J Epidemiol Community Health 1990; 44: 241–245.
24. Krause W. Testosteronsubstitution beim alternden Mann – welche Fragen sind beantwortet? Urologe 2004; 43: 1097–1100.

Altershypogonadismus beim Mann

Definition und Therapie

Angelika Kaminsky · Herbert Sperling

Die Zahl älterer Menschen steigt weltweit, so auch in Deutschland, zusehends an. Ursachen für das Zunehmen der Lebenserwartung sind u. a. Fortschritte in Technik und Medizin. Der Anteil der über 60-Jährigen in Deutschland nahm in den letzten 50 Jahren von 14,6% auf 22,4% zu. Abb. 1 verdeutlicht die Veränderungen im Aufbau der Bevölkerungspyramide der Bundesrepublik Deutschland zwischen 1950 und (hochgerechnet) 2050. Die Lebenserwartung eines Mannes stieg in den letzten 100 Jahren um etwa 30 Jahre, von 44,8 Jahren auf 74,4 Jahre (1).

Die Sexualität im Alter zählt nach wie vor zu den großen Tabus unserer Gesellschaft. Aber auch im höheren Lebensalter empfinden die meisten Menschen Sexualität als wichtige Quelle von Vitalität, Wohlbefinden und Partnerbezug.

Störungen der Sexualfunktion (z. B. durch eine erektile Dysfunktion) und des sexuellen Erlebens führen bei älteren Menschen oft zu einer erheblichen Beeinträchtigung der Lebensqualität (2). In zunehmendem Maße wird deshalb fachmännische Hilfe von den Patienten gesucht – und gerade Ärztinnen und Ärzte in hausärztlicher Funktion werden dabei oft als erste mit den Problemen und Sorgen dieser Patienten konfrontiert.

Definition

Der »Altershypogonadismus« (»late onset hypogonadism«) wird von den internationalen Fachgesellschaften ISSAM (International Society for the Study of the Aging Male), ISA (International Society of Andrology) und EAU (European Association of Urology) als ein Zustand des alternden Mannes definiert, der durch Testosteronmangel im Blut und damit gleichzeitig einhergehende definierte Symptome charakterisiert ist (1).

Dies heißt jedoch nicht, dass bei jedem Mann mit einem erniedrigten Testosteronspiegel auch Mangelsymptome auftreten (3).

Hormonelle Veränderungen im Alter

Im Serum sind etwa 40% des Testosterons an das sexualhormonbindende Globulin (SHGB) und etwa 60% in lockerer Form an Albumin gebunden – nur etwa 2% liegen als freie Form vor. Biologisch wirksam sind nur die freie und die an Albumin gebundene Fraktion (4). Ab dem 40. Lebensjahr kommt es beim Mann zu einem kontinuierlichen Abfall des Gesamttestosteronspiegels um etwa 1% pro Jahr, besonders des freien Serumtestosterons, weil die Bindungskapazität des SHGB mit dem Alter zunimmt (5). In Abb. 2 ist das kontinuierliche Absinken des Testosteronwertes in Abhängigkeit vom Lebensalter dargestellt.

Aktuell gibt es noch keine ausreichend evidenzgesicherten, allgemeingültigen und alterspezifischen Normwerte für Testosteron (6). Bedingt durch die Gegenregulation der Hypophyse kommt es beim Absinken des Testosterons zu einem Ansteigen von LH und FSH (luteinisierendes Hormon und

Abb. 1
Bevölkerungspyramide der Bundesrepublik Deutschland: Links die Werte von 1950, rechts (hochgerechnet) jene von 2050 (Statistisches Bundesamt, 2006)

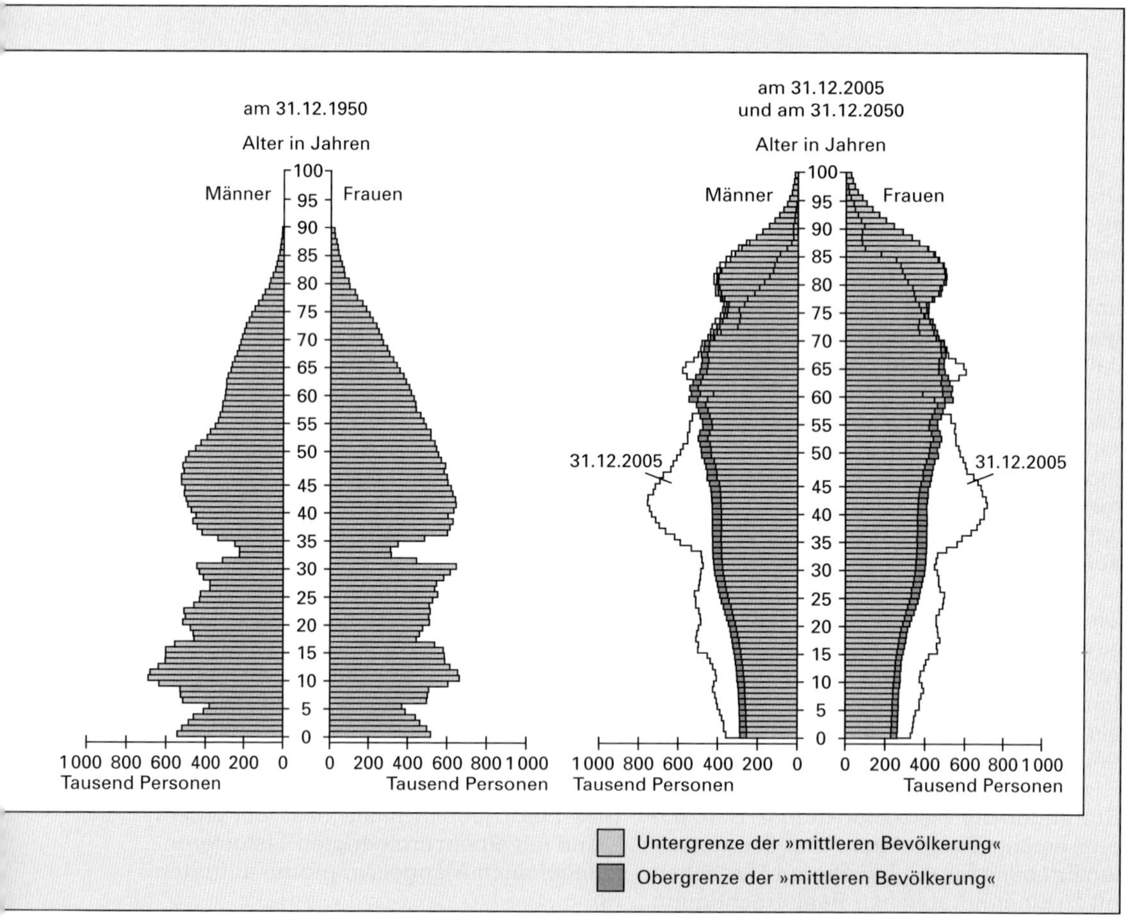

Abb. 2
Testosteron in Abhängigkeit vom Alter; nach VERMEULEN (21)

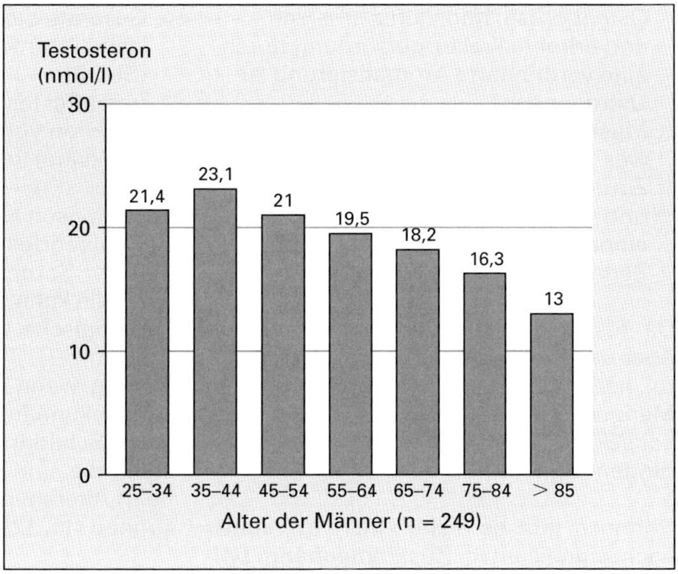

follikelstimulierendes Hormon), was dazu führt, dass das SHGB ansteigt und das freie, ungebundene Serumtestosteron weiter absinkt. Zusätzlich zum Sinken des Testosteronspiegels kommt es auch zu einer Abnahme von Wachstumshormonen Thyroxin und Melatonin. Der Estradiolspiegel bleibt unverändert, DHEA (ein androgenabhängiger Nebennierenmetabolit) sinkt in seiner Konzentration nur langsam ab (7).

Ursachen des Testosteronabfalles sind sowohl eine numerische Verminderung als auch eine Funktionsverschlechterung sowie die signifikant abnehmende Stimulierbarkeit der LEYDIG-Zwischenzellen im Hoden, der Ort, wo Testosteron aus Cholesterin synthetisiert wird. Auch eine Störung der übergeordneten Regulation, besonders der zirkadianen LH-Rhythmik mit einer Abflachung der zirkadianen Kurve des LH und dadurch ausgelöster veränderter pulsatiler Sekretion des GnRH (Gonadotropinfreisetzungshormon) des Hypothalamus, wird als ursächlich angesehen (8). Als Ergebnis resultiert hinsichtlich des peripheren Hormonstatus nicht nur eine Verminderung des Testosterons, sondern auch eine signifikante Abflachung der zirkadianen Konzentrationskurve (9).

Im Gegensatz zur abnehmenden Funktion der LEYDIG-Zellen bleibt die Spermatogenese in den Tubuli seminiferi des Hodens lebenslang erhalten; die Produktionskapazität der Spermatogenese nimmt aber insgesamt gesehen mit dem Alter ab (9). Morphologisches Korrelat dieser Reduktion ist die Degeneration von Germinalzellen in allen Stadien der Spermatogenese, welche von phagozytotisch aktiven SERTOLI-Zellen ausgesondert werden, bei denen infolgedessen ab dem 50. Lebensjahr typische Lipidablagerungen und Granula im Zytoplasma nachweisbar sind.

Symptome

Als »partielles Androgendefizit des alternden Mannes« (PADAM) bezeichnet man ein Abfallen des Testosterons unter 12 nmol/l oder 3 ng/ml, einhergehend mit körperlichen Symptomen (8).

Hierzu zählen:

- Die durch direkten Verlust der Testosteronwirkung bedingte Verkleinerung von Penis, Prostata und Hoden.

- Osteoporose, Knochenschmerzen und erhöhte Frakturgefährdung durch eine verminderte Aromatisierung zu Östrogenen.
- Muskelabbau und Sarkopenie, was zu körperlicher Schwäche führt.
- Zurückgehender Bartwuchs und verminderte Sebumproduktion, einhergehend mit trockener Haut.
- Zunahme des viszeralen Fettgewebes.

Da Testosteron die sexuelle Stimulation über den Einfluss auf die Produktion oxytocinerger Substanzen fördert, bewirkt ein Mangel eine Abnahme der Libido, was konsekutiv eine erektile Dysfunktion bedingen kann.

Dennoch gibt es bisher keinen statistisch signifikanten Zusammenhang zwischen Testosteronmangel und urologischen Symptomen. Auch klagt nicht jeder Patient mit einem erniedrigten Testosteronspiegel über begleitende Symptome. Man geht vielmehr davon aus, dass Alterungsprozesse und damit verbundene Beschwerden in nicht unerheblichem Maße auch durch hereditäre Determination, sozioökonomische Faktoren sowie Lebensführung und Verhaltensweisen beeinflusst werden (1).

Diagnostik

Auch beim sog. Altershypogonadismus, welcher nach seiner »Entdeckung« den Begehrlichkeiten der verschiedensten Fachrichtungen »zum Opfer fiel«, ist die Diagnostik der erste und wichtigste Schritt. Sie muss andrologisch sinnvoll ausgewählt sein und lässt sich dann, gerade im Zeitalter der Wirtschaftlichkeit, auch auf ein ausreichendes Maß begrenzen. Bei der Behandlung liegt dagegen oft noch kein festes Therapieregime vor; es sind noch Fragen offen. Wichtig hierbei ist vor allem, die Therapie des Altershypogonadismus aus der »Life-style-Ecke« herauszuholen und an den Leitlinien auszurichten, die interdisziplinär erarbeitet wurden.

Zur Diagnostik wird die Bestimmung folgender Hormonparameter empfohlen (7):

- Gesamttestosteron;
- sexualhormonbindendes Globulin (SHGB);
- freies Testosteron, möglichst als Funktion von Testosteron und SHGB (FT-Value) (www.issam.ch).

Bei adipösen Männern (BMI >35) kann es zu Fehlbeurteilungen kommen, da bei ihnen der Serumspiegel des SHGB verringert sein kann (10). Weiterführende endokrinologische Untersuchungen (LH, FSH, Prolaktin, T_3, T_4, TSH) sind nur dann notwendig, wenn klinisch der Verdacht auf einen sekundären Hypogonadismus oder eine Schilddrüsenfunktionsstörung besteht, die eine ähnliche Symptomatik wie beim Altershypogonadismus hervorrufen können (11, 12).

Es gibt eine Reihe von Fragebögen, die bei der Diagnostik hilfreich sein sollen.

- Der Klimakterium-virile-Fragebogen (KLV) bezieht sich auf Beschwerden, die im Zusammenhang mit einem veränderten Hormonstatus stehen;
- die Aging Male Symptoms Rating Skale (AMS) bewertet altersassoziierte Beschwerden im Zeitverlauf sowie vor und nach einer Behandlung;
- der Screening Questionnaire for Androgen Deficiency in Aging Males (ADAM) konzentriert sich auf Symptome, die bevorzugt bei Männern mit erniedrigtem Testosteronspiegel beobachtet werden (13).

Generell können solche Fragebögen zuverlässig und ökonomisch Befindlichkeitsstörungen erfassen und wichtige Hinweise für die Therapie und die Erfolgs- und Verlaufsbeurteilung geben. Bezüglich der Identifizierung und Erfassung von hormonassoziierten Veränderungen besteht aber noch Forschungs- und Entwicklungsbedarf (14).

Therapie

Bei der Therapie des Altershypogonadismus ist zu beachten, dass ein erniedrigter Testosteronwert beim Fehlen einer begleitenden subjektiven Symptomatik oder von objektivierbaren Beschwerden keine Therapieindikation ist (8). Internationale

Abb. 3
Muskelkraft in Abhängigkeit von Training und Testosteron (n = 43); nach BHASIN et al. (22)

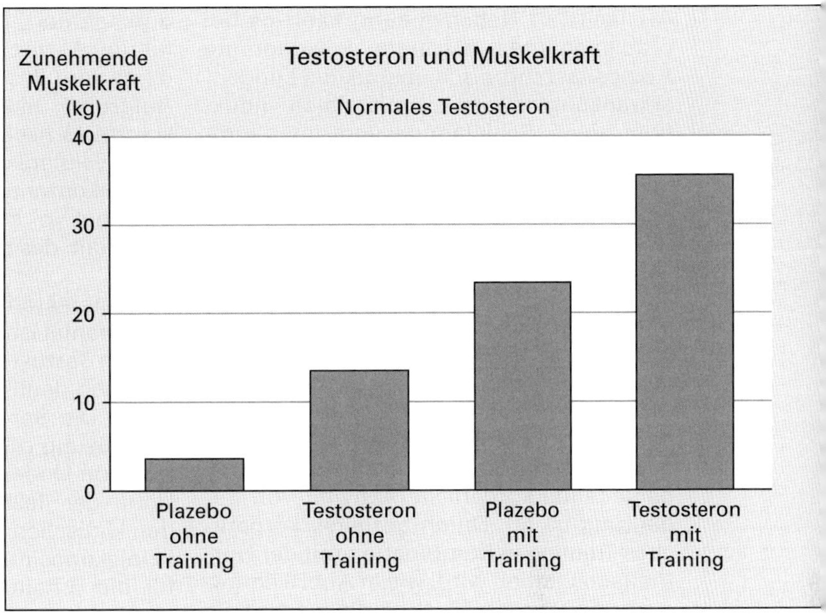

Fachgesellschaften wie die »International Society for the Study of Aging Male« (ISSAM) haben Standards, Leitlinien und Empfehlungen für die Substitution von älteren Männern mit sekundärem Hypogonadismus entwickelt (3, 15). Bezüglich der Wirksamkeit einer Testosteronsubstitutionstherapie könnte ein innovativer Ansatz interessant sein, der eine Assoziation zwischen der Zahl der sog. »CAG-repeats« im Androgenrezeptorgen und dem Auftreten von Nebenwirkungen gezeigt hat (16).

Kontraindikationen für eine Substitutionstherapie sind ein Mammakarzinom sowie eine Polyglobulie, da es durch Testosteron zu einer Stimulation der Erythropoese kommt (1, 9). Noch nicht abschließend geklärt ist das Risiko der potenziellen Entwicklung eines Prostatakarzinoms unter der Testosteronsubstitution (9).

Patienten mit deutlichen Symptomen eines partiellen Androgendefizites des alternden Mannes, die in ihrer Vorgeschichte ein Prostatakarzinom hatten und entweder mittels radikaler Prostatektomie oder Brachytherapie kurativ behandelt worden sind, können zur Linderung der Symptome und Verbesserung der körperlichen Gesamtkonstitution durchaus mit einer Testosteronsubstitution behandelt werden. Laut der aktuellen Studienlage, die leider nur sehr wenige Studien mit kleinen Patientenzahlen aufweist, erhöht sich das Risiko für ein Rezidiv dadurch nicht. Die Patienten müssen aber über den off label use des Testosterons aufgeklärt und engmaschig sorgfältig nachuntersucht werden. Unter diesen Kautelen ist der Vorteil für die Erhöhung der Lebensqualität unter der Testosteronsubstitution unumstritten. Für Patienten, die ein Prostatakarzinom haben, das bisher nicht kurativ behandelt worden ist, gibt es keine Empfehlungen, da die Datenlage zu schlecht ist. Letztlich muss bei diesen Patienten jeder für sich selbst entscheiden, was dem Patienten in seinen Augen am meisten nützt, und ob die Lebensqualität des einzelnen Patienten unter der Testosteronsubstitution mehr steigt, als das mögliche Risiko des Progresses eines Prostatakarzinoms (17).

Als (seltene) Nebenwirkung kann es bei prädisponierten Männern (ausgeprägte Adipositas, chronisch obstruktive Lungenerkrankung) zu einer reversiblen Induktion eines Schlafapnoesyndroms kommen. Zunehmende Tagesmüdigkeit unter der Therapie kann ein Hinweis sein und sollte weiter abgeklärt werden (1).

Nach eingehender Diagnostik kann bei einer Nutzen-Risiko-Abwägung von einem günstigen Effekt auf den Knochenstoffwechsel, die Muskelmasse und -kraft ausgegangen werden. Wissenschaftliche Studien haben jedoch gezeigt, dass für die Ausbildung der Muskulatur sowohl ein ausreichender Testosteronspiegel als auch begleitende körperliche Aktivität von Bedeutung ist (1). Durch gezieltes körperliches Training in Kombination mit der Hormonsubstitution wird, wie in Abb. 3 dargestellt, ein besserer Muskelaufbau erzielt als durch die alleinige Substitutionstherapie.

Auch die Vita sexualis und eine Androgenmangelanämie werden günstig beeinflusst. Nur 3% der im Alter auftretenden erektilen Dysfunktionen werden durch eine alleinige Testosterontherapie behoben. Ob langfristig auch Morbidität und Mortalität günstig beeinflusst werden, ist nicht bekannt. Dem gegenüber stehen die potenziell nachteiligen Effekte auf die Prostata, die durch die Einbindung des Patienten in regelmäßige Kontrolluntersuchungen überwacht werden müssen (18).

Dementsprechend muss im Dialog mit dem Patienten das »Für und Wider« auf dem Boden der erhobenen Befunde und des Hormonstatus abgewogen werden. Mitunter hilft ein 3–6-monatiger Therapieversuch mit Testosteron und anschließender Re-Evaluation der Symptomatik (1).

Zur Therapie stehen intramuskuläre, subkutane, orale und transdermale Präparate zur Verfügung.

Intramuskuläre Präparate

Mit den intramuskulären Präparaten (die meisten Studien wurden mit 200–250 mg Testosteron-Enantat i.m. alle 2–3 Wochen durchgeführt) liegen zwar die meisten Erfahrungen vor, dennoch sind sie – bedingt durch ihre Pharmakokinetik – nicht ideal. Aufgrund einer kurzen Halbwertszeit kommt es nach der Injektion rasch zu supraphysiologischen Spitzenspiegeln, die Serumkonzentration fällt kontinuierlich ab und liegt vor der nächsten Injektion dann unterhalb des normalen Serumspiegels.

Eine interessante Alternative zum Testosteron-Enantat ist das in öliger Lösung verabreichte Testosteron-Undecanoat *(Nebido)*, das eine deutlich längere Wirkdauer aufweist. Die Spritzen enthalten 4 ml Injektionslösung mit insgesamt 1000 mg Testosteron-Undecanoat. Abhängig von der Höhe der Testosteronserumspiegel und den klinischen Symptomen kann das erste Injektionsintervall (im Vergleich zu dem für die Erhaltungstherapie empfohlenen Intervall von 10–14 Wochen) bis auf ein Minimum von 6 Wochen reduziert werden. Mit einer solchen Aufsättigungsdosis können ausreichende Steady-state-Spiegel schneller erreicht werden. Es wird i.m. verabreicht, wodurch der First-pass-Effekt umgangen wird.

Nach der i.m. Injektion von Testosteron-Undecanoat wird die Verbindung kontinuierlich aus dem Depot freigesetzt und von Serumesterasen nahezu vollständig in Testosteron und Undecansäure gespalten. Es wird nur sehr langsam aus dem Muskel in die Blutbahn abgegeben. Das führt zum einen zu der längeren Wirkungsdauer, zum anderen soll so ein kontinuierlich im Normbereich liegender Testosteronserumspiegel erreicht (weder supraphysiologische Spiegel unmittelbar nach der Injektion noch subphysiologische Spiegel vor der nächsten Injektion, wie beim Testosteron-Enantat) werden. Die Knochendichte stieg in Studien in 12 Monaten um 6%.

Weiterhin regt Testosteron-Undecanoat die Blutbildung an, ohne dass Hämoglobin- und Hämatokritwerte den Normbereich übersteigen, sodass keine Therapieunterbrechungen notwendig sind. Für die Anwendung von Testosteron-Undecanoat gelten die gleichen Anwendungsbeschränkungen und Risiken wie für die Testosteronsubstitution im Allgemeinen. Bei Testosteron-Undecanoat ist zu beachten, dass die Substanz bei Patienten mit Epilepsie oder Migräne nur mit Vorsicht angewendet werden darf, da sich diese Erkrankungen verschlimmern können.

Transdermale Präparate

Das transdermal zu applizierende Testosterongel, das einmal täglich aufgetragen wird und den Patienten unabhängig von i.m. Injektionen macht, ist eine wesentliche Bereicherung der Therapieoptionen. Es handelt sich um ein klares hydroalkoholisches Gel, das 1% Testosteron enthält und einmal täglich auf den Bauch, die Schultern oder die Oberarme aufgetragen wird. Das Testosterongel weist hervorragende pharmakokinetische Eigenschaften und eine sehr gute Hautverträglichkeit auf. Von einer 5-g-Dosis des Gels (entsprechend 50 mg Testosteron), werden etwa 10% absorbiert und gelangen in die systemische Zirkulation. Aufgrund der transdermalen Applikation wird der First-pass-Effekt der Leber umgangen, sodass eine Dosis von 5–10 g Gel täglich die endogene, testikuläre Produktion voll ersetzen kann. Bereits 30 Minuten nach dem Auftragen des Gels steigen die Testosteronspiegel im Blut an und liegen nach 4 Stunden innerhalb des Normbereichs. Das Gel wird sehr rasch von der Haut aufgenommen. Die Kutis dient dann als Reservoir und gibt Testosteron kontinuierlich über 24 Stunden in die systemische Zirkulation ab, sodass der Testosteronspiegel bei täglicher Applikation kontinuierlich im Normbereich liegt. Die Größe der Hautoberfläche, auf die das Gel aufgetragen wird, spielt für die Menge des absorbierten Testosterons nur eine untergeordnete Rolle. Bei einer Vervierfachung der Auftragungsfläche wurden nur 20–30% höhere Testosteronserumspiegel gemessen. Bei klassischen Formen des Hypogonadismus hat sich das Testosterongel in der Substitition als genauso effizient erwiesen wie die Standardmedikation Testosteron-Enantat (19).

Das Testosterongel hat den Vorteil, dass die Therapie bei auftretenden Nebenwirkungen oder unklaren Prostatabefunden sofort beendet werden kann. Werden i.m. Injektionen durchgeführt, ist erst nach Abwarten der kompletten Wirkungsdauer des Präparates eine Unterbrechung der Therapie möglich. Ist es während einer 9–12-monatigen Therapie zu keinen Komplikationen und unerwünschten Wirkungen gekommen, kann die Umstellung auf eine lang wirksame Dauertherapie erfolgen.

Hormonimplantate und orale Substitution

Testosteronimplantate sind aufgrund ihrer langen Wirkdauer von bis zu 6 Monaten für die Substitutionstherapie des alternden Mannes n i c h t geeignet, da beim Auftreten von Nebenwirkungen oder Kontraindikationen keine rasche Therapieunterbrechung möglich ist (6).

Synthetische 17α-methylierte Testosteronderivate sind aufgrund toxischer Lebernebenwirkungen obsolet. Durch die täglich mehrfache orale Applikation von Testosteron-Undecanoat mit fettreichen Mahlzeiten ist eine effektive und nebenwirkungsarme Substitution von Testosteron möglich (20). Nachteilig sind jedoch die kurze Halbwertszeit sowie starke intraindividuelle Schwankungen der Serumtestosteronkonzentration. Diese Therapie kann bei Patienten mit noch relativ hoher Testosteroneigenproduktion durchgeführt werden (6).

Eine weitere orale Substitutionsmöglichkeit besteht mit einem oral applizierbaren Testosteron *(Striant)*. Hierbei handelt es sich um ein Präparat, das nach seiner Applikation an der Innenseite der Wange oder der Gaumenoberfläche 30 mg Testosteron abgibt. Das Testosteron wird von der konvexen Seite der Tablette freigesetzt. Über diese transbukkale Applikationsform wird der First-pass-Effekt der Leber umgangen. Die bukkale Testosterongabe muss zweimal täglich angewendet werden. Die Zufuhr von Nahrung oder Getränken hat keine Auswirkungen auf die transbukkale Absorption. Das transbukkale System setzt Testosteron in einer pulsatilen Art und Weise frei, die der endogenen pulsatilen Testosteronausschüttung ähnelt. Schon mit der 2. Applikation wird ein Steady-state-Testosteronspiegel erreicht. Es kommt – pharmakokinetisch gesehen – weder zur Testosteronakkumulation noch zu Spitzenspiegeln. Ein weiterer Vorteil des Präparates besteht darin, dass die Therapie durch Entfernen der bukkal haftenden Tablette rasch beendbar ist. Allgemein wird diese Form der Testosteronsubstitution von den Patienten gut akzeptiert. Als Nebenwirkungen werden milde Mundschleimhautreaktionen, Geschmacksstörungen oder -veränderungen sowie Mundtrockenheit oder eine Stomatitis berichtet.

Östrogensubstitution

Keinesfalls ist beim altersassoziierten Hypogonadismus die Gabe von Östrogenen indiziert. Etliche Studien belegen eine erhöhte Mortalität unter hoch dosierter Östrogentherapie. Ob es auch bei niedrig dosierten Östrogenen zu einer Veränderung der Mortalität kommt, ist noch nicht hinreichend untersucht. Lediglich dann (selten), wenn ein Aromatasedefekt vorliegt, kann bei entsprechender Klinik eine Estradiolsubstitution beim Mann gerechtfertigt sein (8).

Therapieüberwachung

Eine Testosteronsubstitutionstherapie ist sorgfältig zu überwachen. Neben der regelmäßigen Überprüfung des Serumtestosteronspiegels und des Hämoglobinwertes sind allgemeines Wohlbefinden, Bartwachstum, Sebumproduktion, Leistungsfähigkeit sowie Libido und sexuelle Aktivität gute Parameter einer solchen Überwachung (6). Je nach Ausgangsbefund und Therapieindikation kann durch langfristige Knochendichteuntersuchungen eine effektive Substitutionstherapie dokumentiert werden. Auch müssen, vor allem zu Therapiebeginn, regelmäßige PSA-Kontrollen erfolgen, um ein etwaiges (unter der Substitutionstherapie progredientes) Prostatakarzinom frühzeitig zu erkennen (6).

Kostenübernahme

Handelt es sich um das hier dargestellte Krankheitsbild des Altershypogonadismus und wurde dieser durch adäquate Diagnostik gesichert, ist die Therapieindikation geprüft und gestellt, so werden die Kosten für die medizinisch indizierte Behandlung von den Krankenkassen übernommen.

Werden die Medikamente dagegen mit dem Ziel einer »Life-style«-Verbesserung oder als »Doping« benutzt, so ist dies außerhalb des dargestellten Inhaltes, d. h., die Kosten werden von den Krankenkassen selbstverständlich nicht übernommen. Hierbei ist auch der Nutzen nicht nur fraglich, sondern die Applikation möglicherweise sogar gefährlich.

Fazit für die Praxis

○ Der Altershypogonadismus ist endokrinologisch vor allem durch eine Verminderung des Gesamttestosterons sowie des freien Testosterons im Serum gekennzeichnet. Wichtig ist eine ausreichende, aber auch sinnvoll ausgewählte Diagnostik.

○ Nur wenn klinische Symptome wie abnehmende Libido, Osteoporose, Umverteilung des Fettgewebes, abnehmende körperliche Leistungsfähigkeit, Stimmungsschwankungen oder eine erektile Dysfunktion und gleichzeitig ein Testosteronmangel im Serum vorliegen, kommt eine Hormonersatztherapie infrage. Vor dem Beginn einer Hormonsubstitutionstherapie ist ein Prostatakarzinom auszuschließen. Der erste Schritt hierbei sollte die Bestimmung des PSA-Wertes sein.

○ Ziel der Therapie ist es, normwertige Testosteronserumspiegel zu erreichen, ohne dass dabei größere Schwankungen auftreten. Gleichzeitig muss die Therapie beim etwaigen Auftreten von Nebenwirkungen rasch beendbar sein. Das Testosterongel ist dabei für den Therapieeinstieg das am besten geeignete Präparat.

○ Bei der Hormonsubstitution bedarf es einer sorgfältigen Therapieüberwachung, da Langzeiteffekte, besonders auf die Prostata, noch nicht abschließend untersucht sind.

Literatur

1. Sperling H, et al. LOH (late onset hypogonadism) oder »aging male«. Urologe 2006; 45: 163–168.

2. Brandenburg U, et al. Sexualität im Alter. Urologe 2002; 41: 346–349.

3. Morales A, Lunenfeld B. Investigation, treatment and monitoring of late-onset hypogonadism in males. Aging Male 2002; 5: 74–86.

4. Krause W. Die endokrine Basis von sexuellen Funktionsstörungen im Alter. Urologe 2000; 39: 411–413.

5. Lenk VS. Diagnostik des »aging male« – was ist sinnvoll? Urologe 2005; 44: 1167–1172.

6. Behre HM, Nieschlag E. Testosteronsubstitution beim alternden Mann. Urologe 2000; 39: 421–424.

7. Heimes S, Hahn S. Aging male. Urologe 2000; 39: 469–470.

8. Ludwig G. PADAM aus urologischer Sicht. Urologe 2000; 39: 407–410.

9. Diemer T, et al. Therapie des »Aging male«. Urologe 2005; 44: 1173–1178.

10. Tan RS, Pu SJ. Impact of obesity on hypogonadism in the andropause. Int J Androl 2002; 25: 195–201.

11. Christ-Crain M, et al. Value of Gonadotropin-releasing hormone testing in differential diagnosis of androgen deficiency in elderly men. J Endocrinol Metab 2005; 90: 1280–1286.

12. Veldhuis JD, et al. Differential sex steroid negative feedback regulation of pulsatile follicle-stimulating hormone secretion in healthy older men: deconvolution analysis and steady-state sex-steroid hormone infusions in frequently sampled healthy older individuals. J Clin Endocrinol Metab 1997; 82: 1248–1254.

13. Beutel ME, Schneider H, Weidner W. Symptomatik oder Befindlichkeitsstörungen des alternden Mannes – welche Fragebögen stehen zur Verfügung? Urologe 2004; 43: 1069–1075.

14. Beutel M, Wiltink J. Altersbeschwerden und Testosterondefizit aus psychosomatischer Sicht. Urologe 2000; 39: 414–417.

15. Nieschlag E, et al. Investigation, treatment and monitoring of late-onset hypogonadism in males. Aging Male 2005; 8: 56–58.

16. Zitzmann M, Gromoll J, Nieschlag E. The androgen receptor CAG repeat polymorphism. Andrologica 2005; 37: 216.

17. Kaminsky A, Sperling H. Testosteronsubstitutionstherapie beim Prostatakarzinom. Urologe 2010; 49: 20–25.

18. Oettel M, Mukhopadhyay A. Progesterone: the forgotten hormone in men. Aging Male 2004; 7: 236–257.

19. Swerdloff R, et al. Long-term pharmacokinetics of transdermal testosteron gel in hypogonadal men. J Clin Endocrinol Metab 2000; 85: 4500–4510.

20. Gooren LJG. A ten year safety study on the oral androgen testosterone undecanoate. J Androl 1998; 15: 212–215.

21. Vermeulen A. Decreased androgen levels and obesity in men. Ann Med 1996; 28: 13–15.

22. Bhasin S, et al. The effects of supraphysiologic doses of testosterone on muscle size and strength in normal men. N Engl J Med 1996; 335: 1–7.

Autoren-verzeichnis

BRUCK J. C., Dr. Dr.
Klinik für Plastische Chirurgie
Martin-Luther-Krankenhaus
Caspar-Theyß-Straße 27–31
14193 Berlin
j.bruck@mlk-berlin.de

CHOMEJ P., Dr.
Klinik für Unfallchirurgie und Orthopädie
Sporttraumatologisches Kompetenzzentrum
St. Elisabeth-Krankenhaus
Biedermannstraße 84
04277 Leipzig
pawel@chomej.de

DIETL J., Prof. Dr.
Universitäts-Frauenklinik
Josef-Schneider-Straße 4
97080 Würzburg
frauenklinik@mail.uni-wuerzburg.de

ELKELES BARBARA, Priv.-Doz. Dr.
Klinik für Geriatrische Rehabilitation
Am Krankenhaus 1
48291 Telgte
Barbara.Elkeles@geriatrie-telgte.de

ENGESER P., Dr.
Sektionssprecher Versorgungsaufgaben der DEGAM
Hohenzollernstraße 36
75177 Pforzheim
peterengeser@web.de

FRÖLICH L., Prof. Dr.
Zentralinstitut für Seelische Gesundheit
J 5
68159 Mannheim

GRUNDMANN SONJA A., Dr.
Abteilung für klinische Neurodermatologie
Klinik und Poliklinik für Hautkrankheiten
Universitätsklinikum Münster
Von-Esmarch-Straße 58
48149 Münster

HEINS J., Dr.
Zentrum für Geriatrische Medizin und
Zentrum für Palliativmedizin
AGAPLESION Elisabethenstift
Landgraf-Georg-Straße 100
64287 Darmstadt

KAMINSKY ANGELIKA, Dr.
Urologische Klinik
Kliniken Maria Hilf GmbH
Viersener Straße 450
41063 Mönchengladbach

Angelika.Kaminsky@mariahilf.de

KLIMM H.-D., Prof. Dr.
Ringstraße 20f
76456 Kuppenheim

info@prof-klimm.de

KLIMM SUSANNE, Dr.
Ringstraße 20f
76456 Kuppenheim

KOJER MARINA, Dr. Dr.
Honorarprofessur der Universität Klagenfurt
Abteilung für Palliative Care
und OrganisationsEthik der IFF
Universität Klagenfurt in Wien
Schottenfeldgasse 29
A-1070 Wien

marina.kojer@me.com

KOMPIS M., Prof. Dr. med. Dr. sc. techn.
Universitätsklinik für Hals-, Nasen- und Ohrenkrankheiten,
Kopf- und Halschirurgie
Inselspital
CH-3010 Bern

martin.kompis@insel.ch

KOPF D., Priv.-Doz. Dr.
Geriatrische Klinik
Kath. Marienkrankenhaus
Alfredstraße 9
22087 Hamburg

kopf.geriatrie@marienkrankenhaus.org

KRAUSE W., Prof. em. Dr.
Klinik für Dermatologie und Allergologie
Universitätsklinikum Gießen und Marburg
Standort Marburg
Deutschhausstraße 9
35037 Marburg

krause@med.uni-marburg.de

LESCHBER GUNDA, Dr.
Klinik für Thoraxchirurgie
Evangelische Lungenklinik Berlin
Lindenberger Weg 27
13125 Berlin

sekr.chirurgie@elk-berlin.de

MEYER ANN-KATHRIN, Dr.
Abteilung für Geriatrie
Asklepios Klinik Wandsbek
Alphonsstraße 14
22043 Hamburg

ann.meyer@asklepios.com

PANNEK J., Prof. Dr.
Neuro-Urologie
Schweizer Paraplegiker Zentrum
Guido-A.-Zäch-Straße 1
CH-6207 Nottwil

juergen.pannek@paranet.ch

PEHL C., Priv.-Doz. Dr.
Medizinische Klinik
Krankenhaus Vilsbiburg
Krankenhausstraße 2
84137 Vilsbiburg

christian.pehl@kkh-vilsbiburg.de

PETERS-KLIMM F., Priv.-Doz. Dr.
Ringstraße 20f
76456 Kuppenheim

info@prof-klimm.de

PFISTERER M., Priv.-Doz. Dr.
Zentrum für Geriatrische Medizin und
Zentrum für Palliativmedizin
AGAPLESION Elisabethenstift
Landgraf-Georg-Straße 100
64287 Darmstadt

RANNEBERG TINA, Dr.
Klinik für Thoraxchirurgie
Evangelische Lungenklinik Berlin
Lindenberger Weg 27
13125 Berlin

sekr.chirurgie@elk-berlin.de

Schmidl Martina, Dr.
1. Medizinische Abteilung für palliativmedizinische Geriatrie, Pav. VII
Geriatriezentrum am Wienerwald
Jagdschlossgasse 59
A-1130 Wien
martina.schmidl@wienkav.at

Schramm Alexandra, Dr.
Klinik für Thoraxchirurgie
Evangelische Lungenklinik Berlin
Lindenberger Weg 27
13125 Berlin
alexandra.schramm@elk-berlin.de

Schwandner O., Prof. Dr.
Abteilung für Proktologie
Klinik für Allgemein- und Viszeralchirurgie
Krankenhaus Barmherzige Brüder
Prüfeninger Straße 86
93049 Regensburg
oliver.schwandner@barmherzige-regensburg.de

Schwarz S., Prof. Dr.
Zentralinstitut für Seelische Gesundheit
J 5
68159 Mannheim
st_schwarz@hotmail.com

Socha U., Dr.
Klinik für Unfallchirurgie und Orthopädie
Zentrum für Chirurgie
Ev. Diakonissenkrankenhaus
Georg-Schwarz-Straße 49
04177 Leipzig
ulrich.socha@diako-leipzig.de

Sperling H., Prof. Dr.
Urologische Klinik
Kliniken Maria Hilf GmbH
Viersener Straße 450
41063 Mönchengladbach
herbert.sperling@mariahilf.de

Ständer Sonja, Univ.-Prof. Dr.
Abteilung für klinische Neurodermatologie
Klinik und Poliklinik für Hautkrankheiten
Universitätsklinikum Münster
Von-Esmarch-Straße 58
48149 Münster
sonja.staender@uni-muenster.de

Stur M., Univ.-Prof. Dr.
Anton Frankgasse 5
A-1180 Wien
mstur@mac.com

Tunn R., Prof. Dr.
Klinik für Urogynäkologie
Deutsches Beckenbodenzentrum
St.-Hedwig-Krankenhaus
Große Hamburger Straße 5–11
10115 Berlin
r.tunn@alexius.de

Wildt Bettina, Dr.
Klinik für Urogynäkologie
Deutsches Beckenbodenzentrum
St.-Hedwig-Krankenhaus
Große Hamburger Straße 5–11
10115 Berlin

Sachverzeichnis

Acetylcholinesterasehemmer, Demenz 159
Alginate, Wundtherapie 113
Altersgynäkologie 195
Altershypogonadismus 234, 241
–, Definition 241
–, Diagnostik 245
–, Symptome 243
–, Therapie 245
–, –, Hormonimplantate 247
–, –, intramuskuläre 246
–, –, Kostenfrage 248
–, –, orale 247
–, –, transdermale 247
Analgetika, Wundtherapie 114
Antibiotikatherapie, Infektionskrankheiten 39
Anticholinergika, Dranginkontinenz 174
Antihistaminika, Pruritus 95
Antiseptika, Wunden 108
Arbeitszufriedenheit, Palliativmedizin 149
Audiogramm 25
Auge, Erkrankungen 13
–, Schmerzen 16
Autoimmunerkrankungen, Haut 92

Balanitis 236
Bauchdeckenhernie 219
Beckenboden 8
–, Chirurgie 218
–, –, Drucktransmissionstherapie 217
–, –, Hammock-Hypothese 218
–, –, Heilungsraten 220
–, –, Integraltheorie 218
–, –, Komplikationen 220
–, –, Netze und Schlingen 219
–, Senkungssyndrom 201
–, –, Anamnese 203
–, –, Behandlungsoptionen 211
–, –, Diagnostik 205
–, –, Differenzialdiagnose 202
–, –, Gymnastik 208
–, –, Inkontinenz 203
–, –, Symptome 202
–, –, Therapie 208
–, Training 171
Belastungsinkontinenz, Harnblase 171, 195
–, –, Therapie 196
Benzodiazepine, Demenz 160

Biofeedback, Harninkontinenz 171
–, Stuhlinkontinenz 208
Blasenentleerungsstörungen 199
Blendempfindlichkeit 17

Calcineurininhibitoren, Pruritus 94
Charles-Bonnet-Syndrom 17
Chylothorax 79

Dekubitus 7, 100
–, Behandlung, chirurgische 131
–, –, –, Indikationsstellung 135
–, –, –, Mobilisation 140
–, –, –, Operationsvorbereitung 136
–, –, –, Therapieplanung 133
–, Diagnostik und Therapie 123
–, Epidemiologie 118
–, Gradeinteilung 133
–, Lokalisation 132
–, Pathophysiologie 132
–, Prädilektionsorte 118
–, Prophylaxe 117
–, Rechtslage 102
–, Risiko 101, 118
–, Stadien 119
–, Ursachen 118
Demenzbetreuung, palliative 146, 151
–, –, Medikation 157
–, –, Psychose 158
–, –, Rechtslage 156
Deszensus 9
Doppelbilder, Sehstörungen 16
Dranginkontinenz, Chirurgie 175
–, Elektrostimulation 173
–, Harnblase 173, 195
–, Therapie 174, 197
–, Verhaltenstraining 173
Dysfunktion, erektile 229

Ejakulationsstörungen 232
Ekzem, asteatotisches 91
Elektrostimulation, Belastungsinkontinenz 171
–, Dranginkontinenz 173
–, Wundtherapie 114
Endoprothetik, Humerusfraktur 63
Endosonographie, anorektale 184
Erektionsstörungen 229
Ernährungsplan, Wundtherapie 115
Ernährungssituation, Demenz 155

Fertilitätsstörungen, Männer 229
Fixateur externe, Radiusfraktur 67
Flimmerskotome 16
Fluoreszenzangiographie 13
Forschungsaktivitäten, Demenzbetreuung 152
Fußsyndrom, diabetisches 102
–, –, Stadieneinteilung 104

Gangrän 99
–, Ätiologie und Klinik 99
–, Diagnostik und Therapie 100
–, Risikofaktoren 100
–, Schweregrade 101
Gefäßverschlüsse, retinale 21
Genitalorgane, männliche, Krankheiten 236
Geriatrie, palliative 144
Gesichtsfeldausfälle 14, 16
Gesprächsklima, Palliativmedizin 149
Glaskörper, Abhebungen 21
–, Trübungen 16
Glaukom, Ursachen 20
Grazilisplastik, dynamische 190
Gynäkomastie 237

Halluzinationen, visuelle 17
Harnblasenentleerungsstörung 9
Harninkontinenz 8, 167
–, Chirurgie 172
–, Diagnostik 170
–, Pathophysiologie und Äthiologie 170
–, Pharmakotherapie 172
Harnweginfektion, Diagnostik 43
–, Prävention 42
–, Therapie 41
Hautinspektion, Diabetes 102
Hautpflege, Dekubitus 125
Haut- und Wundmanagement 83
Hörhilfen 27
–, Akzeptanz 31
–, Anpassphase 31
Hörschwellen 25, 26
Hörstörungen 7, 23
–, Diagnostik 24
–, Häufigkeit 23
Hüftprotektoren 51
Humerusfraktur 9, 55
–, Diagnostik 56
–, Epidemiologie 55
–, Klassifikation 56, 57
–, Therapie 56
Hydrokolloide, Wundtherapie 13

Infektionskrankheiten, Diagnostik 39
–, Häufigkeit 37
–, Komplikationen 39
–, nosokomiale 40
–, Prädisposition 37
–, Risikofaktoren 38

–, Therapie 39
–, Verlaufsformen 38
Inkontinenz 7
–, Chirurgie, Netze 219
Iridozyklitis 17

Juckreiz, chronischer 85
–, –, Auslöser 89
–, –, Häufigkeit 86
–, –, Medikamenteninduktion 88
–, –, Therapie 93
–, –, Ursachen 87

Karzinom, Lunge 78
Katarakt 14
–, Ursachen 18
Keimspektrum, Pneumonien 40
Kirschner-Draht-Osteosynthese, Radiusfraktur 66
Knöchelödem 100
Knochenqualität 8
Kohärenztomographie, optische 13
Krätzläsionen, Pruritus 92

Lagerungshilfen, Dekubitus 125, 138
Lebensqualität, Einschränkungen, Hörstörungen 27
–, –, Sehstörungen 21
–, Stuhlinkontinenz 179
Leistenhernie 219
Lichen sclerosus et atrophicus 236
Lidschlag, kratzender 17
Lokaltherapie, Pruritus 94
–, –, Antihistaminika 95
–, –, Calcineurininhibitoren 94
–, –, Steroide 94
Lungentumoren 77

Makuladegeneration 14
–, Ursachen 18
Malignome, Sehstörungen 21
Männergesundheit 227
Manometrie, anorektale 184
Manschettenlobektomie 79
Marknagelosteosynthese 9, 60
Metamorphopsie 15
Mikrobiologie, Wundinfektion 114
Mitmenschlichkeit, Palliativmedizin 148
Mouches volantes 16
Myositis 17

Netzhautablösung 14, 21
Neuromodulation, sakrale 211
Normakusis 23
Norton-Skala, Dekubitus 101

Oberarmkopf, Frakturen 9
Otitis media 24
Otosklerose 24

Palliative Care 145
Palliativmedizin 7, 110, 117, 141
–, Behandlungsplan 124
–, Definition 117, 143
–, Multimorbidität 143
Patientenlagerung, Dekubitus 122
Patientenverfügung 153, 161
pAVK s. Verschlusskrankheit, periphere arterielle
Perimetrie 13
Plattenosteosynthese 9
–, Humerusfraktur 58
–, Radiusfraktur 67
Pneumokokkenpneumonie 42
Pneumonektomie 79
Pneumonien 40
–, Therapie 41
Presbyakusis 24
–, Pathophysiologie 28
–, Therapie 28
Proktologie 8
Prolapschirurgie, Netze 219
Prostatakarzinom 239
Proteasefänger, Wundheilung 111
Prurigo nodularis 91
Pruritus, chronischer 7, 85
–, –, Auslöser 89
–, –, Häufigkeit 86
–, –, Medikamenteninduktion 88
–, –, Therapie 93
–, –, Ursachen 87

Radiusfraktur 65
–, Kasuistik 69
–, Therapie 66
Reintonaudiometrie 24
Rektopexie, ventrale 213
Rektummanometrie 183
Rektumprolaps 206
–, Therapie 213
Retinopathien, diabetische 20

Schaumverband, Wundtherapie 113
Schmerztherapie, Demenz 153
–, –, Analgetika 154
–, Palliativmedizin 147
Schwerhörigkeit 23
Sehstörungen 7, 13
–, Differenzialdiagnose 13
–, Ursachen 18

Sensormatten 51
Sexualfunktion, männliche, Störungen 229
Silberverband 110
Skabies 90
Skleritis 17
Starr-Operation 210, 212
Stuhlentleerungsstörungen 209
Stuhlinkontinenz 8, 179
–, Diagnostik 182
–, Pathophysiologie 181
–, Schweregrade 180
–, Therapie 185
–, Ursachen 180
Stürze, Folgen 7
–, Häufigkeit 47
–, Prävention 47, 50
–, –, Leitlinien 552
–, Rechtsprechung 52
–, Risikofaktoren 48
–, Ursachen 48

Tachypnoe, Pneumonie 42
Testosteron, Effekte 231
–, Muskelkraft 245
–, Substitutionstherapie 234
Thorakotomie 78
Thoraxchirurgie 77
–, Komplikationen 81
Toilettentraining, Stuhlinkontinenz 186
Total pain, Palliativmedizin 146
Tränenfluss, übermäßiger 17

Ulcera 100
Ulkusbehandlung 127
Unfallprävention und -management 45

Verbogensehen 15
Verhaltensauffälligkeiten, Demenz 158
Verschiebelappen, Dekubitus 134
Verschlusskrankheit, periphere arterielle 100
Verschwommensehen 15
Verzerrtsehen 15
Vibrationsempfinden, Fußsyndrom, diabetisches 103
Visusverlust 14

Winkelblockglaukom 16
Wunden, chronische 7
–, Reinigung 108
–, Spülung 108
Wundheilung, Dauer 104
Wundmanagement 99

Zugschraubenosteosynthese, Radiusfraktur 67